腸活にいいこと超大全

うつ、肥満、免疫力……
腸を整えれば、全身が健康になる!

順天堂大学医学部教授
小林弘幸

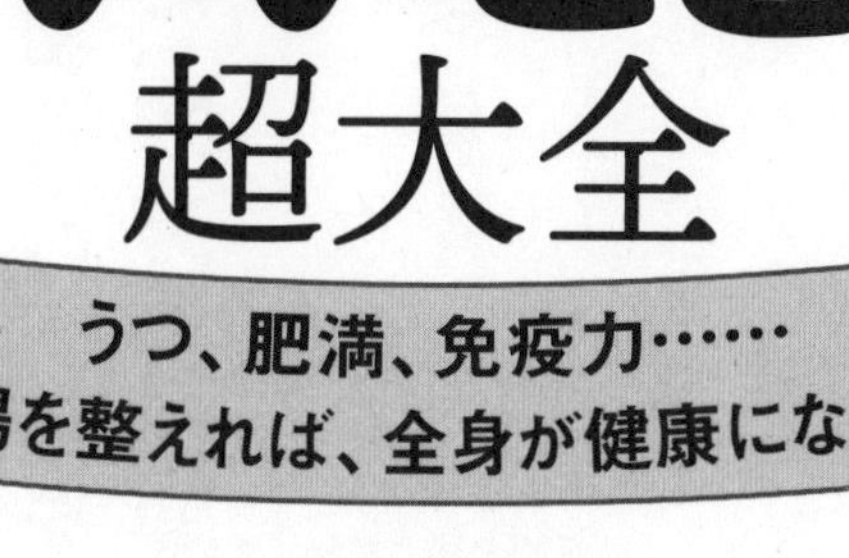

宝島社

はじめに

長く続いたコロナ禍を経て高まった「腸活」の重要性

新型コロナウイルスが猛威をふるうようになって、もうじき2年の歳月が流れようとしています。

その勢いもようやくおさまってきているようですが、その一方で、長かったコロナ禍の中で、体調を崩したり、精神的に落ち着かなくなったりという、いわば「コロナ後遺症」といった症状に悩む方が増えてきているように思えます。

これまで私は、腸内環境を整えること＝腸活が、ダイエットなどの健康と美容をもたらし、自律神経も整えることをお伝えしてきました。腸活は免疫力アップを導き、さまざまな病気を予防することにもつながるのです。

このような状況下に置かれ、患者さんの症状を目のあたりにし、私は腸活の大切さをより強く感じるようになりました。

「コロナ後遺症」とでもいうべき、コロナのあとの生活にも、腸内環境の良しあしが関わってくるからです。つまり、今こそ改めて、腸を見直す良い機会なのです。

今、私が注目しているキーワードが「短鎖脂肪酸」と「オキシトシン」です。短鎖脂肪酸は腸内細菌によって作られる酸（有機酸）の一種。オキシトシンは〝愛情ホルモン〟と呼ばれる神経伝達物質のひとつです。詳しくは本書の中で紹介しますが、どちらも生成されるためには腸内環境が極めて重要です。

あなたは新しい生活様式の中で、倦怠感やめまい、うつ、自律神経失調症といった心の病を抱えていませんか？　もしかしたら、あなたの腸内は今、あまり調子が良くないかもしれません。

本書では、腸内環境を整える毎日の食事、ちょっとした運動・ストレッチ、生活習慣などについてのアドバイスを100ほど紹介しています。どれも日々の生活の中ですぐに試せるものばかりです。

今すぐ100すべてを試す必要はありません。ひとつずつでも結構です。できそうなものから、ぜひ実践してみてください。

本書が、あなたの腸活に、そしてあなたの未来に光を照らす一冊となれば幸甚です。

2021年11月吉日

順天堂大学医学部教授
小林弘幸

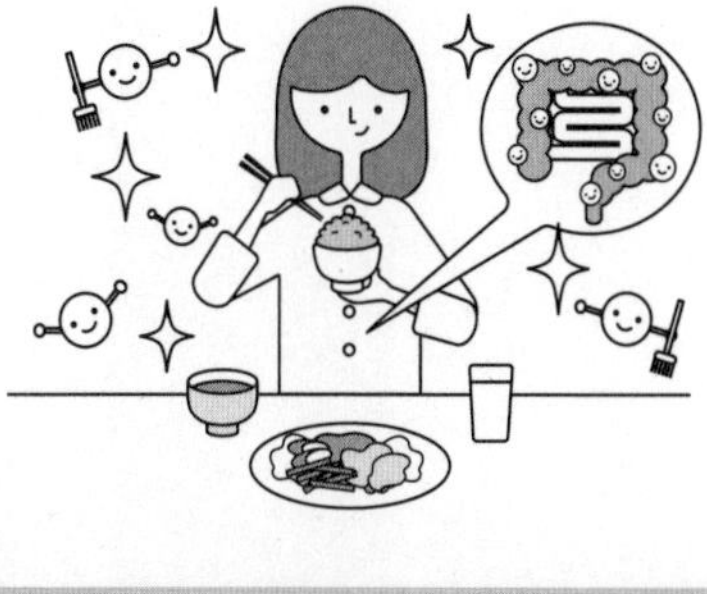

腸活にいいこと超大全

目次

第2章

食べ物を変えれば劇的に変化！ 美腸に導く食事メソッド

第３章

今すぐはじめてお腹スッキリ
ゆる運動・ストレッチ

第4章

腸を整えればみるみる痩せる
腸活ダイエットのススメ

第５章
忙しい人でもすぐできる 毎日コツコツ「腸活習慣」

第 1 章

腸を整えると人生が変わる

健康・美容を作る「腸活」ライフ

そもそも腸って体の中でどのような機能を果たしているの？
腸を整えると、どんないいことがあるの？
腸のキホンを解説します。

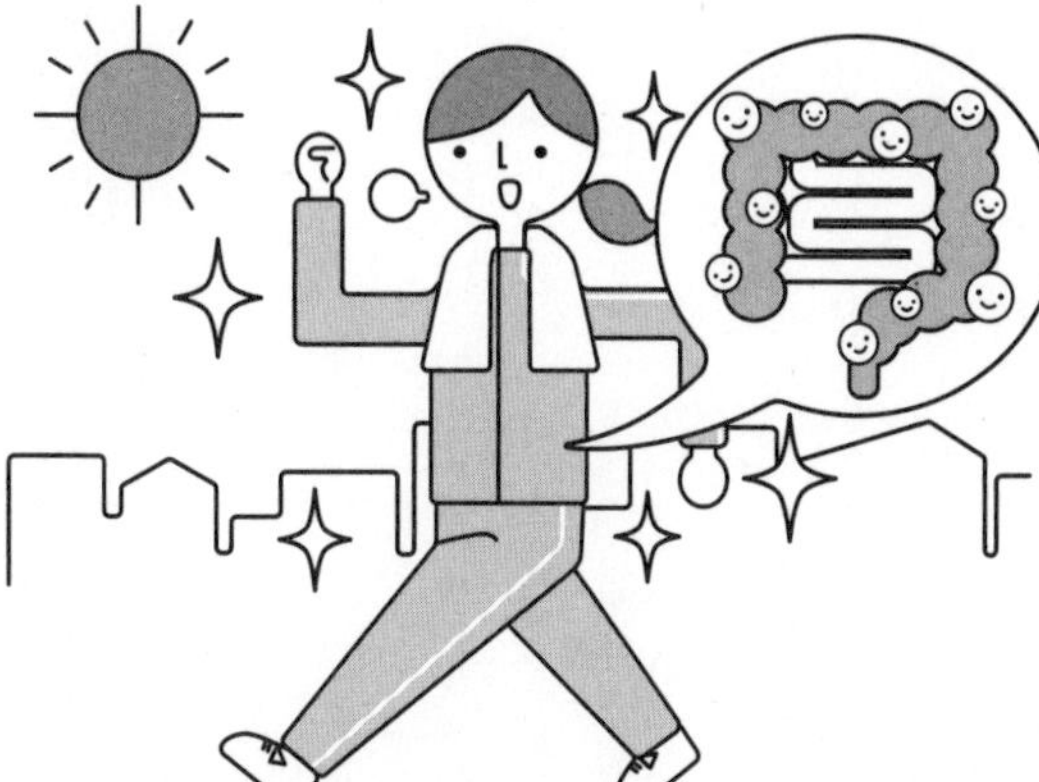

食べ物の消化・吸収・排泄《はいせつ》を担う消化器系
腸は食べ物の栄養・水分を吸収する器官

KEYWORD 消化器官

消化器系はすべてつながっている
その長さはおよそ10メートル！

消化器系とは、体の中で食べ物の消化・吸収・排泄までを担う一連の器官群のこと。私たちが食べた物は、口から入り、食道を通り、胃や小腸・大腸を経て、やがて肛門から排出されます。これらの器官は体の中で一本の管のようにつながっており、すべてを合わせると約10メートルにも及ぶほどの長さがあります。

その途中には、膵臓《すいぞう》や肝臓、唾液腺など、消化・吸収を助ける働きのある器官があり、これらの器官をすべて含めた組織を消化器系と呼んでいます。

そもそも消化というのは、食べることで口から取り込んだ栄養を、私たちの体へ吸収できる状態にすること。私たちが食べる物、炭水化物やタンパク質や脂質などの栄養素は大きな分子から成り立っているため、体に取り込むためには小さな分子へと分解しなくては

消化・吸収・排泄を担う主な消化器系

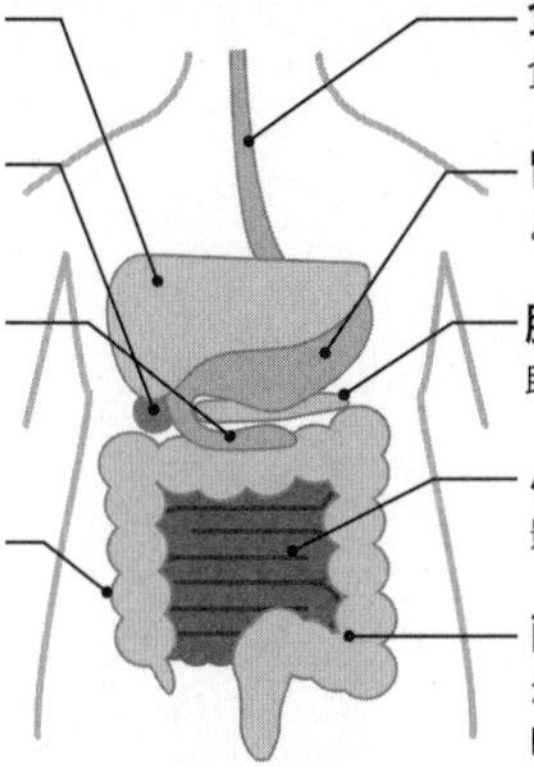

ならないのです。

　主な消化器系は、左記の通りです。

・食道：胃へ食べ物を送る
・胃：胃液によってドロドロに消化
・小腸：消化物から栄養を吸収
・大腸：水分を吸収して徐々に大便を形成
・直腸：大便を一時的に貯蔵

腸活知っ得MEMO

大腸のぜん動運動とは大腸が水分を抜きながら便を押し出す動きのこと

大腸は消化物が入ってくると、筋肉の伸縮をくり返し、水分をしぼり取りながら腸の中を押し進めます。これをぜん動運動と言います。ミミズが移動するときのように腸の中で内容物が移動していき、直腸へ差し掛かる頃に大便となります。

小腸の全長は約7〜8メートル！体に栄養を取り込む器官

小腸は、人間の体の中でもっとも長い臓器。成人で7〜8メートルもの長さがあり、実際の体の中では腸管の筋肉によって、3メートルほどに縮められた形で収まっています。解剖学上では、十二指腸・空腸・回腸の3つのパートから成り立ちます。

小腸は胃から続く消化器官。その最大の役目は、消化物の栄養素を吸収することです。胃の中でドロドロの状態となった消化物から取りこぼしなく栄養素を吸収するために、小腸の内部の壁は、長さ約1ミリの無数のヒダでびっしりとおおわれています。このヒダは絨毛《じゅうもう》と呼ばれており、内壁の表面積を最大化したような構造になっているのです。

大腸は水分を吸収する器官 消化物が排泄物へと形作られる

小腸から続く大腸の長さは、成人で約1・5メートル。その役割から、盲腸・結腸・直腸と大きく3つのパートに分かれています。さらに結腸は、上行結腸・横行結腸・下行結腸・S状結腸の4つに細かく分けられます。

大腸の役目は、小腸から送られてきた消化物を受け取り、水分を吸収して排泄物を作ること。消化物は、大腸のぜん動運動によって結腸を通過しながら水分を吸収され、直腸へと至る頃に大便が形作られるのです。直腸はS状直腸と肛門をつなぐ位置にあり、排泄物を一時的にためておく器官です。

なお、成人の盲腸には大きな役割はないとされています。

食べ物を口にして排泄されるまでの消化・吸収の仕組み

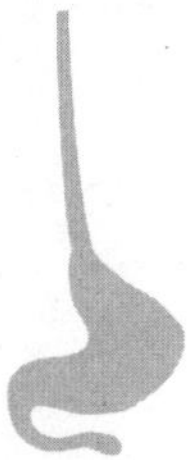

食道

個体／30～60秒　　液体／1～6秒

食道の波のようなぜん道運動で、食べ物は逆立ちしていても胃へ送られる。

胃

個体／4時間前後　　液体／1～5分

胃の内側から分泌される胃液と食べ物を混ぜ合わせ、消化しやすいようにドロドロの形状にする。

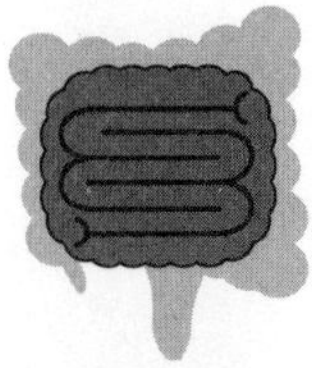

小腸

7～9時間

ドロドロになった食べ物は十二指腸を含む小腸でほぼ消化され、栄養素が吸収される。

小腸の役割1

栄養素を吸収！

食べ物がはじめて栄養素として、体内に取り込まれる。

小腸の役割2

免疫機能！

人間の免疫細胞の70％ほどが小腸に集約される。

小腸の役割3

セロトニンの生成！

神経伝達物質セロトニンを約90％生成する。

大腸

10時間以上

消化物から水分を吸収し、残ったもので大便を作る。水分が吸収されないと下痢、水分が吸収されすぎると便秘になる。

口にした食べ物が排泄されるまで、
24～72時間かかる！

美肌・快便・代謝アップ・免疫力アップ！腸活で得られるメリットとは？

KEYWORD 美容、健康アップ

腸内環境を整備する「腸活」は美・健康・幸せ感のもと

腸で吸収された栄養素や水分は、血液となり全身に送られます。しかし便秘などで腸が汚れていると、腸で作られた血液もドロッとして質が低くなります。そして質の低い血液は細胞も取り込まないため、皮下脂肪や内臓脂肪のもとにもなってしまうのです。これは逆に言えば、腸内環境を整備する腸活は、代謝アップの近道ということ。

また、体内にある免疫細胞の約70％は腸にあり、幸せホルモンと言われているセロトニンの約90％も腸で作られています。それに腸の調子が良くなるということは、毎日の快便にもつながるということ。さらに言えば、老廃物や不要な水分の排出を担うのも腸の役目。

つまり、腸を健康にすることには、たとえばこんなメリットがあるのです。

・代謝アップで痩せ体質に！

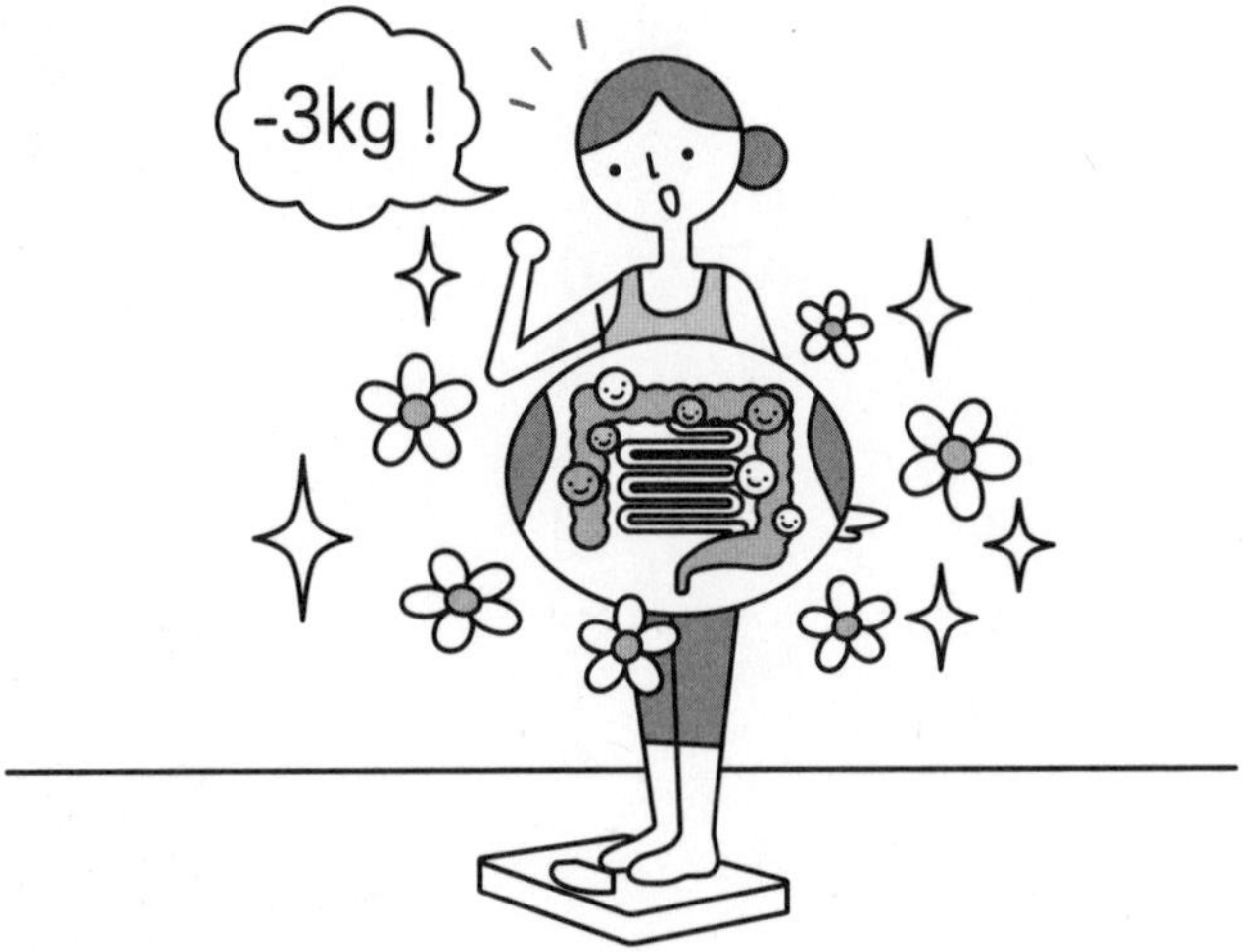

・免疫力アップで、風邪をひきにくくなる！
・老廃物デトックスで美肌効果！
・ぽっこりお腹《なか》がへこむ！
・冷え性やむくみが解消されやすく！
・髪がツヤツヤになる！
・疲れにくくなる！
・肩こりが改善する！

腸活知っ得MEMO

神経質な人ほど便秘になりやすいその理由は？

腸のぜん動運動は主に自律神経によって行われ、リラックスしているほど活発に動きます。そのため神経質な人や真面目すぎる人は、腸の動きが悪くなってしまいがち。腸のためには、なるべくゆったりとすごすようにしましょう。

腸内フローラとは腸内環境のこと 善玉菌をうまく働かせるバランスが大事

KEYWORD 善玉菌・悪玉菌・日和見菌

1人ひとり違う腸内フローラ 腸内環境を整えるには？

私たち人間の腸の中には、腸内細菌が生息しています。その数はなんと約千種類・百兆個以上、重さにして約1キロにもなるほど。これらの細菌は、腸の中で絶えず生存競争をくり広げ、体の中で1人ひとり異なる生態系ピラミッドを作りあげています。

腸内細菌の多くは、腸の中でも大腸の中に生息しています。健康な大腸の様子を顕微鏡で覗いてみると、腸内細菌が種類ごとに寄り集まる様子がまるで花畑のように見えるため、多種多様な菌がすみつく腸内環境を腸内フローラと呼びます。

細菌は、善玉菌・悪玉菌・日和見菌と大きく3つのタイプに分けられます。

・善玉菌　腸の消化吸収を促進、老廃物を除去

・悪玉菌　有害物質を作り出し、腸の炎症を

腸内細菌の種類と理想的なバランス

約1000種類もあると言われている腸内細菌は、3つのグループに分けられる。

善玉菌
腸のぜん動運動を促し、消化吸収を促進する。乳酸菌、ビフィズス菌、ガセリ菌など。

悪玉菌
増えると腸内環境が悪化し、病気やがんの原因になる。大腸菌、黄色ブドウ球菌、アリアケ菌など。

日和見菌
腸内の多数派に影響されるため、善玉菌にも悪玉菌にもなる。ブドウ球菌、レンサ球菌、バクテロイデスなど。

腸内環境が良好なら

2	：	7	：	1
善玉菌		日和見菌		悪玉菌

腸内環境が悪化しているなら

1	：	7	：	2
善玉菌		日和見菌		悪玉菌

引き起こす
・日和見菌　普段は何もせず、腸内環境が悪化すると悪さをする

腸内フローラ、つまり腸内環境の良しあしは、この3つのバランス次第。腸内環境を整えるというのは、腸の中で善玉菌がきちんと働けるようにすることなのです。

腸活知っ得MEMO

腸内フローラを最良の状態に保つには薬を使わないほうがいい？

薬は緊急時にだけ使うもの。平常時に常用すると、腸が刺激に慣れてしまい、腸本来の力が低下する原因となります。抗生物質も、善玉菌を荒らしてしまうことも。腸内の健康は、乳製品と食物繊維で活性化させるのがおすすめです。

排便の流れは腸の働きによって起こる 便の固さ・緩さと大腸のぜん動運動の関係

KEYWORD 排便反射

便がたまると脳に便意を伝達
水分量は大腸の通過時間で決まる

腸は、胃から送られてきた消化物をさらに消化し、栄養や水分を吸収するとともに、その残りを便にして排泄できる状態にしていきます。大腸と肛門をつなぐ部分が直腸で、ここに便がたまって拡張すると、便意が脳に伝えられるのです。これを排便反射と呼びます。

便の水分量は、大腸の通過時間次第。成人が一般的な生活を送ると、食事などから１日当たり約２Ｌの水分を摂取します。これに唾液や胃液などの消化液が約７Ｌ加わったあと、小腸で栄養素とともに約７〜８Ｌの水分が吸収され、大腸へ入るときには約１〜２Ｌほどとなります。この約２Ｌの水分を含んだ消化物が、さらに大腸のぜん動運動によって水分がしぼり取られ、固形の便へとなる。

このとき、大腸のぜん動運動が活発だと、消化物の移動が速くなるため緩い便になりや

消化されたものが便になるまでに流れ

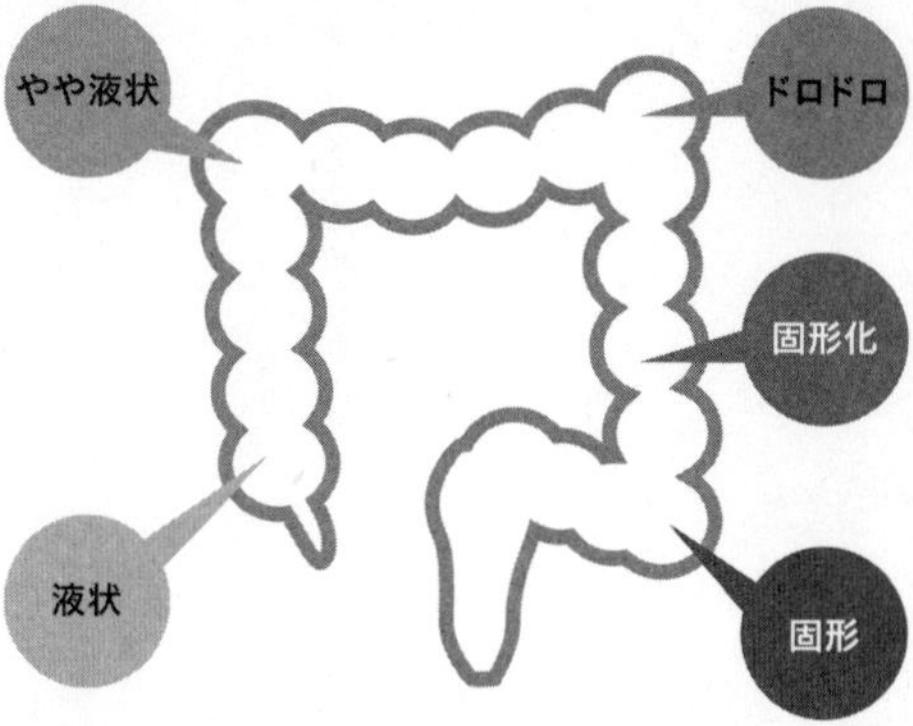

液状になった消化物は、大腸のぜん動運動によって水分がしぼり取られ、直腸にたどり着くときに固形の便となる。

すく、逆に停滞していると固い便になりやすい傾向があります。なお健康な人の便の成分の割合は、固形物が20~30%、水分が70~80%程度です。

便意が感じられる時間は、5~15分程度。我慢し続けると次第に便意が抑えられ、便秘の原因になります。

腸活知っ得MEMO

毎日排便していても便秘の疑いあり!? 便秘の定義とは

便秘とは「本来、体外に排出すべき糞便を十分な量かつ快適に排出できない状態」のこと。毎日排便していたとしても、快適に排便できていなければ、便秘の疑いがあります。心当たりのある方は、これを機に腸内環境を見直してみては？

腸は人体最大の免疫器官
腸内環境を改善して免疫力アップ！

KEYWORD
免疫細胞

免疫力の約70％は腸に集中
腸は体をまもる門番役

私たちが口から摂取した食べ物は、体の中の約10メートルもの長さのある消化器系の器官を通って消化・吸収され、最後には便として排出されます。

ただしある意味では、口から胃までの間は、体内にあるけれど体の外と言うこともできます。なぜならこの時点ではまだ、食べ物は噛み砕かれ、消化物として分解されるだけだから。体内には吸収されておらず、嘔吐《おうと》して体外へ出すこともできるのです。

体内へと取り込まれた食べ物が消化物となり、はじめて吸収されるのが腸。詳しくは小腸から吸収がはじまります。

しかし、毎日私たちが口にしている食べ物や飲み物には、目に見えない細菌やウイルスなどたくさんの病原菌がついています。これらも消化物として、食べ物と一緒に腸へと運

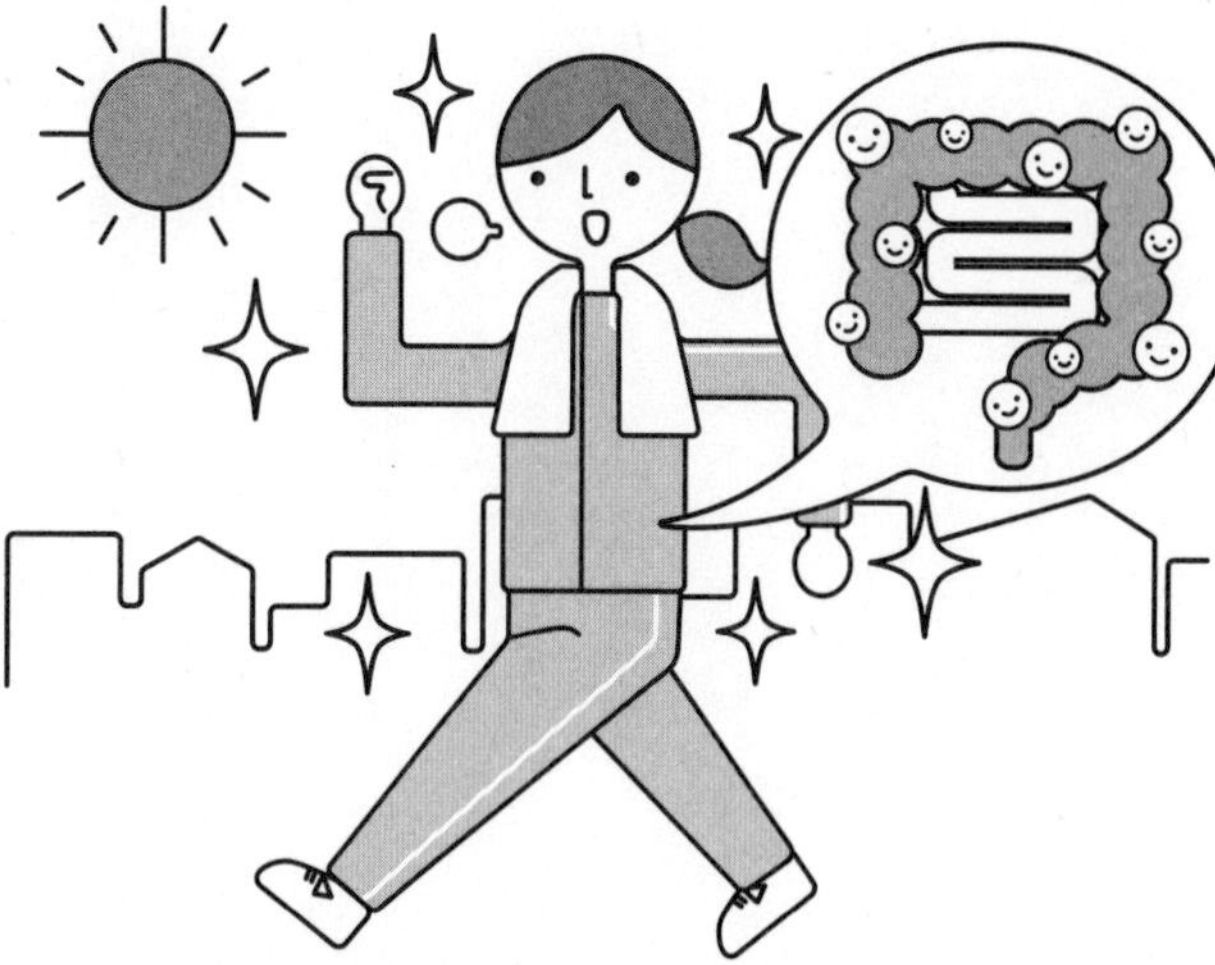

ばれてくるのです。

そのため、腸には異物を攻撃するための免疫力が備わっています。免疫細胞は血液やリンパ液などを移動手段に全身の臓器や粘膜に生息していますが、その約7割が腸に集中している形。いわば、腸は私たちの体の大切な門番なのです。

腸活知っ得MEMO

腸が健康になると万病予防に効果あり！腸の免疫コントロール

免疫とは、自分とそれ以外のものを認識して、「有害＝敵」とみなしたものだけを攻撃する自己防衛システムのこと。そして腸は「人体最大の免疫器官」と呼ばれています。腸の免疫力は「敵」の侵入を防ぎ、万病を防ぐカギなのです。

腸の免疫システムとは？
栄養を通し、病原菌を攻撃

腸の免疫細胞は、「腸壁《ちょうへき》」という腸の内側の表皮の中に集まっています。さらに詳しく見ると、腸壁は「絨毛」部分と「パイエル板《ばん》」部分で構成されています。

絨毛は、腸の表面積を広げることで栄養を十分に吸収するための細かな突起。その表面はすべて粘膜でガードされています。

そして絨毛の間にあるパイエル板が、無数の免疫細胞の居場所。ＩｇＡという粘膜専用の抗体で、病原菌を攻撃して守っています。

たとえるなら、中世の城壁と衛兵。お城と城下町を護る城壁（腸壁）を衛兵（免疫細胞）が守り、物資（栄養）の通行を許可して、不審者（ウイルス）の侵入を防いでいるのです。

腸内環境は免疫細胞のカナメ
免疫力アップには腸が大事

免疫機能の働きは、腸内環境に左右されます。たとえば便秘だった患者さんが、だんだんお通じが良くなって腸の働きが正常になってくると、「風邪をひきにくくなった」「以前ほど疲れがたまらなくなった」と話すことがとても多いのです。これは腸内環境が整うと免疫機能の働きが良くなる例。

反対に私たちが不健康な状態となり、腸内環境が悪化すると、免疫力はたちどころに落ちます。これは腸内環境が悪い状態では、腸の中の免疫細胞がうまく働けず、有害な細菌やウイルスの侵入を許してしまう場合があるため。侵入した病原菌が血液に入り込むと、体にさまざまな不都合をもたらします。

腸内環境による免疫力 DOWN & UP の仕組み

腸内環境が悪化すると、たちまち免疫力が落ちます。幸せホルモンであるセロトニンも不足することでメンタルの不調にも。腸内環境を改善させることで、確実に免疫力はアップします。免疫力がアップすると体調が良くなり、活力がわいてくることでしょう。

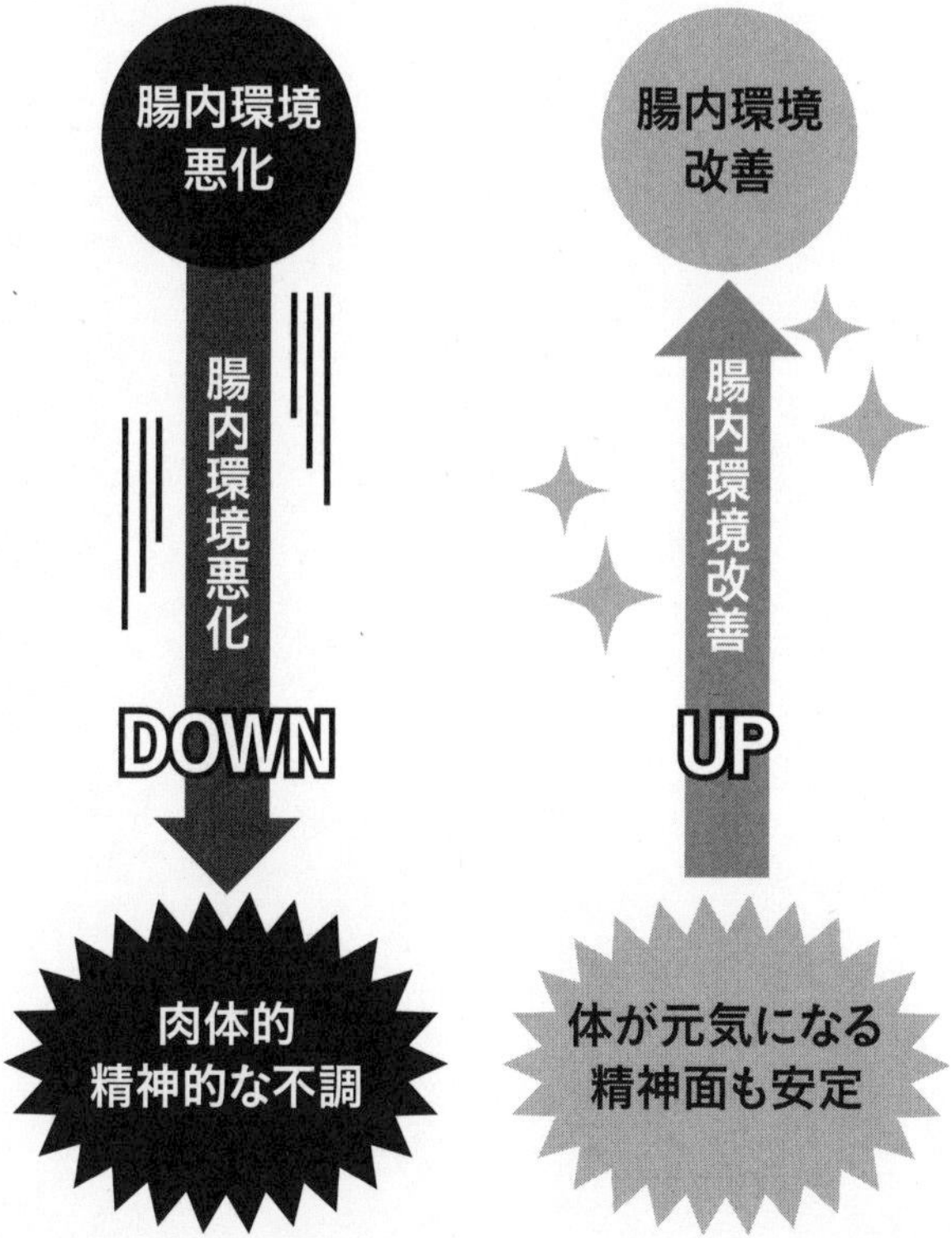

腸を動かしているのは自律神経 バランスが整えば腸内環境も安定

KEYWORD 交感神経・副交感神経

腸の働きをコントロールする自律神経が大切な理由とは

自律神経は、腸内環境が健全であるために欠かせないシステムです。というのも、腸の動きは自律神経によってコントロールされているから。

自律神経とは、体中に張り巡らされている末梢神経の一種のこと。すべての内臓の動きや血管の拡張・収縮、温度調節や呼吸、腸のぜん動運動など、生命維持に必要なあらゆる体の動きをコントロールしています。いわば自律神経は、私たち人間の生命活動の根幹＝ライフラインを支えている神経なのです。

自律神経が整えば腸の働きも安定し、また自律神経のシステム自体が整うかどうかにも、腸の動きが深く関係しています。お互いに影響し合っているので、両方から調子を整えていくことで、みるみるうちに不調知らずの健康な体へと変化していくことでしょう。

自律神経の働きと理想的な１日のリズム

交感神経 緊張や興奮の神経。 日中、活発に働く。		副交感神経 脱力やリラックスの神経。 夜間、活発に働く。
興奮	脳	リラックス
瞳孔を拡大	目	瞳孔を縮小
唾液を減らす	口	唾液を増やす
収縮させる	血管	拡張させる
発汗を促す	汗	発汗を抑える
心拍数・血圧を上げる	心臓	心拍数・血圧を下げる
緊張させる	筋肉	弛緩させる
働きを抑える	胃腸	働きを活発にする

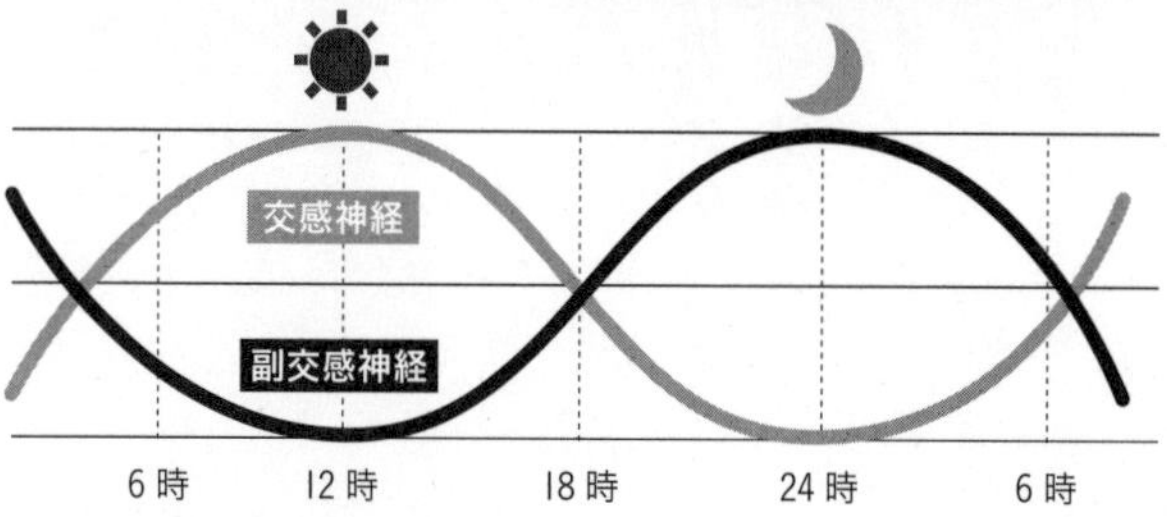

交感神経と副交感神経２つのバランスを取るのが大事

自律神経には交感神経と副交感神経があり、それぞれバランスを取りながら働いています。

・交感神経　活動や緊張、興奮時の神経。昼間に活発に働く

・副交感神経　脱力や睡眠、リラックス時の神経。夜間に活発に働く

交感神経の働きが優位になると、血管が収縮して血圧が上昇。体と心がアグレッシブな状態になります。逆に副交感神経の働きが優位になるときは、血管が緩んで血圧は低下。体も心もリラックスした状態に切り替わります。

１日の変化で見ると、朝起きてから日中にかけては交感神経が優位になり、夕方から夜にかけては副交感神経の働きが優位になっていきます。私たちの体には、日中より活発に活動し、夜は睡眠に向かって体をリラックスさせていくリズムが備わっているのです。

この２つの神経が、１日の中で１対１のバランスで切り替わることが、心身が健康的にパフォーマンス高く機能できる理想的な状態です。

腸の働きが活発になるのは夜中！腸を動かすのは副交感神経

腸の動きを見てみると、交感神経の働きが高まるとぜん動運動が停滞し、副交感神経の働きが高まると活発になります。腸の動きがもっとも活発になる時間帯は、副交感神経が高まる夜、特に睡眠中である夜中の間。私た

ちが寝ている間に、体の中では副交感神経の働きで腸が活発に動き、腸内に残った消化物を排泄する準備を整えているのです。

また、こうした1日の大きな流れとは別に、食後には副交感神経が高まるので、腸の働きが活発になり、消化吸収が進みます。ですから食事のあとに休憩する「食休み」の習慣は、腸のために必要な時間なのです。

交感神経と副交感神経のバランスがうまく取れていると、腸の動きが安定するので、本来の働きができるようになります。栄養たっぷりの血液が全身を巡るため代謝がアップ、免疫力があがって風邪をひきにくくなり、疲れがたまりにくくなり、便秘もしにくくなり、体調も良くなってくるし、気持ちも軽くなってくるなど、いいことずくめです。

反対にこの2つの神経のバランスがうまく取れていない場合、交感神経が優位に偏っている人は便が動かず、便秘になって腸内環境が悪化。副交感神経に偏っている人は、腸が疲れる原因となります。

自律神経を本来の1対1のバランスに整えてあげることが、腸内環境の改善へとつながるのです。

腸活知っ得MEMO

自律神経の乱れは
万病のもとになる？
免疫力が低下する理由

自律神経のバランスは睡眠不足やストレスなどによって簡単に崩れます。特にストレス状態は交感神経に偏ることで、腸内環境に悪影響を与えます。便秘から悪玉菌の増加の一因となり、免疫力の低下にもつながってしまうのです。

ビジネスパーソンに腸トラブルが増加 ストレスによる下痢や便秘は腸から改善を

KEYWORD 過敏性腸症候群

現代人に増えている腸トラブル「過敏性腸症候群」とは?

最近、働く人を中心に増えている腸トラブルが「過敏性腸症候群」（IBS）です。これはストレスや不安感によって引き起こされる便秘や下痢、腹痛などの症状のこと。大きく分類すると、下痢型・便秘型・下痢と便秘を繰り返す混合型の3つがあります。

男性に多いのが下痢型。大事な仕事の前にお腹が下る、急な腹痛で電車を途中下車してトイレへ駆け込むなどのケースが見られます。

女性に多いのは便秘型。排便がなく苦しい状態や、突然の腹痛に悩む人が少なくありません。

これは「またお腹が痛くなるのでは」との不安感が症状を悪化させることもあります。

そのほか、「リーキーガット症候群」も現代人に多い腸トラブルです。これは「漏れている状態の腸」との意味。未消化のものや細

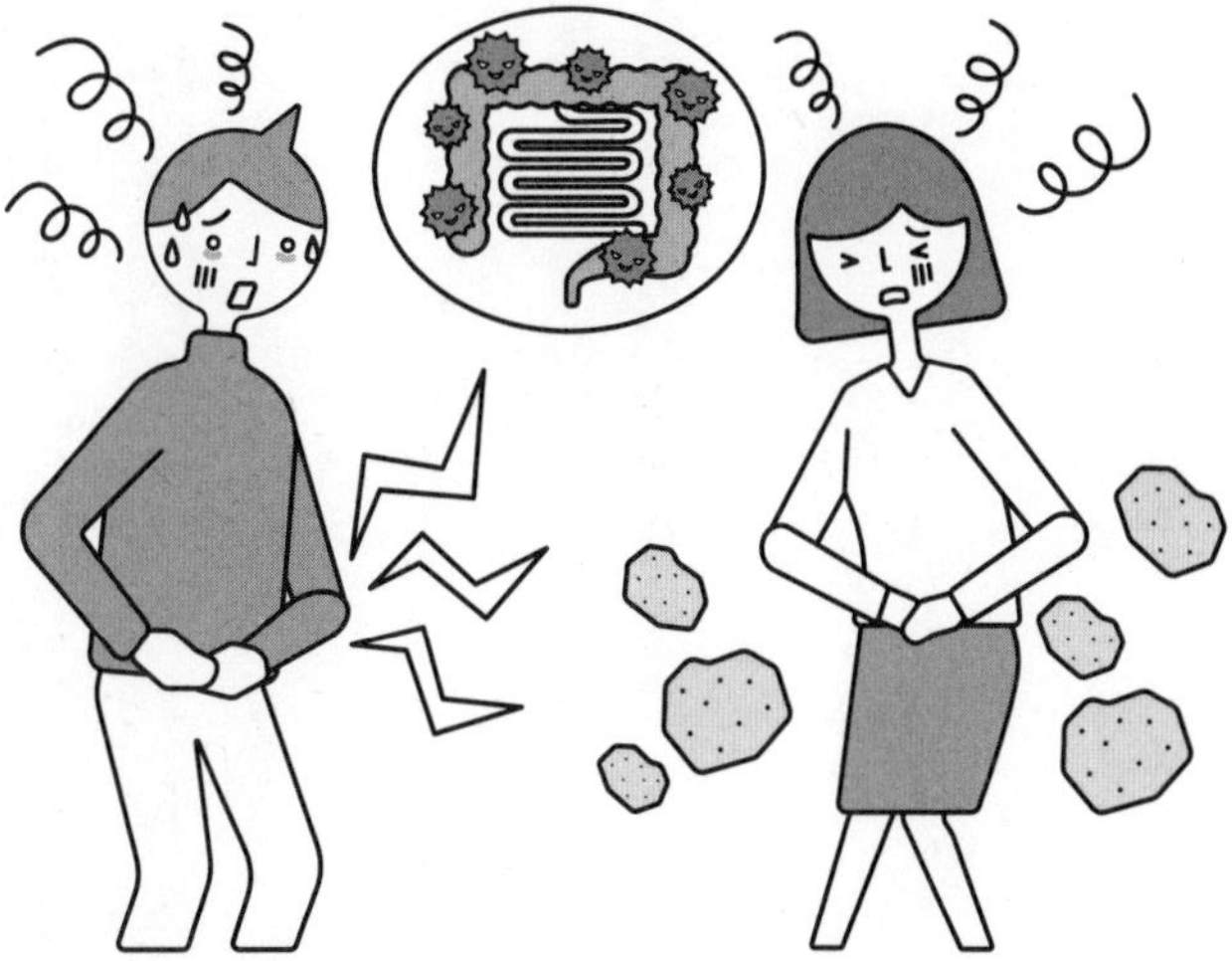

菌などが腸から漏れてしまうと、食物アレルギーなどさまざまな症状の原因となります。ストレスによる腸トラブルにはストレスケアも大切ですが、腸から改善していくほうがおすすめ。腸内環境が良くなれば、セロトニンの生成が増えてストレスに強くなり、新たな腸トラブルの予防にもなります。

腸活知っ得MEMO

医薬品と同様の成分も！「便秘に効く」お茶やサプリメントは要注意

便秘に効くというお茶やサプリメントは、薬よりも体に負担が少ないと思われがち。ですが、中には刺激性便秘薬と同じ成分が含まれていることもあるので注意が必要です。使用する際は、必ず医師の許可を受けるようにしましょう。

更年期障害は若い女性にも男性にも起こる 自律神経の乱れが便秘につながることも

KEYWORD 更年期障害

更年期は便秘が起こりやすい 自律神経のバランスが影響

病気ではないけれど、めまいや頭痛、動悸《どうき》や耳鳴り、吐き気などの症状に悩まされるという場合、病院で自律神経失調症と診断されることがあります。これと同じような症状が起こるのが更年期障害です。

女性の場合の更年期障害は、一般的には40代半ば頃から、エストロゲンという女性ホルモンの分泌量が急激に減少しはじめることが原因で起こります。近年ではさらに、自律神経のバランスの乱れも関係していることがわかってきました。

女性ホルモンの減少は誰にでも起こりますが、更年期障害の症状は強く出る人もいればほとんど感じない人もいます。自律神経が乱れているとより症状が重くなってしまうのです。実際に症状が重い人の自律神経を測定すると、副交感神経が低いままの、典型的な自

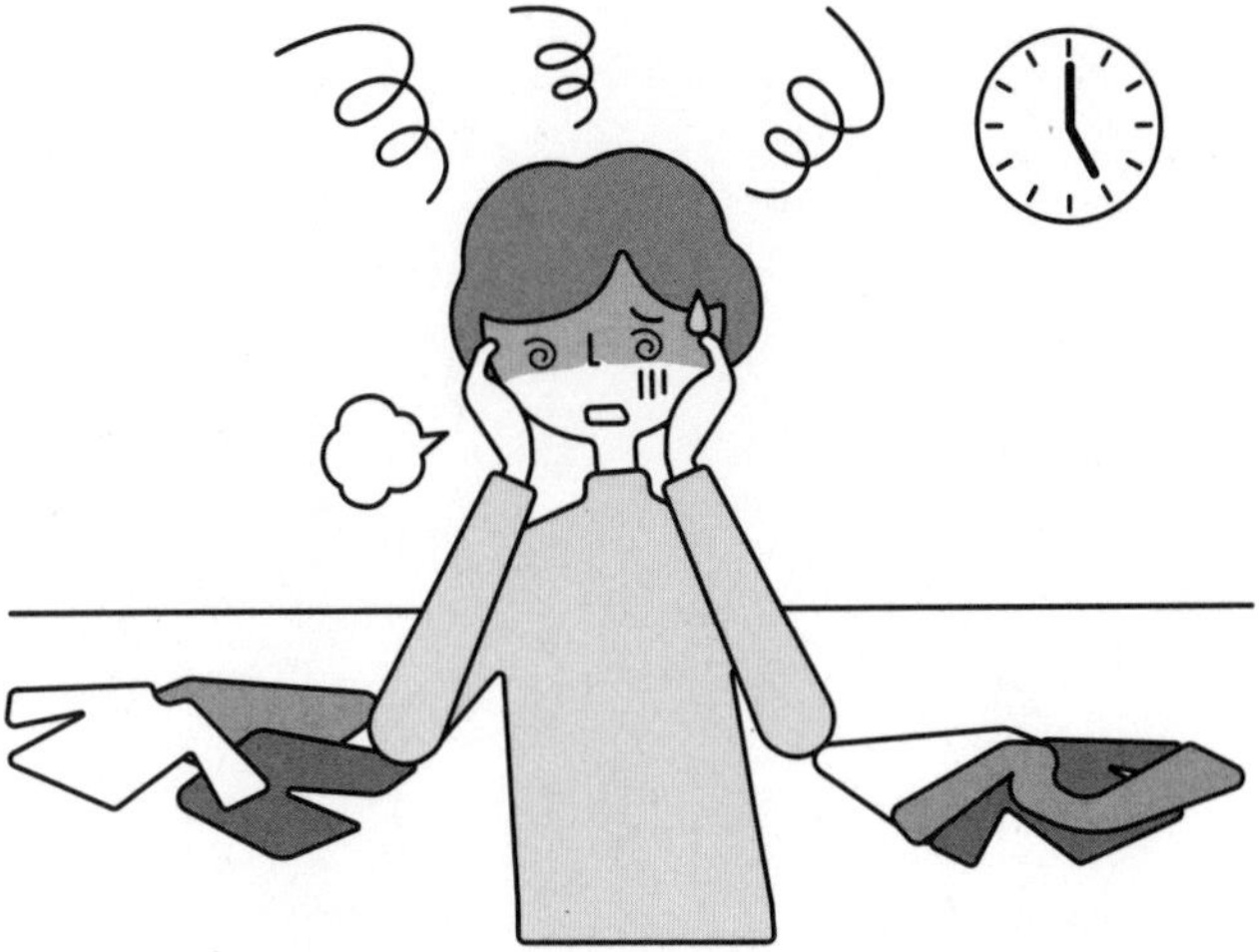

律神経失調症の状態であることがわかります。

　更年期を迎えてから便秘をしやすくなってしまうことがあるのは、まさにこのため。自律神経の乱れから腸のぜん動運動が弱まってしまうのです。また生理前や生理中に便秘になりやすい場合も、やはり自律神経のバランスの乱れが関係しています。

腸活知っ得MEMO

休んでいるのに疲れが取れないなら自律神経が原因かも？

更年期障害でもっとも多い症状は疲労感ですが、これも自律神経の乱れが関係しています。血液の流れが悪くなることで、疲れやすい体になってしまうのです。休むだけでは治らないため、自律神経を整えることが大切です。

更年期は男性にも起こる
60代以降の男性の便秘は要注意

最近では、更年期障害は女性だけでなく、男性にも起こることが知られるようになりました。これは、女性が女性ホルモンであるエストロゲンなどの減少によって更年期障害が起こるのと同じように、男性の場合は男性ホルモンのテストステロンが40代から急激に減少するためです。

男性の更年期障害は、40代以降、60代、70代でも起こりうるもので、女性に比べて長期間続くこともあります。

男性更年期の主な症状には、疲れやすい、イライラする、憂鬱《ゆううつ》になる、うまく眠れない、精力の低下などが見られます。

男性には閉経がないので、テストステロンの減少がはじまる時期は人によってさまざま。そしてテストステロンの分泌は、自律神経がコントロールしています。つまり、男性更年期をうまく乗り越えるコツは、自律神経にあると考えられるのです。

特に働き盛りの男性は更年期障害が現れてからも、仕事で無理を重ねてしまったり、対症療法的な薬に頼ってしまったりしがちです。長時間睡眠を取ったり、疲労回復ドリンクを飲んだりして、若干症状は軽くなりますが、根本的な解決とは言えません。自律神経を整える習慣を積極的に取り入れましょう。

また、便秘は女性に多いとの印象がありますが、60代からは男性が多くなってきます。男性の方は仕事が忙しいこともあり、便秘になってもあまり病院に行かない傾向にあります。ただ、定年を迎えてから、以前から気に

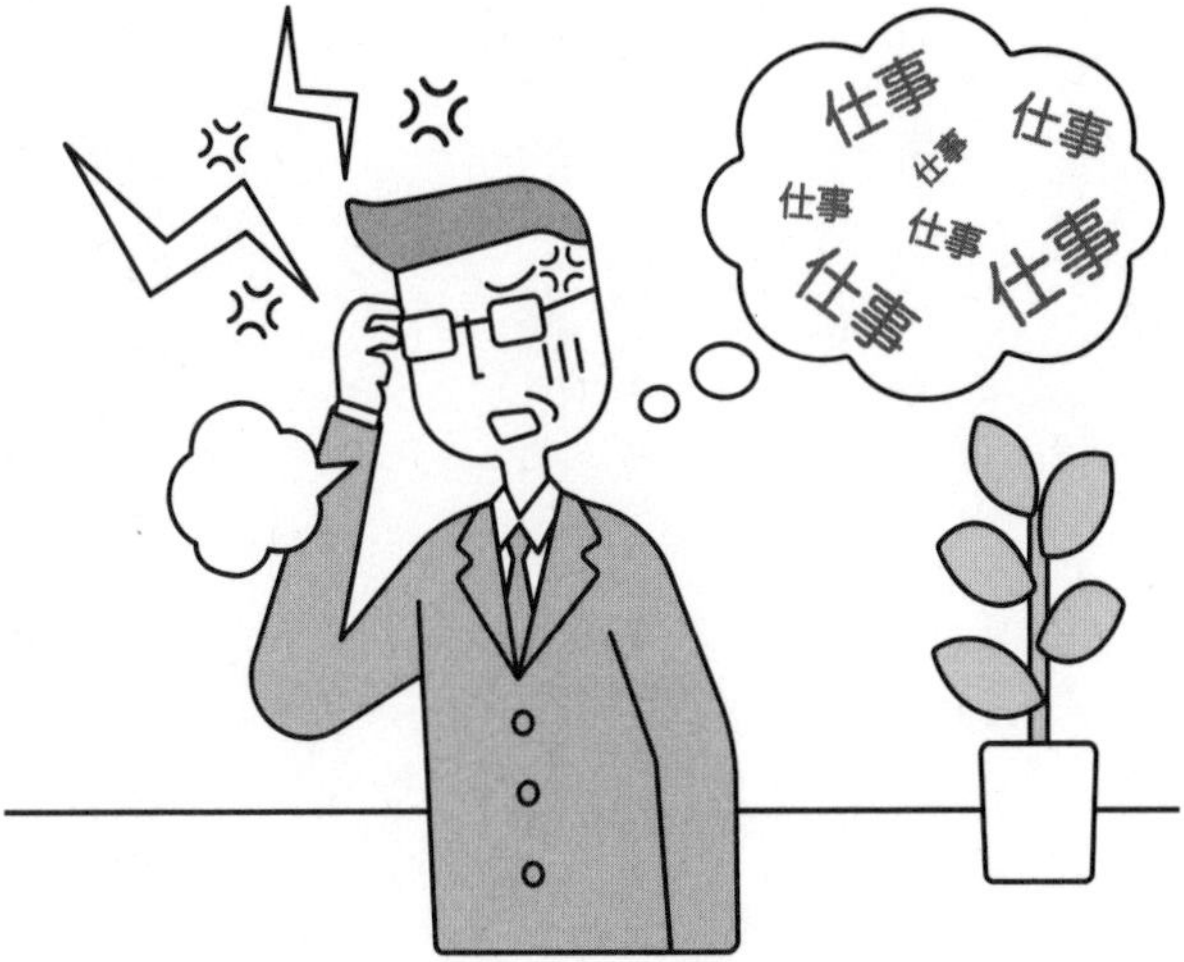

なっていたお腹のことで病院にやってくる人が多いようです。

性別に関係なく、加齢とともに便秘の陰に病気が潜んでいる可能性も高くなっています。脳の異常によって体の動きに障害の出るパーキンソン病で、もっとも多い症状も便秘です。60代以降の便秘には注意が必要です。

腸活知っ得MEMO

強いストレスによって自律神経が乱れれば卵巣にも悪影響が

女性ホルモンを分泌する器官である卵巣は、ストレスに弱い臓器です。強いストレスを受けたり、そのために自律神経が乱れたりすることで、卵巣も影響を受けてしまうのです。そして、女性ホルモンが減少すると考えられます。

加齢による腸機能の衰えが便秘につながる 排便のために腹筋と肛門括約筋の強化を

KEYWORD 腹筋と肛門括約筋

腸機能は加齢によって低下する 便秘には和式トイレがおすすめ

加齢の問題は、誰にとっても避けられないもの。個人差はありますが、男性は30代、女性は40代に差しかかったあたりから、体力の衰えを自覚することが多くなります。

特に腸にとって問題なのが、排便反射機能の衰えと、腹筋や肛門括約筋の筋力の低下です。つまり、便意を感じにくくなることと、便を肛門から外へ押し出しにくくなること、この2つが同時に起こってしまうのです。これらは高齢者の便秘の大きな原因となります。

年齢を重ねるにつれて腸の機能は衰えてくるので、機能を保つためには腸の内側と外側から鍛えていく必要があります。内側は食生活で、外側は運動で鍛えることができます。

特に排便のためには、腹筋と肛門括約筋を鍛えることが大切です。

また、排便のときにおすすめなのが、前か

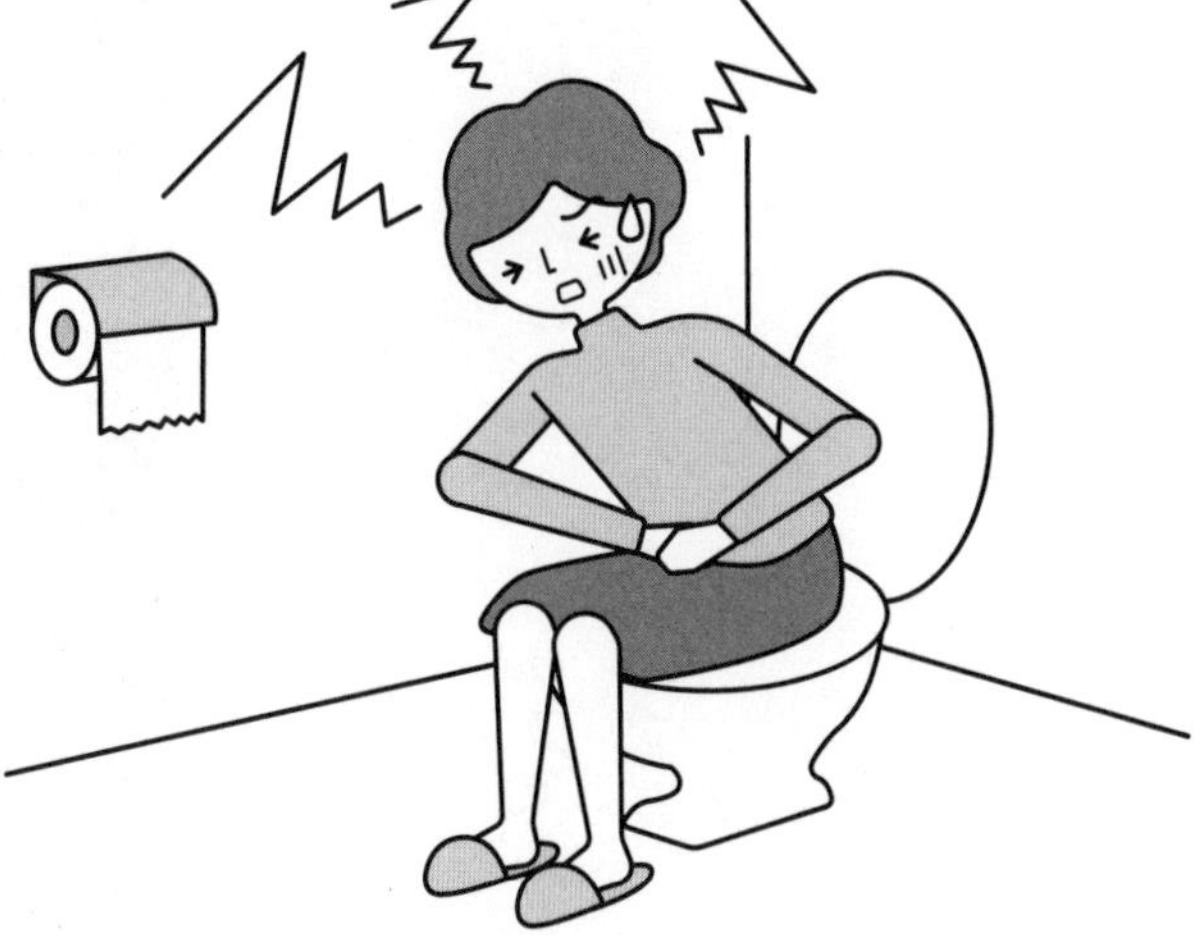

がみのトイレ体勢。普段の肛門の内部では、恥骨直腸筋という筋肉が便のストッパーとなっているのですが、排便時には邪魔になってしまうのです。体を前方に傾けることで恥骨直腸筋が緩むと、便がスムーズに出るようになります。実はこの姿勢は、和式トイレの排便姿勢とそっくり。便秘の人はお試しを。

腸活知っ得MEMO

加齢によって自律神経の力が減少 鍵は副交感神経に！

自律神経を調べてみると、男性は30代、女性は40代から、副交感神経だけが急に低下する時期があります。これは加齢を感じやすい年頃と一致。つまり副交感神経をなるべく下げないように整えることが、健康につながるのです。

仕事がうまくいくと便秘になりやすい？
自律神経を整えて仕事も健康も快調に

KEYWORD 仕事ストレス

忙しいときこそ家でリラックスを仕事ストレスとうまく付き合う

仕事が忙しくなってくると便秘になってしまう、そんな悩みを持つビジネスパーソンは少なくありません。

仕事が忙しく、体が緊張しているときは、交感神経の活動が高まっています。日常的にこの状態が続いている人は、昼間の仕事中の興奮状態が夜になっても影響し、副交感神経にうまく切り替えられない状態になっています。副交感神経の働きが弱くなれば、腸のぜん動運動も弱くなってしまうため、便秘になりやすくなってしまうのです。

また、出世や昇進、管理する立場になるなど、本来おめでたく喜ばしいはずのことがきっかけとなって、体調を崩してしまうこともあります。

これは自律神経の面から見ると、社会人としての大きな環境の変化に伴うストレスが、

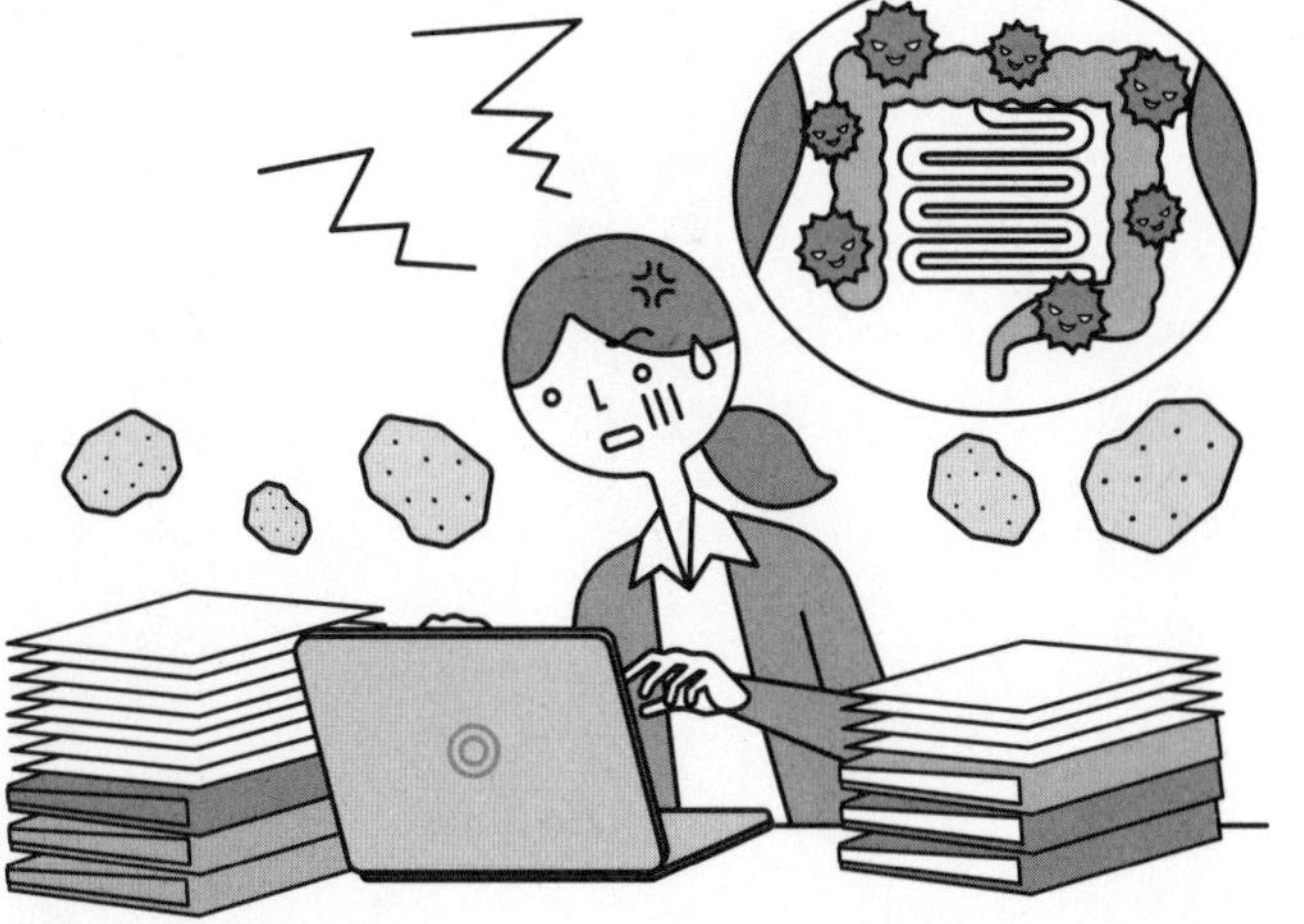

自律神経を乱す大きな原因のひとつとなる場合があるため。さらには自律神経失調症の原因となってしまうこともあります。

忙しいときこそゆっくり動き、家ではリラックスを心掛けてみてください。自律神経の整え方を知っていれば、ストレスは人間的に成長するためのスパイスともなるのです。

腸活知っ得MEMO

厄年とは、健康を気遣うタイミング？ 自律神経と厄年の関係

厄年（本厄）の年齢は、宗派にもよりますが、一般的に数え年で女性は19歳・33歳・37歳。男性は25歳・42歳・61歳。これは自律神経が乱れやすくなる時期でもあります。昔の人は経験からこのことを知っていたのかもしれませんね。

便秘、冷え性、むくみや肌荒れも改善 腸活は女性に嬉しい効果がたくさん

KEYWORD 便秘、冷え性、むくみ、肌荒れ

美と健康は腸内環境から深刻な病気の予防にも

女性に多い悩みと言えば、便秘、冷え性、むくみ、肌荒れなどがあります。これらはいずれも自律神経のバランスの乱れから来ていると考えられます。

自律神経が乱れると、腸の機能も低下します。腸内環境が悪くなれば、血液の流れも悪くなってしまうのです。

血液の流れが悪くなれば、冷え性やむくみの原因となります。体の末梢まで血液が巡りにくくなるため手足に冷えを感じますし、病的な原因がなく、むくみが気になる場合は、血液やリンパの流れが滞っていることが考えられます。

また腸の機能が低下すれば便秘となりますし、腸が栄養を吸収しにくくなれば、細胞が効率的に働くことができないため、体内でのエネルギー活動＝代謝機能も低下します。

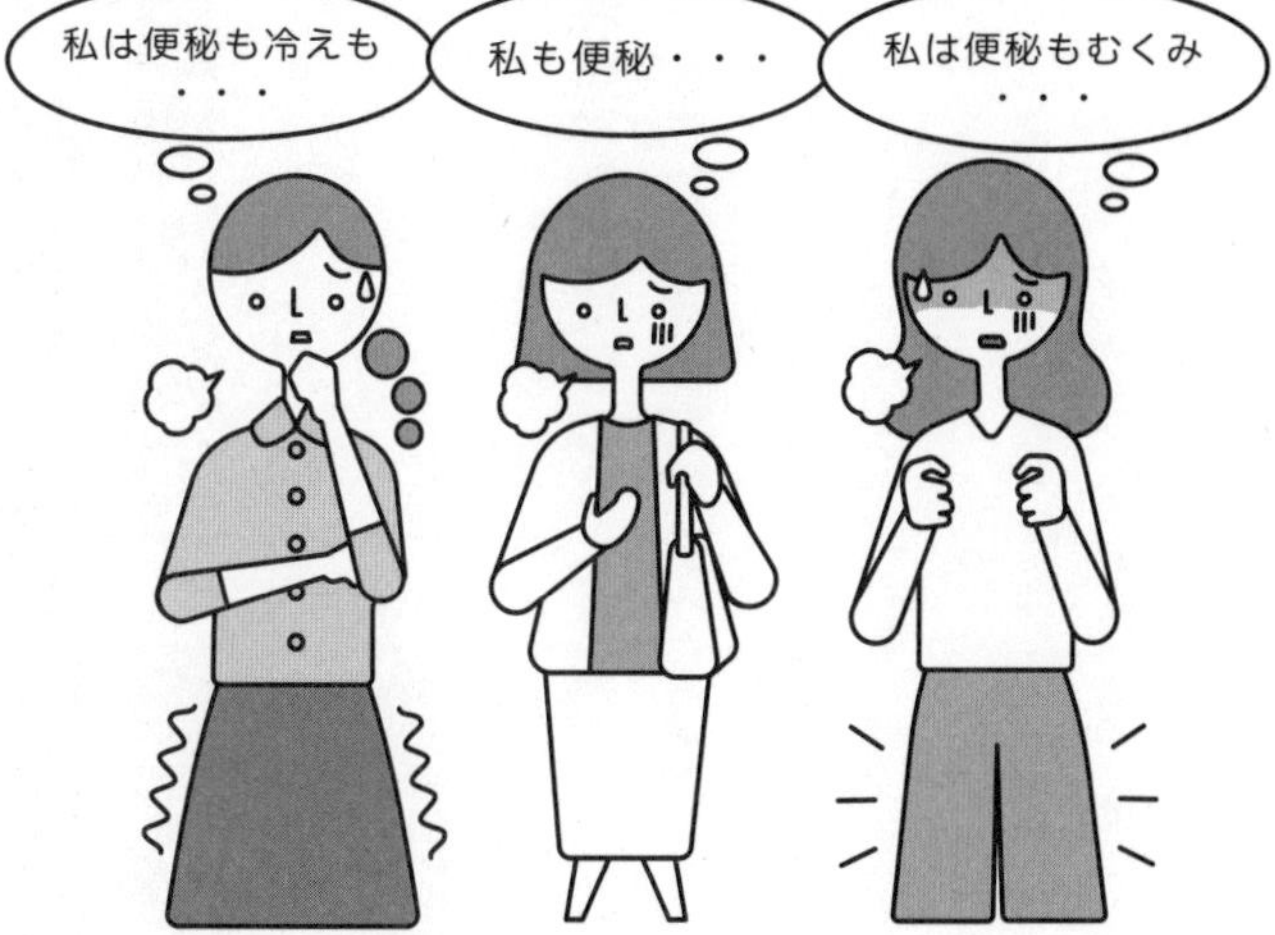

また、腸から全身へと送られる血液が、質の悪いドロドロとしたものになってしまうため、ニキビや吹き出物、顔色の悪さを導きます。これらは逆に言えば、腸内環境を整えると、女性にうれしい効果がたくさんあるということ。動脈硬化などの病気の予防にもつながります。

腸活知っ得MEMO

**産後クライシスの原因は
自律神経の乱れと
女性ホルモンの減少**

出産に伴う体の変化は、当然自律神経に大きな影響があります。特に出産前に増えていた女性ホルモンが、産後には急激に減少。これが出産後に起きるイライラ、いわゆる「産後クライシス」の大きな原因となるのです。

子どもの便秘は食事と睡眠を整えて改善　自律神経の不調で学校に行けないことも

KEYWORD　起立性調節障害

腸の神経の成熟は2～4歳　子どもにも自律神経のケアを

赤ちゃんや子どもにも便秘は起こります。一般的には、子どもの便秘は腸の神経が成熟してくる2歳から4歳くらいに自然と良くなってきますし、食事や睡眠に気をつけることでも改善していきます。腸の問題ではなく、子どもは肛門が狭いため、排便時に痛みが伴うのが怖くて便秘になるケースもあります。

なお、母親が便秘症だと子どもも便秘しやすい傾向があるようです。ただし、このことに遺伝などの科学的根拠はなく、生活パターンや食事の好みなどが便秘の要因となっていると考えられます。

また、自律神経の力がまだ発展途上の小中学生・高校生などの世代では、自律神経のバランスを崩す症例が見られることも。起立性調節障害（ＯＤ）と呼ばれるもので、代表的な症状としては、朝起きられない、ひどくめ

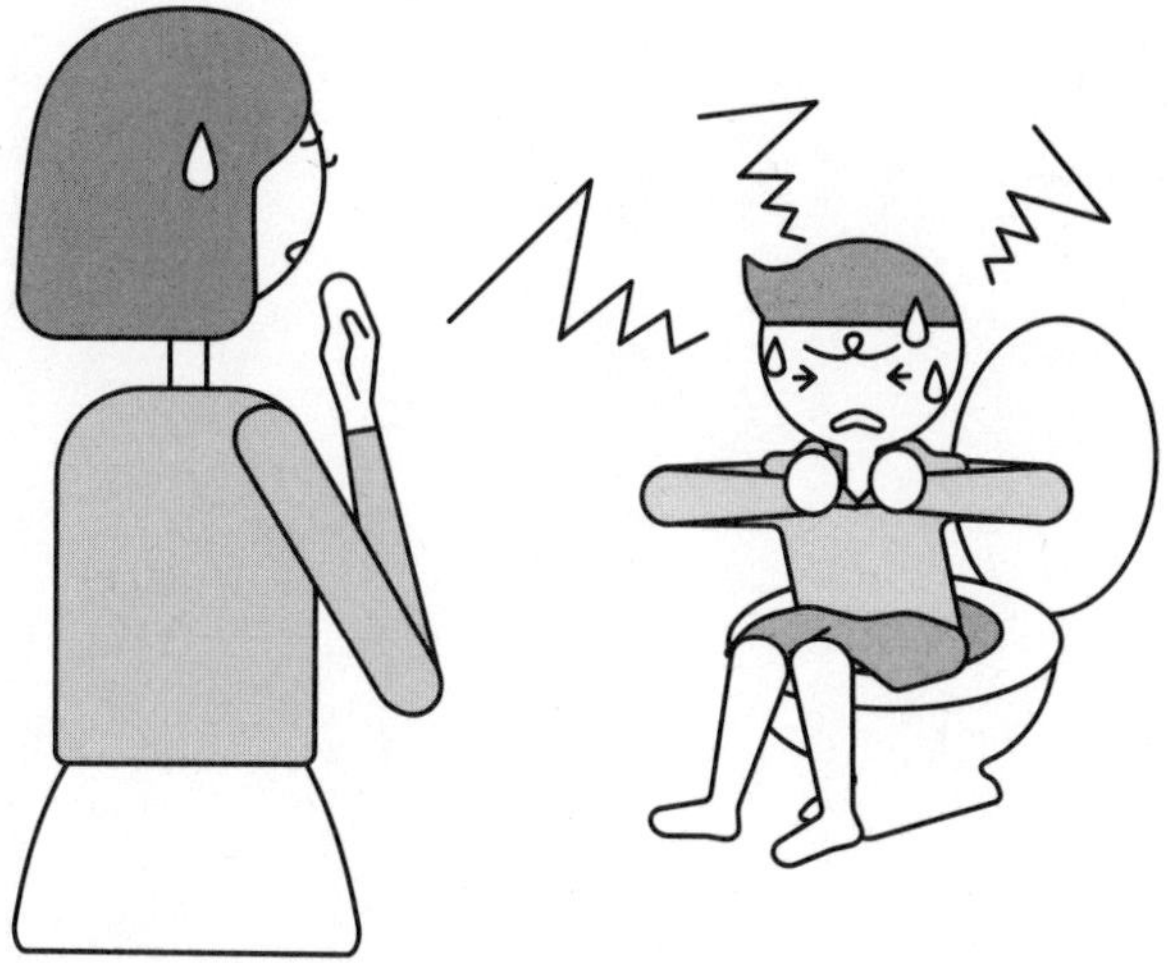

まいがする、頭痛や腹痛がするなどが挙げられます。

　これは周囲から、仮病やサボりグセなどを疑われ、本人が追い込まれてしまうこともあるので注意が必要。典型的な自律神経の不調のサインですから、早めに病院へ行くことをおすすめします。

腸活知っ得MEMO

腸内細菌の構成は
10歳までに決まる
母親から受け継ぐ菌も

腸内細菌は生まれて1年でほぼ決定し、10歳までに確定します。これは免疫細胞が、母親から受け継ぐか、子どもの頃に体内に入り込んだ腸内細菌だけを「敵ではない」とみなすため。特に善玉菌は、母親からの菌が中心となります。

食物繊維が便秘とがんを同時に予防
自律神経を整えてがんになりにくい体作り

KEYWORD 食物繊維

便秘予防はがん予防になる！
体の免疫システムを整える

　便秘がちだと大腸がんになりやすいのでは、と心配する声をよく聞きます。

　科学的に言うと、便秘の人が大腸がんになりやすいという証拠はありません。ただし腸内環境が悪いと、腸内で刺激物質が作られたり、炎症を起こしたりします。腸に限らず、炎症を繰り返してＤＮＡが損傷を受けると、がん細胞が生まれやすくなることがあります。そのため、便秘を予防することは、大腸がんの予防にもつながると言えます。

　また、食物繊維が大腸がんの予防に大きな影響を与えること、発酵性食物繊維を摂ることはがんや循環器系疾患の予防につながることはわかっています。腸内環境を改善してくれる食物繊維を摂ることで、がんになりにくい体を作ることができるのです。

　また２０１９年には、自律神経ががんに影

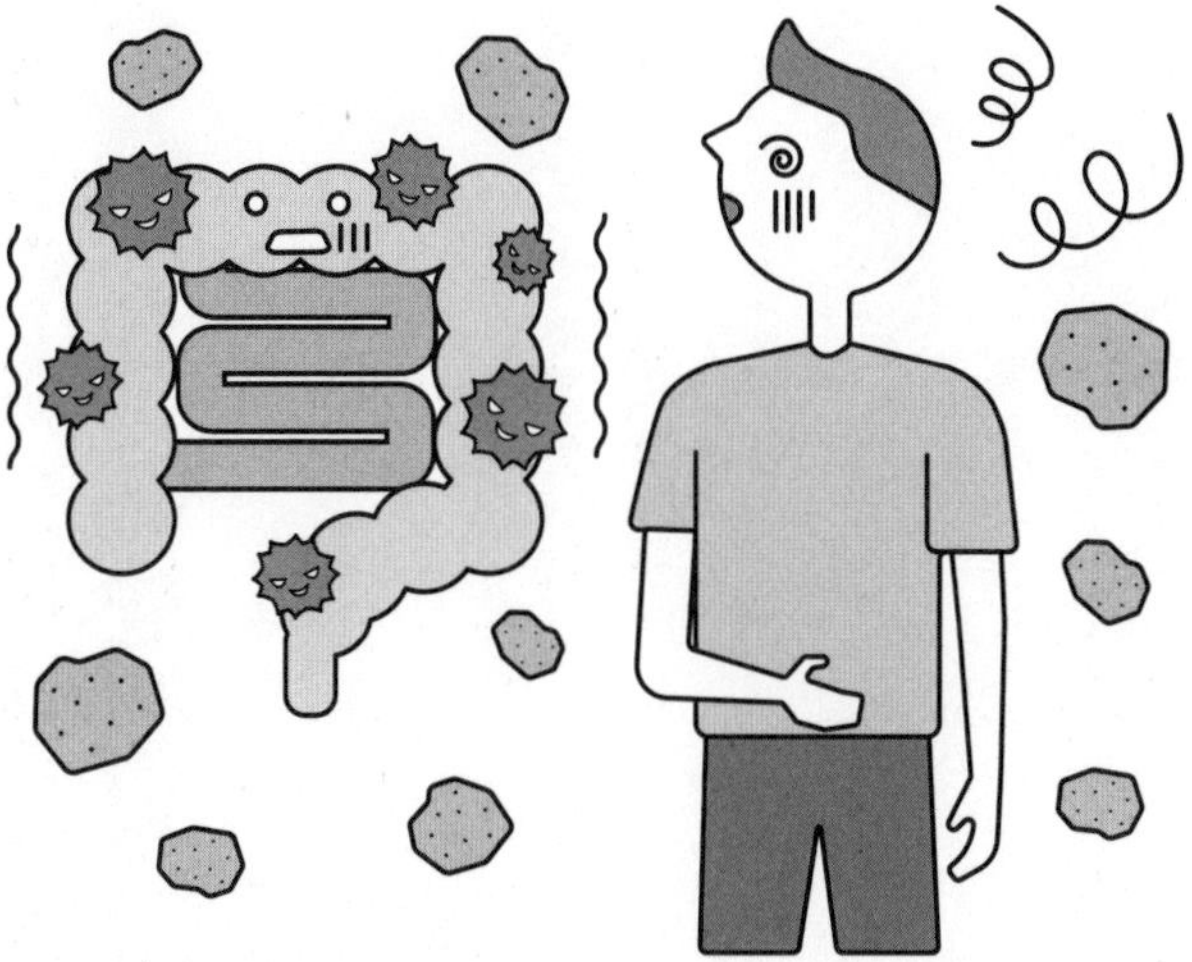

響を及ぼすことも発見されました。特に交感神経の緊張はがんを進行させてしまう可能性があるとのこと。さらには自律神経が乱れれば、免疫システムの働きも悪くなります。

自律神経のバランスが整っていてこそ、体は最強の免疫力を発揮して、がんをはじめとする病気を遠ざけてくれるのです。

腸活知っ得MEMO

腸が健康になれば
花粉症にも効果あり！
腸の免疫システムを活用

腸には免疫システムがあり、体内に入って来たものが異物か否か最初に判断する器官。腸の免疫システムや腸内環境を整えることで、花粉症などのアレルギー症状も、症状の緩和や予防をすることができるのです。

毎日の便の様子で腸の状態をチェック 自分の状態を知り、不調には早期の対策を

KEYWORD 腸チェック

腸チェックで腸の状態や食生活、自律神経を確認

腸は全身の健康とメンタルにつながる体の要所。そうとわかると、自分の腸の状態を知りたくなるのではないでしょうか。

腸の様子は実際に目で見て確かめることはできませんが、ありがたいことに、腸内環境の状態は便の状態や生活習慣から確認することができます。

特に、病気というほどではないけど、最近体調が悪いとか、生活が乱れているという人は、ぜひ次ページのリストで腸チェックをしてみてください。

このチェックでは腸の状態から、食生活の乱れや自律神経のバランスの崩れも確認できます。今、腸の不調を感じていなくても、疲れ気味の結果が出たら、日々の生活を見直す頃合い。腸内環境を改善し、自律神経を整えるよう心掛けるのがおすすめです。

腸の状態がわかる便CHECK！

①毎日、排便がある？	**②便の固さは正常？**	**③便意はどう感じる？**
□便秘気味で毎日ない	□固かったり、下痢だったりする	□突然感じたり、逆に便意を感じない
④便はどんな臭い？	**⑤排便後はどんな感じ？**	**⑥朝食は毎日、食べている？**
□腐敗臭のようで、自分でもくさいと感じる	□お腹に張りがあったり、残った感じがする	□朝食を抜くことが多い
⑦１日の水分量は？	**⑧発酵食品はよく食べる？**	**⑨食事のバランスは良い？**
□のどが乾かないと飲まない	□そんなに食べない	□肉食が多い
⑩毎朝、同じ時間に起きる？	**⑪１日３食の時間は決まっている？**	**⑫就寝時間は？**
□その日によって違う	□不規則だったり、お腹が空いたら食べる	□12時前に寝ることはなく、夜更かしも多い
⑬お風呂は湯船につかる？	**⑭毎日、7000歩以上は歩く？**	**⑮腹筋はついている？**
□シャワーですませることが多い	□ほぼ歩かない日がある	□ぷにぷに腹で、腹筋はない

診断結果

- **チェックが3つ以上**…今は問題はないが、今後問題が出てくる可能性も!?
- **チェックが5つ以上**…あなたの腸はお疲れ気味。今の生活を続けると心身ともに不調になるかも。
- **チェックが8つ以上**…ずばり、あなたの腸は不健康です。すぐに腸活をスタートし、心身ともに健康になりましょう。

①～⑧にチェックが多い人は、腸トラブルが起こっている可能性大。⑨～⑮にチェックが多い人は自律神経が乱れている可能性があります。

朝起きたら3つの健康チェックを体重・尿・便で自分の状態を確認

前ページの結果はどうだったでしょうか。生活習慣を見直すのは大切ですが、そのためにもおすすめしたいのが、「小林式3つの健康チェック」です。

これは毎朝自分の体重・尿・便を確認すること。毎日チェックする行為自体がセルフコントロールにつながります。

まずは体重計に乗ります。体重を管理して一定に保つように気をつけることは、体調の維持にとても役立ちます。

次はトイレで尿と便をチェックします。尿と便は、体内の健康状態を見るバロメーター。病気の早期発見にもつながります。

尿はまず、色を見ます。そのほか、勢いや臭い、泡立ちや切れ、排尿時の痛みの有無や、血液が混ざっていないかなどもチェック。

便は色や形、固さ、スムーズに排便できたかどうかなど。こちらは次章で詳しく紹介します。

5日以上続く症状は要チェック血便の場合はすぐに病院へ

毎日の3つのチェックで大切なのは、いつもと違っていないか、違っていたならその状態がどのくらいの期間続いているのかを知ること。毎日チェックしていれば、わずかな違いにも気づくことができ、大きな症状になる前に修正することができるのです。

もし、なんらかの症状が5日以上続く場合は、腸疾患になっている可能性があります。2週間たっても状況が変わらないときは、必

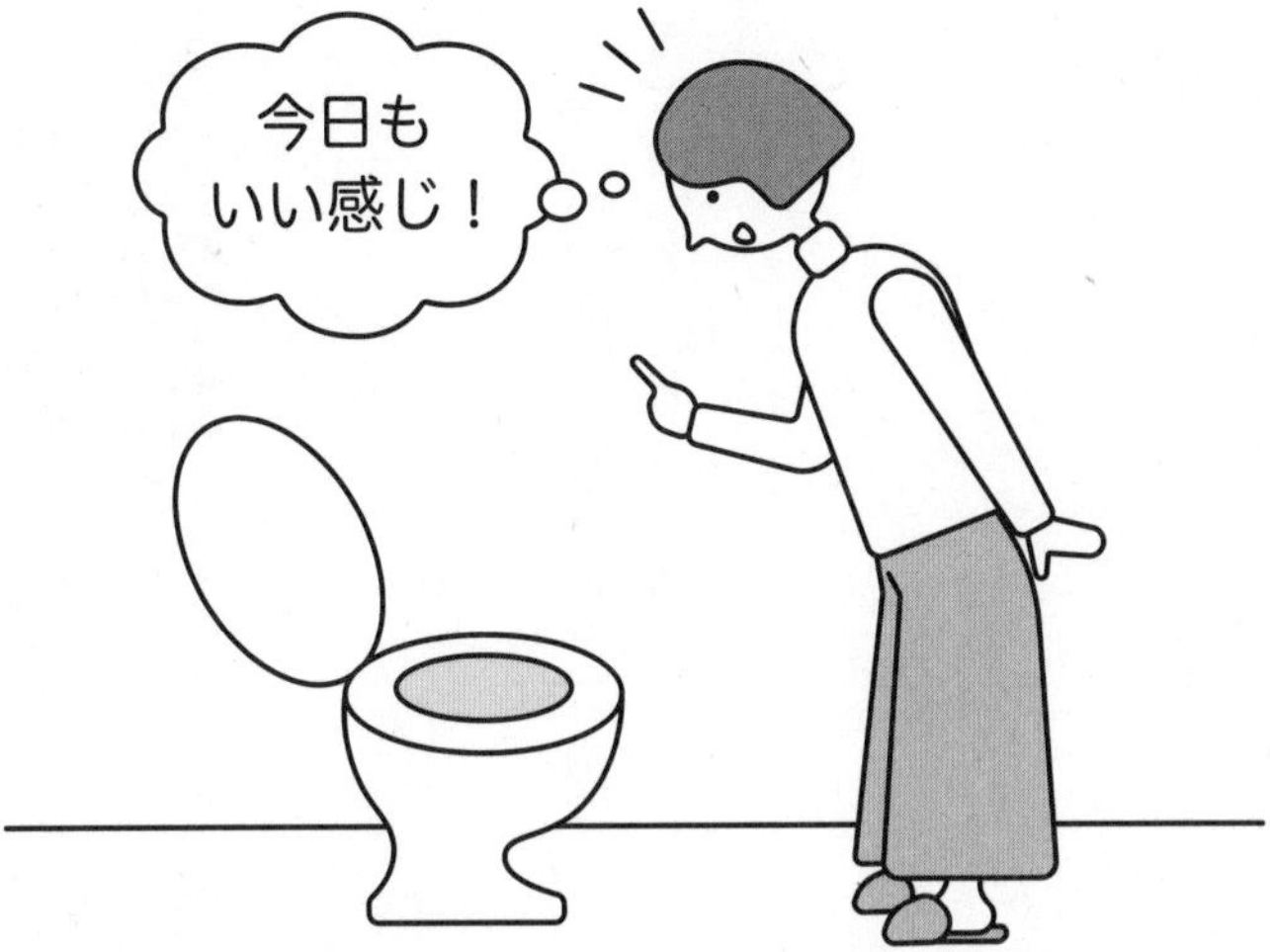

ず病院で診てもらいましょう。
特に血便が出た場合、赤い鮮血であれば、固くなってしまった便を排出することにより、肛門が傷ついて出血している痔《じ》の可能性が高いでしょう。また便自体がタールのように黒い場合は、腸内で出血しています。すぐに病院で診察を受けてください。

腸活知っ得MEMO

便やおならが臭うのは便秘のしるし腸内環境の改善を！

便やおならが臭うのは便秘の症状。腸の中に長く留まった便が腐っているのです。有害物質が血管にまわって毛穴から排出されれば体臭になりますし、胃に影響すれば口臭が発生します。対策は、便秘を改善するしかありません。

健康な便はバナナ状でスルッと出る 排便回数よりスッキリ出せているかが重要

KEYWORD バナナ状、程よいやわらかさ

理想的な便の色や形をチェック 食べ物や人によって個人差も

　快調であれば、便はバナナのような形状で、黄色〜黄褐色をしています。便の量は、一般的には１日１５０〜２００グラム程度。テニスボールより少し大きいくらいの量です。程よいやわらかさで、するりと出るのが理想です。

　便は腸内に長く留まっていると、水分がどんどん吸収されて固くなります。逆にやわらかすぎる便は大腸を移動する時間が短いため、食あたりなどの可能性があります。

　排便のペースは毎日にこしたことはありませんが、２〜３日に１回でも、排便後にスッキリしたと感じられるなら便秘ではありません。

　ただし便の色や臭い、形状は、食べた物やもともと持っている特性などによっても変化するため、個人差があります。生活にあきらかな支障がない限りは、神経質にならず、毎日の様子を確認していくことが大切です。

腸と体の状態がわかる！　便の見分け方

「たより」とも読む便は、体の調子を教えてくれるお便り。排便したらすぐには流さず、色や形をチェックしてみて。

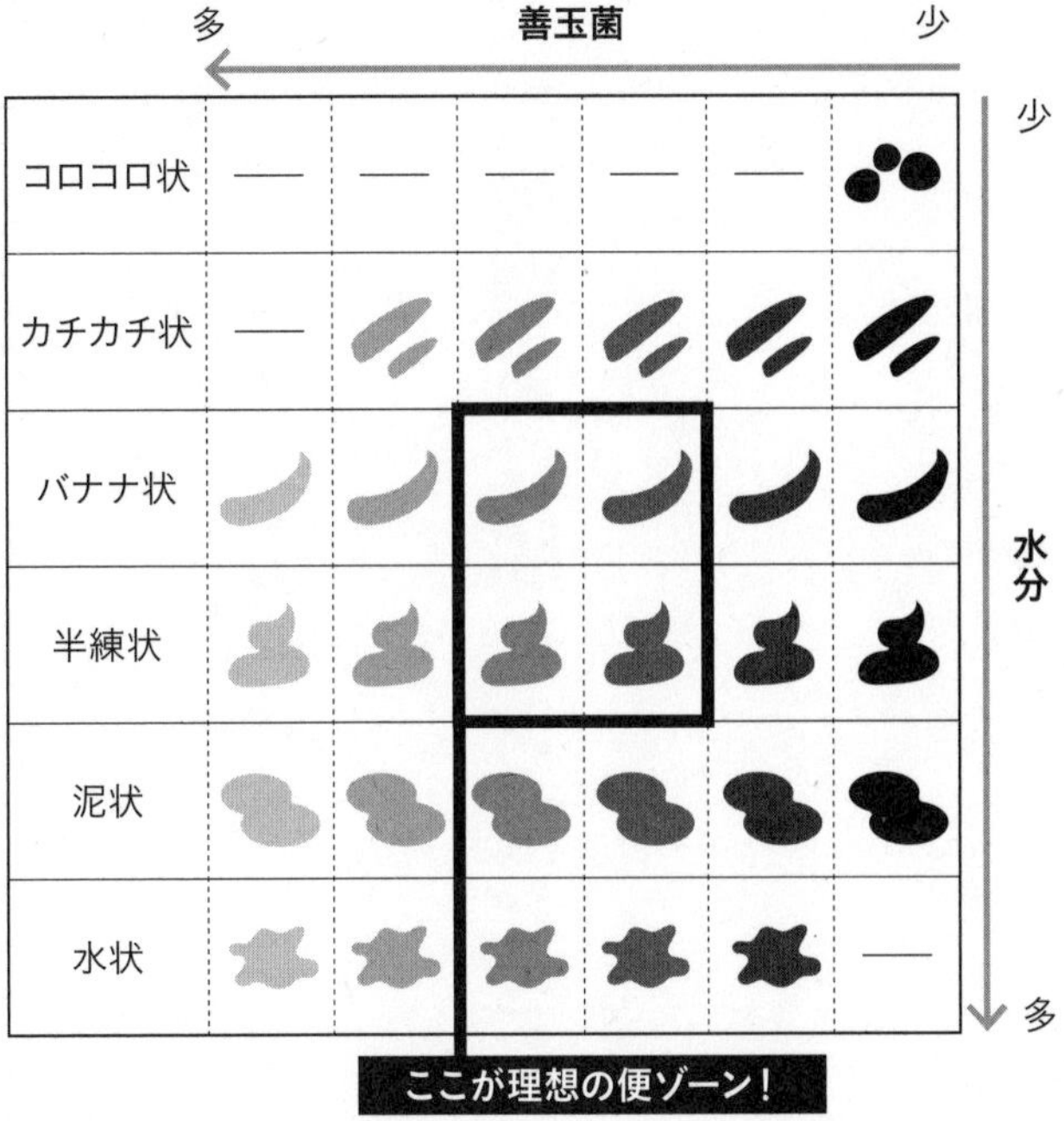

- 水の中に浮く
- いきまなくてもスルッと出る
- 臭いがきつくない
- 黄色か黄褐色
- 練り歯磨き粉より少し固め

- 水の中に沈む
- 強くいきまないと出ない
- 臭いがきつい
- 茶色や黒褐色
- コロコロ小さな粒、または固くて大きな塊

腸活をサポートしてくれる名言

すべての病気は腸からはじまる

ヒポクラテス

古代ギリシアの医師

第2章

食べ物を変えれば劇的に変化！

美腸に導く食事メソッド

腸は消化器官ですので、まず食事が重要です。
1日何回食べるか、どのようなものを食べるか、
おすすめの食事術を紹介します。

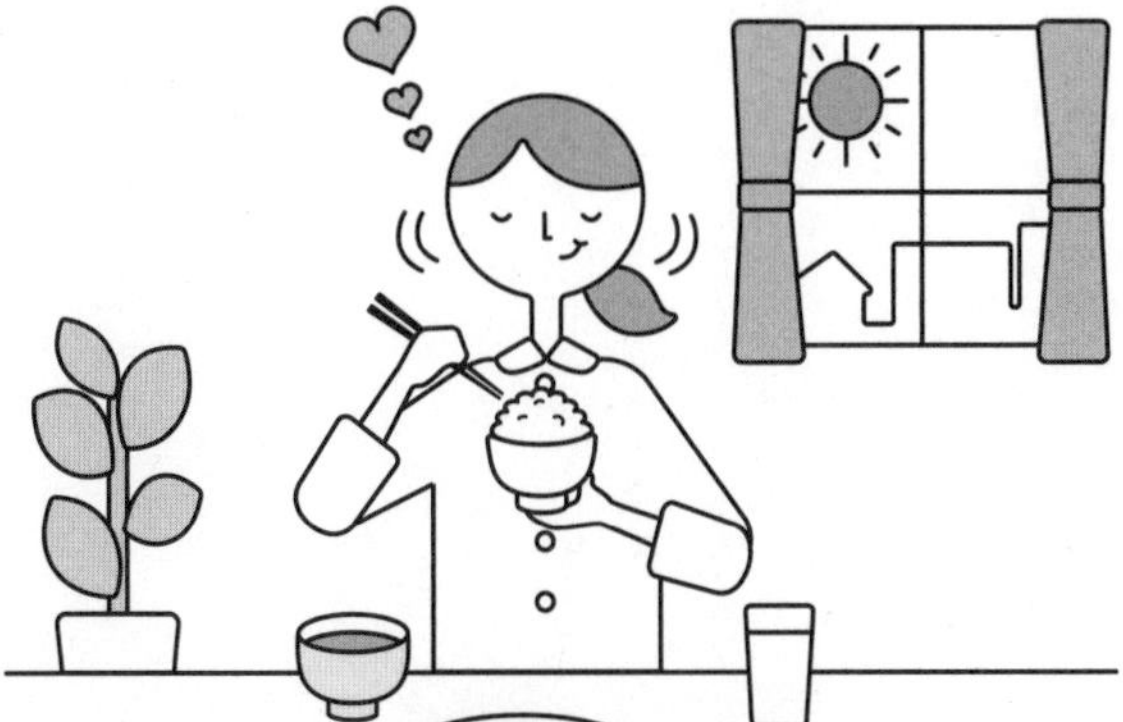

腸内環境を整えて良いものにするためには食生活を見直すことが一番の近道

KEYWORD　食生活

本人の努力によって腸内環境はいくらでも改善することができる

腸内環境を改善するうえで、重要な存在なのが腸内細菌。腸内細菌の役割は、栄養物質を作ったり、免疫細胞を活性化するというものです。

腸内細菌は糖尿病や高血圧、高脂血症などの成人病に大きな影響を与えます。健康を維持するためには、腸内細菌の力を借りて腸内環境を良いものにしましょう。

腸内細菌の数は種類だけで約１０００種類で、個数にすると１００兆個以上。顕微鏡で見ると、まるで植物がたくさん生えているお花畑のように見えることから、「腸内フローラ」とも呼ばれています。

腸内環境は遺伝的な影響を受けません。つまり、親が良い腸内環境だから、その子どもが良い腸内環境を受け継ぐというわけではないのです。

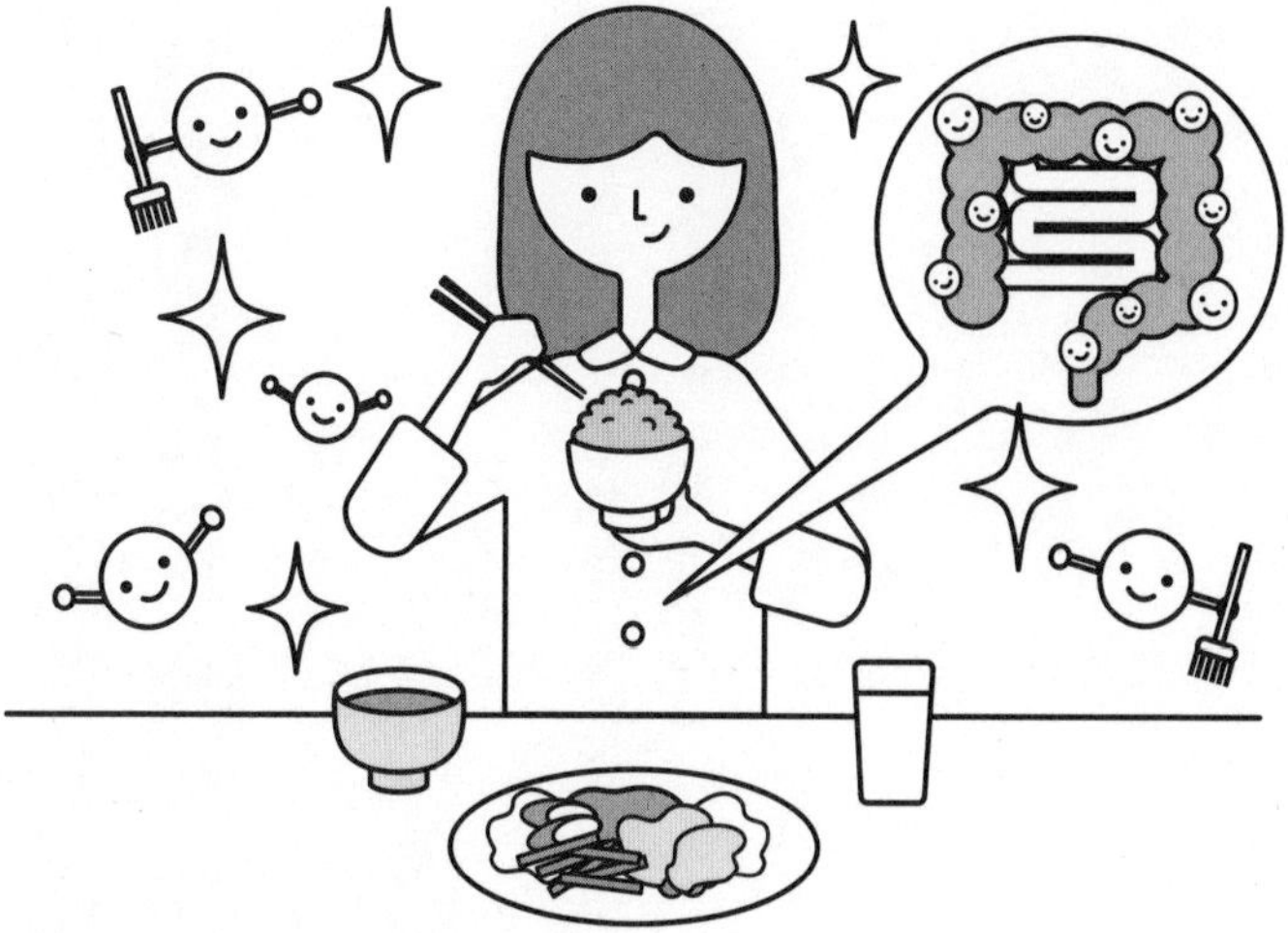

では、何が腸内環境の良しあしを決めるのでしょうか？　それは食生活などの後天的な環境です。

本人が良い腸内環境を作ろうと思って食生活を改善すれば、腸内環境は良いものへと変化します。腸内環境を整えるために重要なのは、食生活の見直しなのです。

腸活知っ得MEMO

悪玉菌がゼロになると善玉菌はサボって働かなくなってしまう

体に有益な「善玉菌」と体に害を与える「悪玉菌」。悪玉菌は病気や老化などにも関わっていますが、腸内にまったく存在しないと善玉菌の活動が鈍ってしまいます。善玉菌が悪玉菌より少し多い状況が、理想的なのです。

1日3回の食事で適度な刺激と休息を与えることで腸が動き出す

KEYWORD 腸への刺激

腸は刺激を加えられることで活動するという性質を持っている

腸内環境を整えるためには1日3食の食生活ベストだと言えます。「忙しいから」「ダイエットしているから」といった理由で1日1〜2食ですごしている人もいるかもしれませんが、腸内環境を改善したいのなら1日3食をおすすめします。

食事には腸を刺激するという意味もあります。腸は刺激を加えられることで動くという性質があるので、刺激が少ないときちんと動かなくなってしまうのです。

また、食事をすると体温が上昇して免疫機能が高まりますし、物を噛むことで脳が刺激されます。おいしい物を食べることで副交感神経が働いて、メンタルが落ち着くという効果もあります。食事は体にとってさまざまな良い効果をもたらすのです。

食事＝腸への刺激ですから、1日1食だと

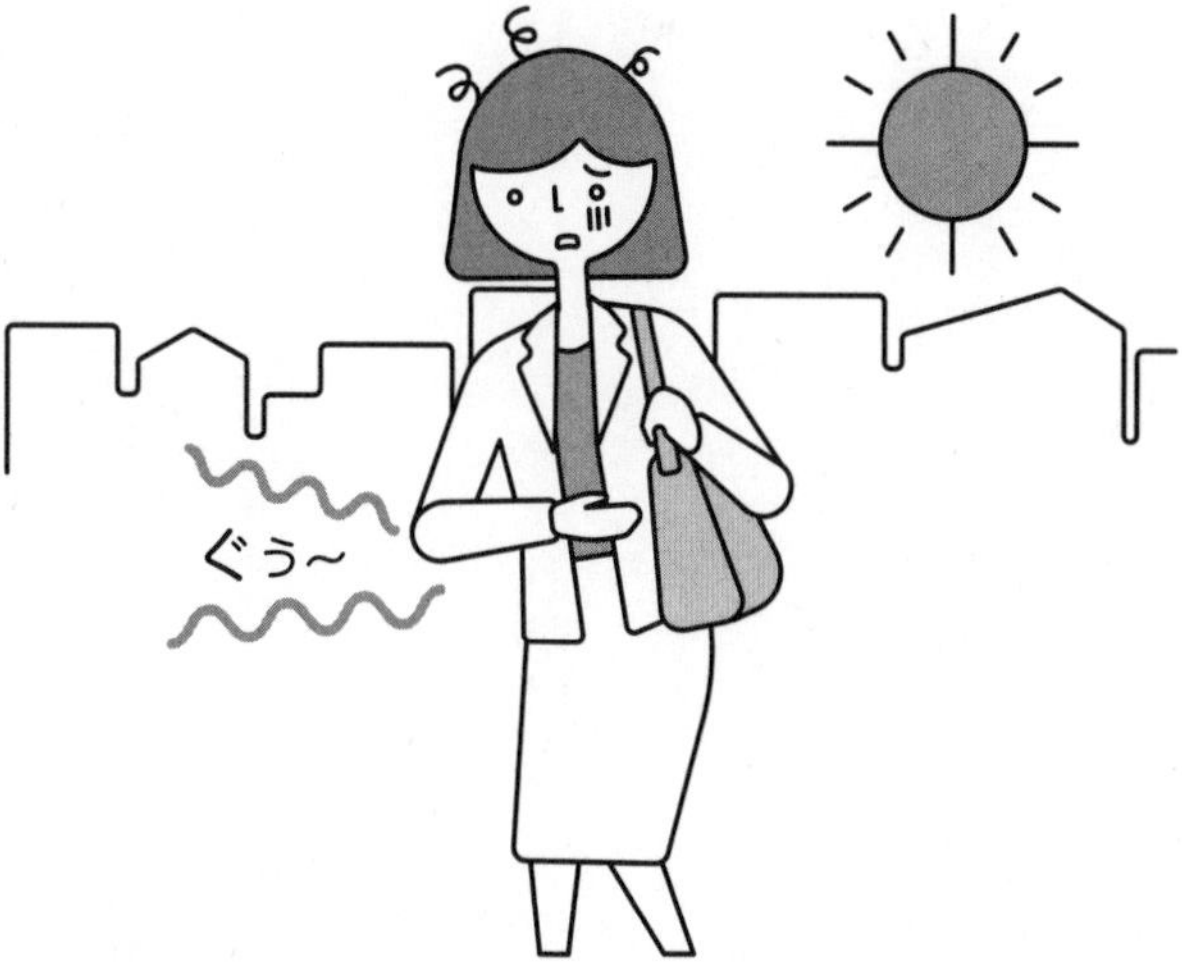

腸は１日１回しか刺激を受けないことになります。１日２食だと腸への刺激は２回です。１〜２回では刺激が少なすぎます。

反対に１日の食事の回数が多いと、刺激が強すぎて腸が疲れてしまいます。腸に適度な刺激と休みを与えるのには、１日３食という回数が良いのです。

腸活知っ得MEMO

食品添加物が少なめのシンプルな食品を選ぶようにしよう

着色料、保存料、人工甘味料などの食品添加物。使用を認可されている物は、安全性が保証されています。とはいえ、「見た目を良くする」「保存期間を延ばす」という性質はその食品本来のものではないので注意が必要です。

朝食が3食の中で一番重要なのは3つの大きな効果をもたらすから

KEYWORD 時計遺伝子

朝食をしっかり食べるだけで腸内環境が改善される

1日3食の中でも、もっとも大事なのが朝食です。昔から「朝食は金、昼食は銀、夕食は銅」と言われているように、人々は朝食の重要性を知っていました。

朝食をしっかり食べるようにしただけで腸内環境が改善されたというケース、長年悩まされていた便秘が良くなったというケースもあるのです。

腸内環境を改善してくれることからも、朝食にすばらしい効果があることがわかります。「副交感神経の働きを上げる」「血流を良くする」「朝に余裕を生み出す」というのが、朝食の3つの効果です。

副交感神経は寝ているとき、休んでいるとき、リラックスしているときに働くもので、腸のぜん動運動（腸の内容物を移動させる働き）に直結しています。物を食べると腸が動

何物にも代えがたい朝食の３つの効果

効果１
副交感神経の働きを上げる！

効果２
血流を良くする！

効果３
あわただしい朝に余裕を生み出す！

き出すので、朝食を摂ると副交感神経の働きがスムーズに上げられるのです。

血流が良くなるのには、肝臓が関係しています。朝食を食べると消化・吸収の過程で、肝臓が働きます。肝臓にたくさん流れた血液は次に心臓に流れ、そこから全身を巡ります。これによって血流が良くなるのです。

腸活知っ得MEMO

朝が忙しいなら バナナ１本の 食事でもOKです！

「朝は忙しくて食事ができない」という人もいることでしょう。そんなときはバナナ１本でもいいから口にしてください。バナナなら簡単に食べられますし、食物繊維やオリゴ糖、ミネラルをたっぷりと摂ることができます。

朝食をおいしく食べることで余裕が生まれて1日がうまくいく

血流が良くなると脳にも血が巡るので、午前中から頭がしっかりと働きます。冷え性や低血圧の人の体調改善にも効果があることでしょう。

3つ目の効果の「余裕」は、朝食をしっかりとおいしく食べることで生まれます。

朝食を抜いて血流が悪い状態で頭がぼうっとしたまま1日をはじめると、自律神経のバランスが大きく乱れてしまいます。

10〜15分ぐらい落ち着いて朝食を摂ることで余裕が生まれます。この余裕が自律神経を整えます。

自律神経が乱れた状態だと、何をやってもうまくいかなかったりするものです。朝食で余裕を生めば、1日が快適でストレスのないものになります。

体内時計を管理する時計遺伝子が朝食によって活性化される

朝食には、「時計遺伝子」を活性化させるという効果もあります。時計遺伝子とは人間の体内時計を管理する遺伝子群です。

新陳代謝など体のさまざまな働きをスムーズに行うための機能である体内時計が狂ってしまうと、肉体とメンタルの両方の調子が悪くなってしまいます。

健康な暮らしを送るためには体内時計を正常な状態に保たなければいけません。その鍵になるのが、時計遺伝子なのです。

時計遺伝子が活性化されると、自律神経が働き、ホルモンの分泌も良くなり、全身の細

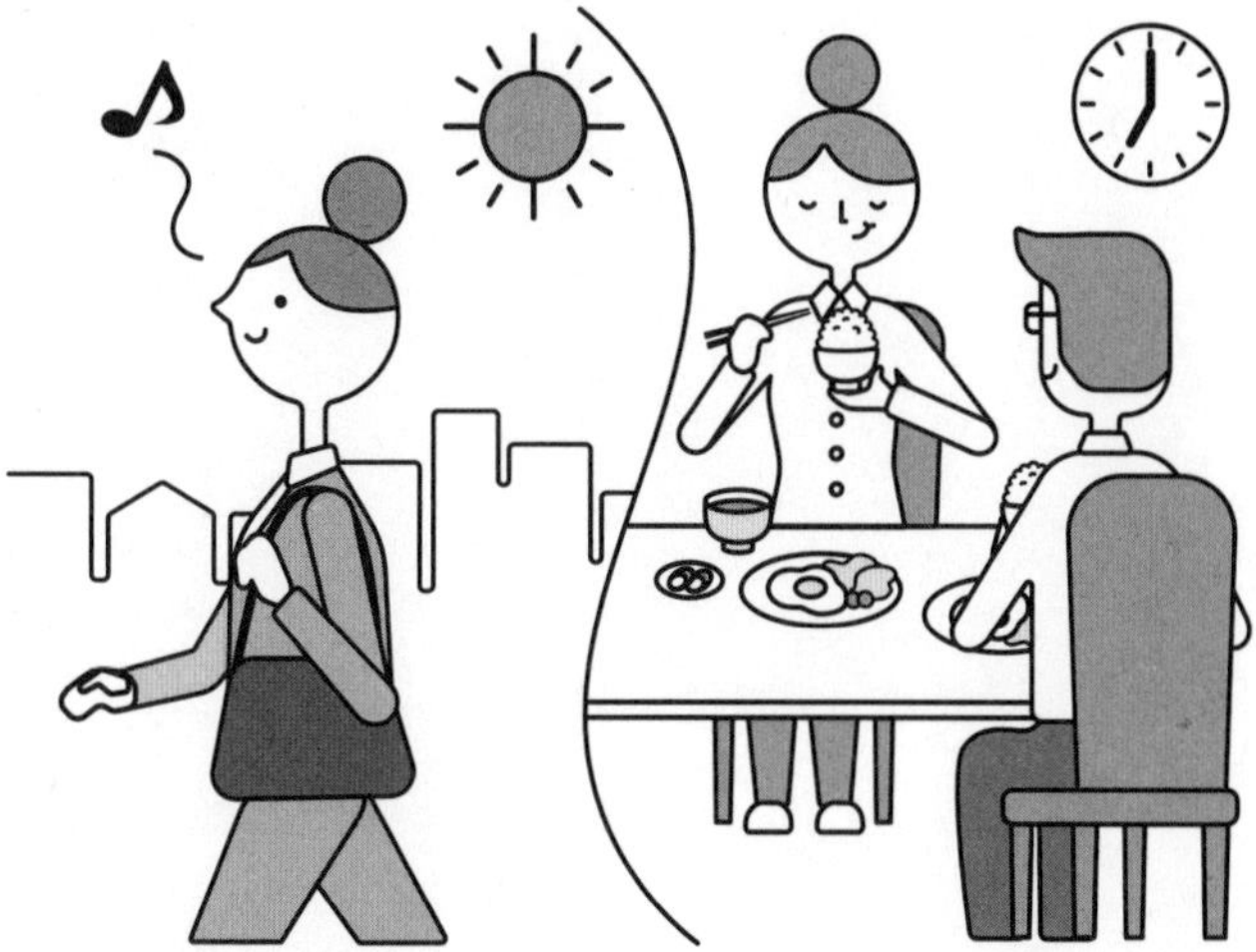

胞も生き生きとします。

時計遺伝子は太陽の光と朝食によって活性化します。時計遺伝子を働かせるための朝食の食べ方の理想は、前日の夕食を早めに食べることで何も口にしない時間を長くして、バランスの良い食事をたくさん食べるというものです。

腸活知っ得MEMO

食べる順番を意識すると早食いを抑えられて肥満も予防できる

夕食では食べる順番を意識しましょう。まず、食前に水を飲むことで興奮が抑えられます。次に野菜から食べはじめて、肉や魚、ご飯やパンをひと口ずつゆっくり食べることで、血糖値の急上昇を妨げて肥満予防につながります。

朝食、昼食、夕食の配分のベストなバランスは朝4：昼2：夕4

KEYWORD 食べる量の配分

夕食の時間が遅くなった場合は朝4：昼2：夕2の配分に

腸活では朝食が非常に大事と66～69ページで解説しました。だからといって昼食と夕食がどうでもいいというわけではありません。1日3食を、規則正しくバランスよくおいしく、楽しんで食べることが重要なのです。

このときに意識してほしいのは、食べる量の配分と食事の時間です。

量の配分の理想は、朝4：昼2：夕4。朝食をしっかりと食べ、昼食は軽めですませて、夕食は好きな物をゆっくり時間をかけて食べるのです。

この朝4：昼2：夕4が難しい場合は、朝4：昼3：夕3、または朝3：昼3：夕4という割合でもいいでしょう。

食事の時間ですが、夕食は午後9時前にすませるのが理想です。夕食と朝食の間の何も口にしない時間を長くすることで、前項で解

自律神経を整える３食の理想バランス

理想は　朝 4 ： 昼 2 ： 夕 4

体重が増えるなどしていたら……	昼にしっかり食べたい場合は……
朝 4：昼 3：夕 3	朝 4：昼 3：夕 3
朝あまり食べられない場合は……	**夜９時をすぎてしまう場合は……**
朝 3：昼 3：夕 4	朝 4：昼 2：夕 2

説した時計遺伝子が活性化するのです。

どうしても午後9時をすぎてしまう場合は、夕食は軽めにして、朝4：昼2：夕2という配分にしてください。

食べた物が小腸を通りすぎるのに5時間かかるので、3食の間はそれぐらい空けるのが理想と言えます。

腸活知っ得MEMO

朝の体重を目安に食事の量の配分を決めてベスト体重をキープ

自分の食事方法を見直すうえで、体重は良い目安になります。朝に体重を量って、体重が増えていたなら朝4：昼3：夕3という配分にして夕食を抑えめにします。こうすれば、簡単にベスト体重をキープできるのです。

腸内を掃除してキレイにしてくれる食物繊維は積極的に摂るようにする

KEYWORD 食物繊維

食物繊維は昔はただの食べ物のカスだと考えられていた

腸内環境を整えるためにおすすめしたいのが、食物繊維です。

食物繊維とは、人間の消化酵素で消化されにくい食べ物の中の成分のことです。消化されずに小腸を通過して大腸まで運ばれますが、そのときにさまざまな老廃物や食べカスをくっつけていきます。そのことによって、腸の中をきれいにする掃除役を務めてくれるのです。

昔は食物繊維は、ただの食べ物のカスだと思われていました。重要な栄養素だとは考えられていなかったのです。

１９３０年代に入ると、食物繊維が便秘や大腸炎に良い影響を与えることがわかりました。１９７０年代には、食物繊維の摂取量が少ないと大腸がんが発生するリスクが高くなることも判明しました。

（日本食品標準成分表［七訂］より）

食物繊維をたっぷり含む食材（可食部100gあたり）

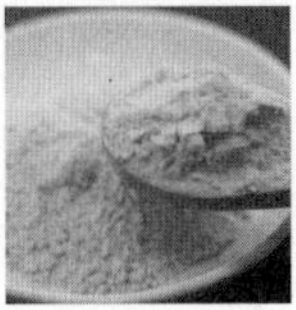

きなこ（青大豆）

水溶性……1.9g
不溶性……15.0g
総量……16.9g

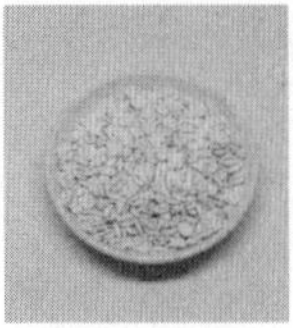

押し麦

水溶性……6.0g
不溶性……3.6g
総量……9.6g

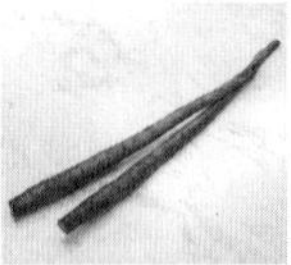

ごぼう（ゆで）

水溶性……2.7g
不溶性……3.4g
総量……6.1g

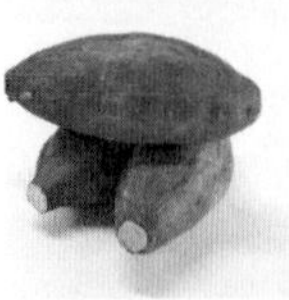

さつまいも（生）

水溶性……0.6g
不溶性……1.6g
総量……2.2g

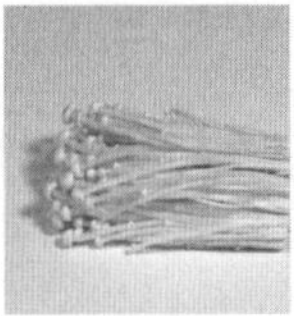

えのきたけ（生）

水溶性……0.4g
不溶性……3.5g
総量……3.9g

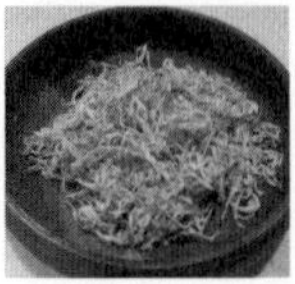

切り干し大根（乾）

水溶性……5.2g
不溶性……16.1g
総量……24.3g

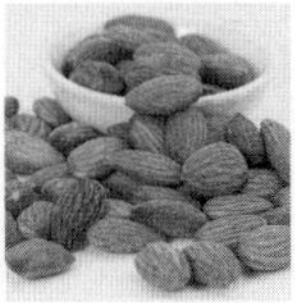

アーモンド（乾）

水溶性……0.8g
不溶性……9.3g
総量……10.1g

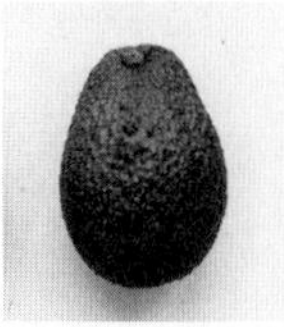

アボカド（生）

水溶性……1.7g
不溶性……3.6g
総量……5.3g

食物繊維は水に溶ける水溶性と水に溶けない不溶性に分けられる

食物繊維は、水に溶ける「水溶性食物繊維」と水に溶けない「不溶性食物繊維」の2種類に分けられます。

水溶性食物繊維は水に溶けるので、便をやわらかくしてくれます。不溶性食物繊維は水に溶けないので、水分を吸ってふくらみます。そのため、便秘の状態で不溶性食物繊維が含まれる食品をたくさん食べると、お腹がふくらんで苦しくなる可能性があります。

だからといって、不溶性食物繊維は不要ということはありません。不溶性食物繊維には便通の促進や整腸効果など、さまざまな良い働きがあります。腸内環境を整えるためには、2種類の食物繊維を摂ることが大事です。

普段は水溶性食物繊維を多めに摂り、お通じが不安定な場合は不溶性食物繊維を増やすといいでしょう。慢性的に便秘に悩まされているなら、不溶性2：水溶性8ぐらいの割合が目安になります。

多くの野菜、海藻類、果物は両方の食物繊維を含んでいる

水溶性食物繊維は、りんご、キウイなどの果物、昆布、わかめなどの海藻類、きのこ類、そば、押し麦、にんじんなどに多く含まれています。オクラ、里いも、なめこなどのネバネバ系の食べ物にも豊富です。

りんご、キウイ、柑橘《かんきつ》類などにはペクチンという食物繊維も含まれています。ペクチンには善玉菌を増やして悪玉菌を減らす働きがあるので、腸内環境を整えるうえでおすすめ

水に溶けやすいかそうでないかで大きく２種類に分類される食物繊維

不溶性食物繊維

水分を吸収し、腸でふくらんで便の体積を大きくし、腸を刺激することで便通を促す。その際、腸の有害物質を一緒に排出する。

水溶性食物繊維

粘性と吸着性が特徴で、腸の中に長く滞在する。糖の吸収を遅らせたり、コレステロールを体外へ排出する効果がある。また、善玉菌のエサとなって腸内環境を整える。

です。不溶性食物繊維は、ごぼう、さつまいも、豆類、玄米などに多く含まれています。エビやカニなどの甲殻類の殻にも不溶性食物繊維が入っています。

プルーンやドライマンゴーといったドライフルーツには、不溶性と水溶性の食物繊維がバランス良く含まれています。

また、野菜、海藻類、果物の多くは水溶性と不溶性の食物繊維の両方を含んでいます。野菜、海藻類、果物、きのこ類を積極的に摂るという習慣を身につければ十分です。

善玉菌がエサとして食べるのは水溶性食物繊維です。増加した善玉菌はたくさん短鎖脂肪酸を産生します。作られた短鎖脂肪酸は、全身の臓器や筋肉のエネルギー源となったり、免疫細胞や抗体を作ったりと、健康に良い影響をもたらします。

善玉菌を増やしてくれる発酵食品は腸内環境改善のための力強い味方

KEYWORD 発酵食品

善玉菌に変わる菌が発酵食品の中にはたくさん存在している

腸内環境を整える食べ物としては、72～75ページで紹介した食物繊維以外では発酵食品があります。

発酵食品とは、微生物の働きによって発酵することで味や栄養価、保存性が良くなっている食品です。

酵素、微生物、乳酸菌をたくさん含んでいるので、発酵食品は腸内環境に良い影響を与えてくれます。

腸内には重さにして約1キログラムもの腸内細菌が存在します。腸内細菌は、健康に良い効果をもたらす善玉菌と悪い効果をもたらす悪玉菌に分かれています。

善玉菌を増やして悪玉菌を減らせば、腸内環境が良い状態になります。そのための手っ取り早い方法は、食事によって腸内で善玉菌に変わる生菌（ある一定の条件下で発育する

（日本食品標準成分表（七訂）より）

食物繊維は豆類に豊富に含まれている!

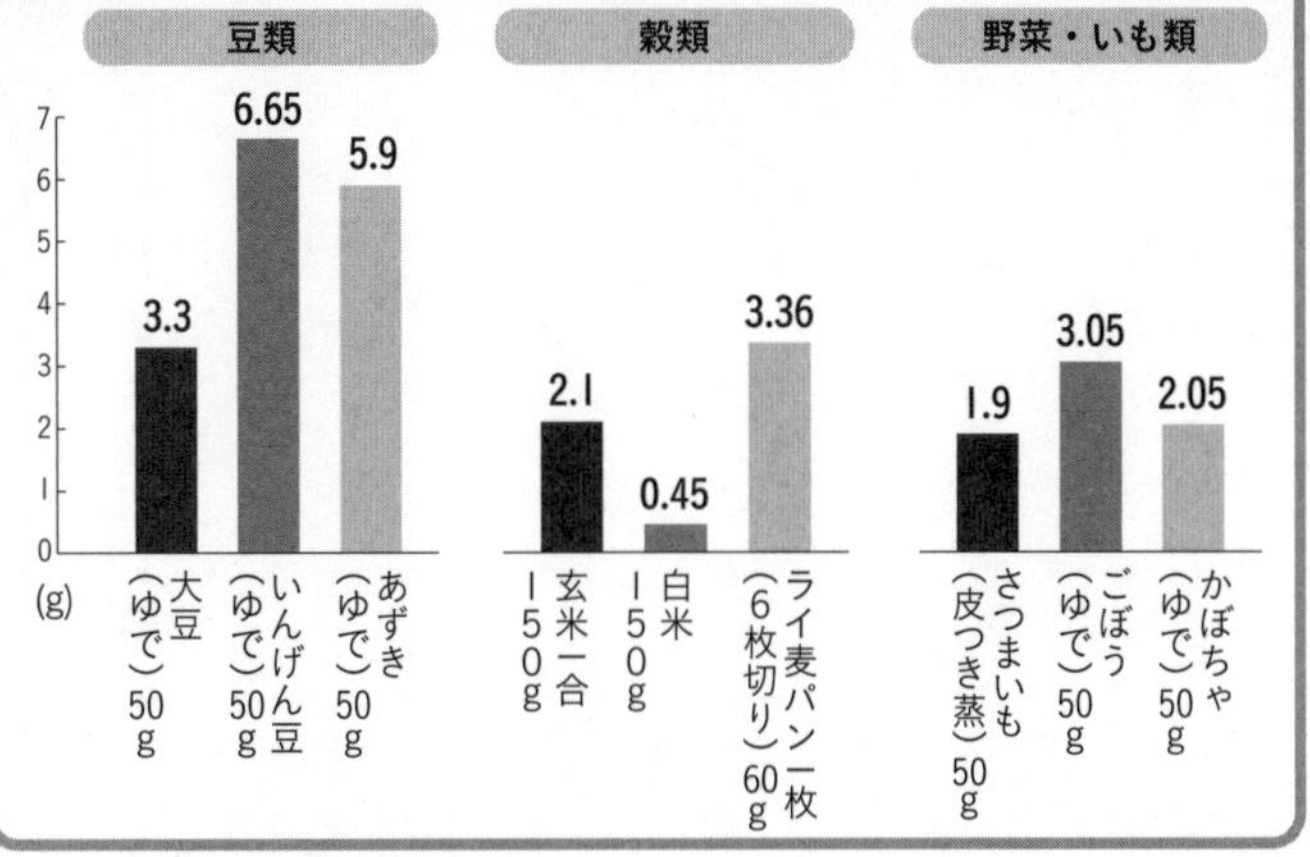

菌）を摂るというものです。乳酸菌やビフィズス菌が含まれた食品を食べれば、善玉菌を増やすことができます。

前述のとおり、発酵食品には乳酸菌や麹菌《こうじ》、酵母菌、酢酸菌などが豊富に含まれています。腸内の善玉菌を増やすには、最適の食べ物なのです。

腸活知っ得ＭＥＭＯ

さまざまな腸内細菌のために定番以外の発酵食品も食べよう

発酵食品はそれぞれ生息する菌が違います。腸内年齢を若返らせるためには、さまざまな菌を持つ異なった発酵食品を食べることが有効です。ヨーグルトなどの定番のものとは別に２種類ぐらいの異なった発酵食品を食べましょう。

調味料や飲料、海外のものなど発酵食品はバリエーション豊か

代表的な発酵食品は、ヨーグルト、納豆、みそ、醤油、漬物、チーズなどです。これらの発酵食品は、その特徴によっていくつかの種類に分類できます。

そのひとつが発酵調味料品です。発酵を活かした調味料で、和食で使われるものとしては、みそ、醤油、酢、みりん、塩麹などがあります。

発酵食品を作るという文化は世界中に存在しています。その国の気候や食材などによって、非常にバリエーション豊かなものになっています。キムチ、チーズ、ピクルス、生ハム、豆板醤、バルサミコ酢、ウスターソースなどが世界の発酵食品です。

当然、日本にも発酵食品はあります。主な和食の発酵食品は、納豆、漬物、鰹節《かつおぶし》、塩辛、くさやなどです。発酵によって保存性が高まっているだけでなく、うまみも増しているのが特徴です。

発酵を活かした飲み物も忘れてはいけません。日本酒、ビール、ワインなどのアルコール、ヤクルトやカルピスなどの乳酸菌飲料が、発酵飲料です。

40代になると男女ともに腸内の悪玉菌が増えてくる

これまでも説明してきたとおり、悪玉菌が増えると腸内環境は悪くなります。

悪玉菌が増える原因としては、タンパク質や脂質に偏った食生活、ストレス、アルコールやタバコなどがあります。

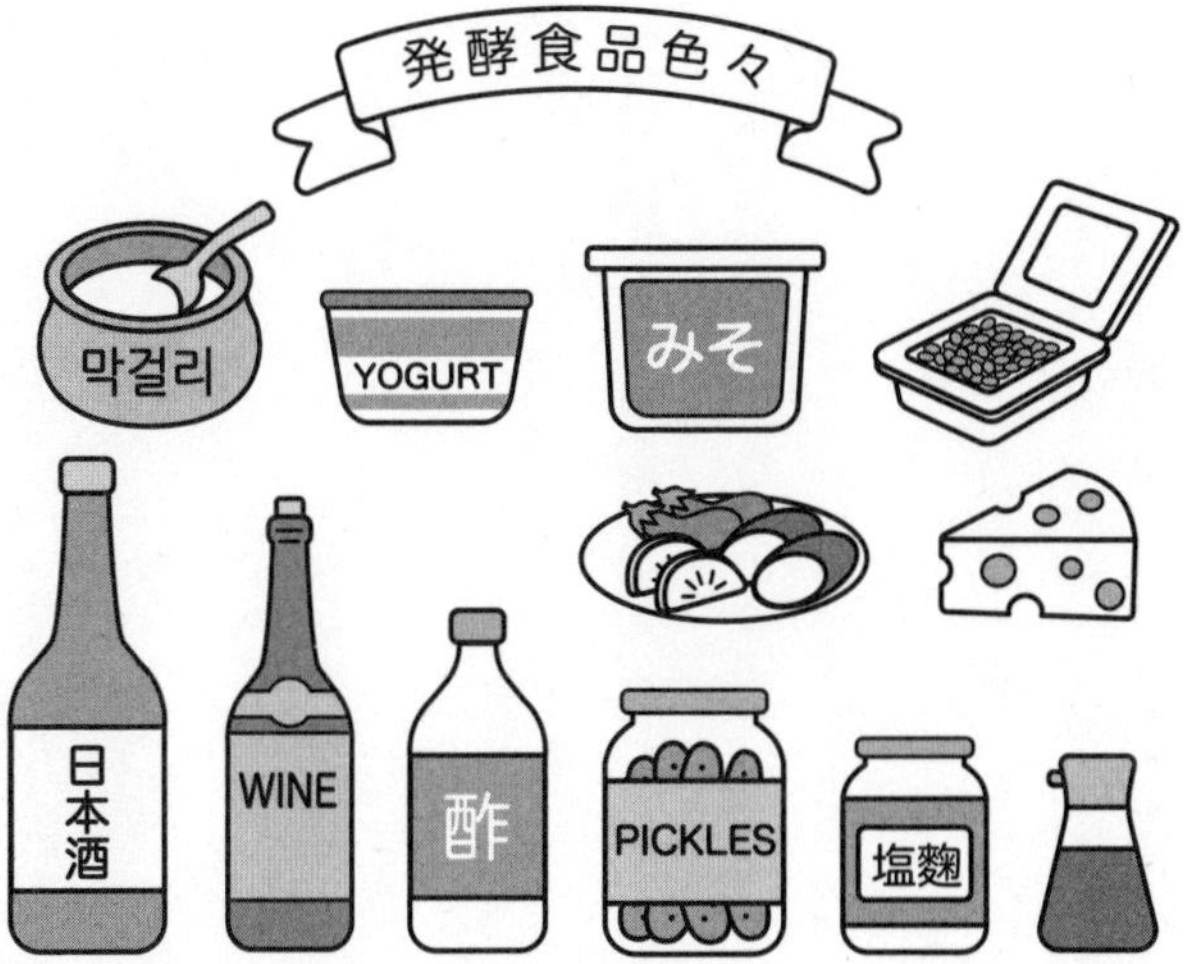

また、加齢も悪玉菌が増える原因のひとつです。年を取ると体のいろいろなところの調子が悪くなりますが、悪玉菌が増えて血液の質が低下するから、体のあちこちで不調が生じてしまうのです。

どんなに腸内環境が良い人でも、腸内細菌の割合は善玉菌が2割、悪玉菌が1割、日和《ひより》見《み》菌（食事や生活リズムによって善玉と悪玉のどちらにも変わる）が7割です。

加齢によってこの割合が変化して、腸内の悪玉菌が増えてしまいます。加齢という言葉から「自分はまだ若いから関係ない」と思う40代の人もいるかもしれません。ですが、40代以降は男性も女性も悪玉菌が増えます。善玉菌を増やして腸内環境を整える必要があるので、意識して発酵食品を食べるようにしてください。

日本が誇る伝統的な和食の一汁三菜を食べれば自然と腸活ができる

KEYWORD 和食

特別な食材を用意しなくても一汁三菜で発酵食が食べられる

日本にはぬか漬けなどの漬物や納豆といった和食ならではの発酵食品があります。和食の基本的な献立形式は「一汁三菜」ですが、この一汁三菜は腸活に最適なのです。ご飯と汁物と主菜1品と副菜2品を組み合わせたのが一汁三菜です。汁物や主菜を作るうえではみそや醤油が欠かせませんし、副菜で漬物を食べることも多いです。

無理して特別な食材を準備しなくても、一汁三菜を食べていれば、自然と発酵食品が含まれます。

外食で何を食べればいいか迷ったときは和定食をチョイスするといいでしょう。ただし、市販の漬物を買うときは注意が必要です。市販の漬物の中には発酵させず、野菜を調味液に漬けただけのものもあります。成分表示をチェックしましょう。

腸内環境を整える身近な発酵食品

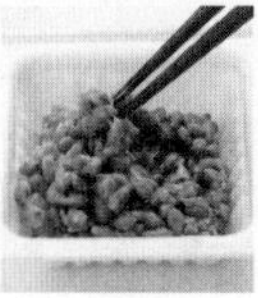

納豆

日和見菌を多く含み、食物繊維・ミネラル・ビタミンも豊富。腸が喜ぶ食材ナンバーワン！

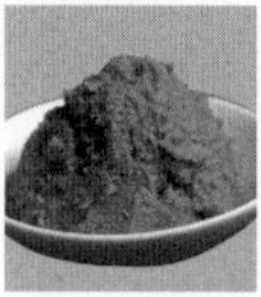

みそ

乳酸菌や麹菌をはじめ、酵母の力で活性酸素を抑える。日常使いにもってこい。

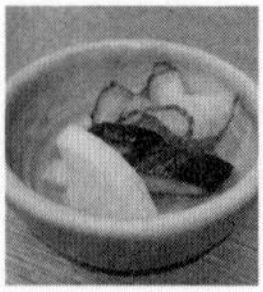

漬物

ビフィズス菌や乳酸菌など、腸にいい菌が豊富。古くから日本人の腸を整えてきた食品。

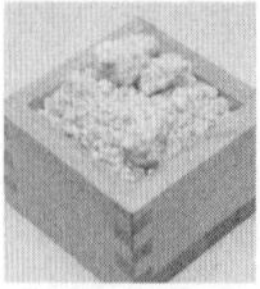

塩麹

乳酸菌を多く含み、腸内環境を整える。酵素パワーで美容と健康に大いにGOOD！

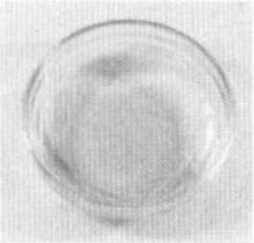

酢

悪玉菌が増えるアルカリ性の腸内を酸性に保ち、善玉菌を働きやすくしてくれる。

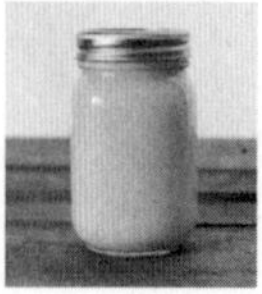

ヨーグルト

善玉菌として働き、菌のエサにもなる。種類によって含まれる菌が違うのも特徴。

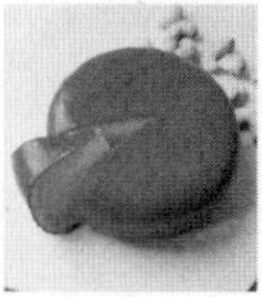

チーズ

乳酸菌のかたまり! より効果を発揮するナチュラルチーズをセレクトして。

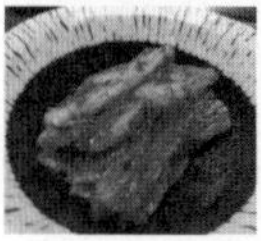

キムチ

乳酸菌たっぷりで、腸内を酸性に保つ。食物繊維も豊富なので便秘解消の役割も。

和食が含んでいる植物性乳酸菌は野性的な力で生きたまま腸に届く

ぬか漬け、納豆、みそ、塩麹といった日本の伝統的な発酵食品に含まれる乳酸菌は植物性です。

ヨーグルトやチーズが含んでいる動物性乳酸菌は、悪玉菌を減らして善玉菌を増やしますが、胃酸に弱く、腸まで届きません。それに対して植物性乳酸菌は生きたまま腸に届いて、腸内環境を改善してくれます。

食品の動物性乳酸菌は厳密に管理された状況で育ちますが、植物性乳酸菌は塩分や酸が強い漬物だるの中など過酷な環境で育ちます。言ってみれば動物性乳酸菌が温室育ちなのに対して、植物性乳酸菌は野生児なので胃酸にも負けないのです。

もちろんチーズ、ヨーグルトも腸内環境を整えてくれる強い味方ですが、和食の発酵食品の植物性乳酸菌には、より強い整腸作用が期待できます。

日本が世界一の長寿国なのは腸内細菌が理由だった!?

こうした和食を食べて育った日本人の腸内細菌は、ある特徴を持っています。

日本、中国、アメリカ、ヨーロッパ各国の12カ国の人々の腸内細菌のデータを比較したところ、日本人の腸内細菌について以下のことがわかったのです。

・古細菌が少なく、ビフィズス菌やブラウチアが多い。

・炭水化物などを栄養素として活用する代謝機能が優れている。

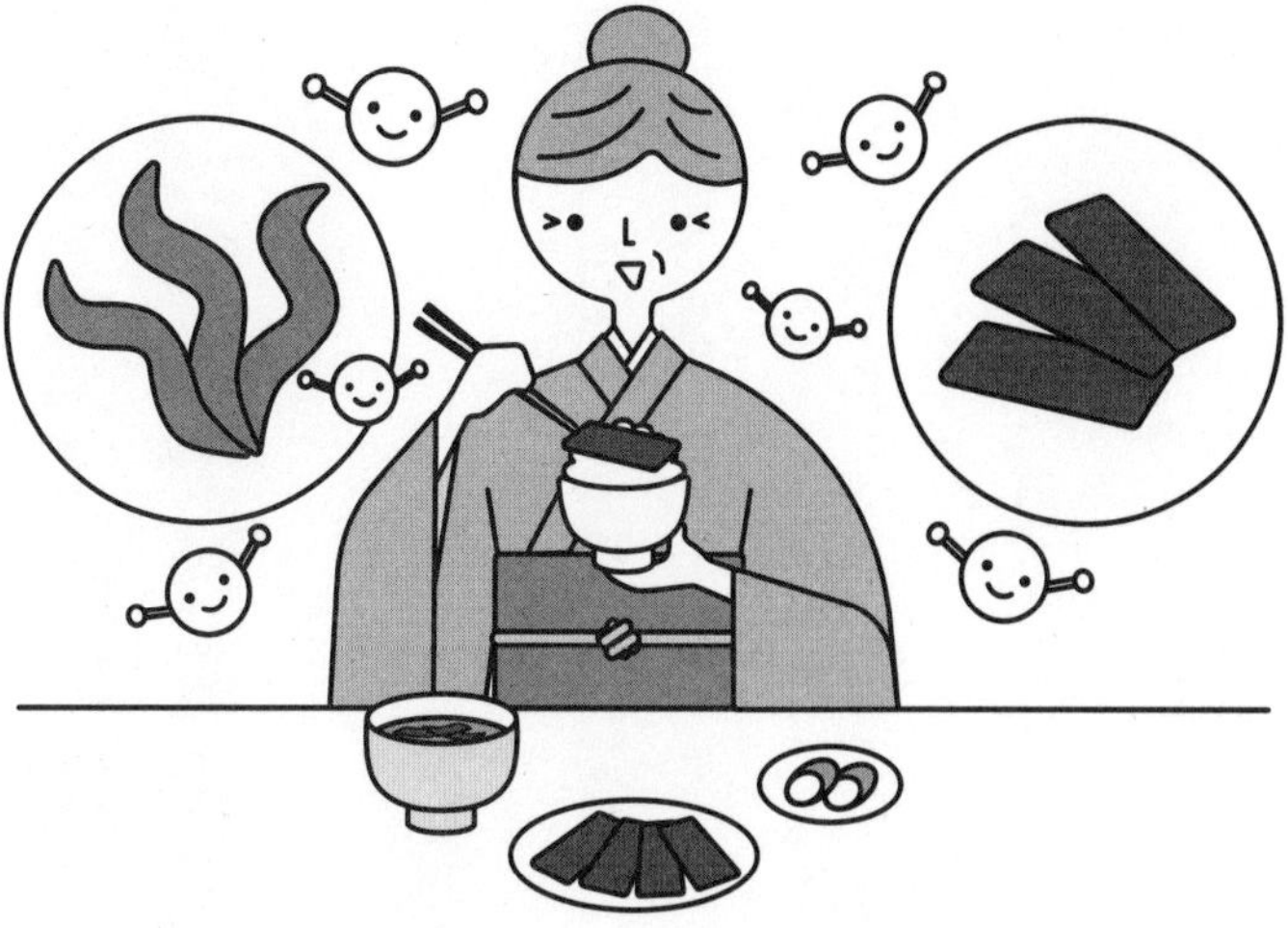

・海苔やわかめを分解する酵素遺伝子を日本人の約90％が持っている（他の国だと15％以下）。

日本人は長寿国で、太りすぎの人が少ないのですが、腸内細菌の特徴が、そうした特性の理由のひとつなのではないかとも考えられています。

腸活知っ得MEMO

オリゴ糖が豊富な甘酒を夜に飲めば朝のトイレが快適に

腸活には甘酒もおすすめ。甘酒に含まれるオリゴ糖は腸まで届いて善玉菌のエサになるのです。れんこん、しょうが、みかんを使った甘酒ホットスムージーを夜に飲めば、朝のトイレタイムが快適なものになります。

ひと工夫で腸内環境と自律神経を改善する最強のみそ汁を用意できる

KEYWORD みそ汁

赤みそ、白みそ、おろし玉ねぎ、りんご酢を混ぜ合わせる

和食に欠かせないみそ汁は、多くの人におすすめしたい発酵食品です。みそは、交感神経の働きを高める植物性タンパク質を含む大豆と、腸内環境を整える発酵菌を両方持っています。このことにより、腸が元気になり、朝からパフォーマンスがアップするのです。

みそ汁がすぐれている点としては、調理が手軽で短時間で準備しやすく、何回食べてもなかなか飽きがきづらいというポイントも挙げられます。

簡単に用意できて飽きにくい料理ということで、みそ汁を食べることを習慣にしやすいのです。

多くの家庭で食べられている通常のみそ汁も健康に良いのですが、腸内環境と自律神経を整えるためには、ひと工夫を凝らしたみそ汁を作るといいでしょう。

腸にも良く栄養バランスも整うみそ汁の具材

β-カロテン	にんじん、かぼちゃ、トマト
水溶性食物繊維	海藻類、きのこ類
不溶性食物繊維	いも類、ごぼう、野菜類全般
ビタミンB群	豚肉
アリシン	にんにく、ねぎ類

みそ汁の素材として、赤みそ80グラム、白みそ80グラム、おろし玉ねぎ150グラム、りんご酢大さじ1を用意して、混ぜ合わせます。これにダシと具材を加えて、みそ汁を作るのです。

具材は腸活にいいオクラ、里いも、にんじん、ごぼう、さつまいもなどがおすすめです。

腸活知っ得MEMO

「忙しい」「食欲がない」そんな朝には１杯のみそ汁だけでOK

「朝は忙しい」という人は、朝食として1杯のみそ汁だけでも。刻みねぎ、乾燥わかめ、乾燥麩などの具材、ダシ入りみそを器に入れてお湯をそそぐだけです。食欲がない場合は、納豆とめかぶを入れれば、スルスルとお腹に入ります。

ヨーグルトが含んでいる乳酸菌が善玉菌を増やして腸内環境を整える

KEYWORD ヨーグルト

自分に合ったヨーグルトを毎日食べることが重要

80～83ページ、84～85ページでは日本ならではの食事について解説しましたが、海外にも腸活に良い食品はたくさん存在します。

その中でもヨーグルトは手に入りやすく、クセがなく食べやすいという点からも習慣的に摂る食品としておすすめです。

ヨーグルトを毎日食べるうえで大事なのは新鮮なうちに食べるということです。賞味期限内でも日にちがすぎるほどヨーグルト内の乳酸菌の数は減ってしまいます。

食べる量の目安は1日200グラム。1回で食べきれないなら、小分けにして食べても問題ありません。ヨーグルトを食べ続けることで、排便回数、排便量、排便日数、血流などに良い影響が見られるようになります。

ヨーグルトが腸内環境を整えてくれるのは、多くの乳酸菌を含んでいるからです。乳

ヨーグルトに含まれる乳酸菌の種類

- LB21乳酸菌
- 乳酸菌シロタ株
- L-92乳酸菌
- R-1乳酸菌
- プラズマ乳酸菌
- ガセリ菌乳SP株
- ラブレ菌
- ビフィズス菌SP株
- ビフィズス菌BB536株
- ビフィズス菌Bb-12株
- クレモリス菌FC株

さまざまな乳酸菌が含まれているヨーグルトが市販されているので、いい変化が見られる自分に合ったヨーグルトを探してみましょう。

酸菌にはたくさんの種類があり、ヨーグルトによって入っている乳酸菌が違います。左記で紹介した方法で、自分に合ったヨーグルトを見つけてください。

また、ヨーグルトで摂取した善玉菌は腸にすみつくことがないので、毎日食べることも大事です。

腸活知っ得MEMO

自分に合ったヨーグルトを探す方法はこれだ

ヨーグルトと一口に言っても、含まれる菌はさまざま。自分に合ったものを探すためには、同じ銘柄を１週間（理想は２週間）、毎日食べます。お通じや体調面で変化がなければ別の銘柄に変えて、自分に合うものを探してください。

納豆、オクラ、山いもなどのねばねば食材は整腸作用や美肌効果などいいことずくめ

KEYWORD ねばねば食材

ねばねばは水溶性食物繊維とタンパク質が結合したもの

「腸内環境を良くするために積極的に食物繊維を摂っているけど、なかなか便が出なくて、お腹が張ってしまう」「ガスばかり出て、肝心の便が出ない」といった悩みを抱えている人は、不溶性食物繊維を多く食べているのかもしれません。

不溶性食物繊維と水溶性食物繊維の両方を含む食材でも、不溶性のほうの割合が多いので、水溶性が不足してしまうことがあります。

そんなときに毎日の献立の中に入れてほしいのが、ねばねば食材です。

ねばねば食材とは、納豆、オクラ、モロヘイヤ、なめこ、山いもなどの粘りがあるもののこと。「スタミナがつくから夏バテ予防に効果がある」と言われていますが、腸内環境を整えるうえでも最適なのです。

食材のねばねばが何からできているかと言

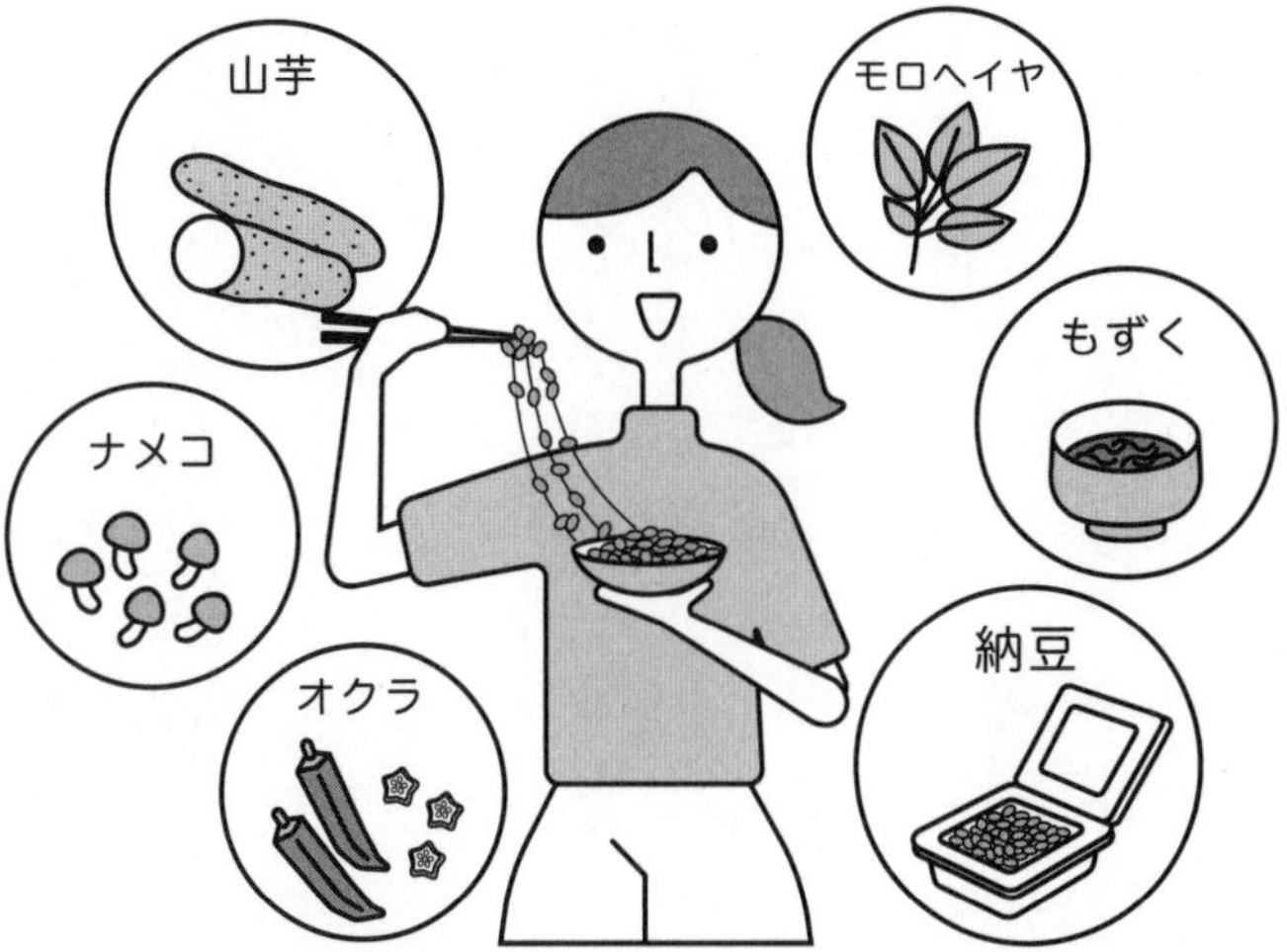

えば、水溶性食物繊維とタンパク質が結合したものなのです。

水溶性食物繊維に整腸作用があるのはもちろんのこと、タンパク質の分解酵素が消化吸収を促進。胃腸の粘膜の保護、血糖値や血中コレステロールの抑制、保水力による美肌効果など、いいことずくめです。

腸活知っ得ＭＥＭＯ

もずくやめかぶなどのぬるぬる食材も腸活に最適

もずくやめかぶなどのぬるぬる食材は水溶性食物繊維をたっぷりと含んでいて腸活におすすめ。低カロリーなのでダイエットにも最適（もずくのほうがより低カロリーです）。めかぶは免疫力を上げるフコイダンも豊富です。

良質の油は体の潤滑油になってスムーズな排便を促してくれる

KEYWORD 油

加熱すると悪玉コレステロールを増やすので生のまま摂取しよう

健康な体のためには適度な油が必要です。油は腸をはじめとして体の潤滑油になります。排便を促して便秘の解消にもつながるので、質の良い油を摂るようにしましょう。

油としておすすめなのは、エキストラバージン・オリーブオイル、アマニ油などです。オリーブオイルはオレイン酸、アマニ油はα－リノレン酸が豊富です。オレイン酸には血中のコレステロールを適正に保つ働きがあるだけでなく、胃や腸で吸収されず大腸まで届くという特徴があります。

大腸まで届いた油は大腸を刺激して、ぜん動運動を起こさせます。また油分によって固まった便がコーティングされ、スムーズに排便ができるようになります。

オリーブオイルとアマニ油を摂るうえで心掛けてほしいのは、ドレッシングなどで生の

積極的に摂りたい体にいいオイル

オメガ3系脂肪酸（α-リノレン酸、EPA、DHA）	エゴマ油、アマニ油、サチャインチオイル、青魚の脂分など
オメガ6系脂肪酸（リノール酸）	大豆油、ごま油、紅花油、グレープシードオイルなど
オメガ9系脂肪酸（オレイン酸）	オリーブオイル、菜種油、アーモンド油、椿油など

ままで摂取するということです。油は加熱すると酸化しやすくなり、悪玉コレステロールを増やす原因になります。マーガリンやショートニングのトランス脂肪酸も悪玉コレステロールを増やすので要注意です。

油のカロリーが気になる人は、エネルギー代謝がいい朝に摂取しましょう。

腸活知っ得MEMO

お通じを良くするオリーブオイルの焼きりんご

お通じを良くする効果があるのが、オリーブオイルとりんごの組み合わせ。りんごを半分に切って芯を取り除き、そこにハチミツとオリーブオイルを入れ、アルミホイルで包んでオーブントースターで20分加熱しましょう。

体がサビる酸化は老化や病気につながる！
抗酸化食品でサビない体を作ろう

KEYWORD 抗酸化作用

ビタミンたっぷりの緑黄色野菜やポリフェノールを摂ろう

健康に関する雑誌記事やテレビ番組などで「体が酸化する」という言葉を聞いたことはないでしょうか？

体の酸化とは簡単に言えば、細胞がサビてしまうことです。呼吸で体内に取り入れた酸素が消費しきれず、活性酸素に変化した状態のことで、老化やがん、糖尿病などにつながります。

活性酸素は免疫機能などで重要な働きもしているのですが、増えすぎるとがんや糖尿病などの病気を引き起こす危険性があります。活性酸素が増えすぎないための仕組みが、抗酸化作用です。抗酸化作用は体に備わっているものですが、年齢を重ねると衰えていきます。

そこで頼りにしたいのが、抗酸化食品。ブロッコリー、トマト、赤ピーマンなどのビタ

抗酸化作用を高める「ケミカルファイト」食材

赤色食材	緑色野菜	白色野菜	黄色野菜
トマト	ブロッコリー	玉ねぎ	バナナ
にんじん	キャベツ	にんにく	しょうが
ブルーベリー	わさび	大豆	しいたけ
りんご	クレソン	白菜	きのこ類
なす	セロリ	大根	
すいか	菜の花		

ミンA、C、Eの緑黄色野菜がおすすめです。

ポリフェノールにも抗酸化作用があるので、ポリフェノールが豊富な食品も積極的に摂りましょう。ポリフェノールを含むのは、柑橘類、ベリー類、ナッツ類、アボカド、玉ねぎ、大豆製品、コーヒー、赤ワイン、緑茶、ココアなどです。

腸活知っ得ＭＥＭＯ

紫外線や激しい運動も活性酸素を増やすのでしっかりと対策を！

紫外線や激しい運動も、活性酸素が増える原因です。外出したり運動をする場合は、前日の夜に緑黄色野菜、その日の夜にビタミンCを摂りましょう。ビタミンCはメラニン色素の沈着を防いでくれる効果もあります。

生野菜は腸にいいだけでなく高血糖も防ぐ お気に入りドレッシングでもりもり食べよう

KEYWORD 生野菜

野菜を先に食べることで血糖値の急上昇を防げる

92～93ページでは抗酸化作用のある食品として緑黄色野菜をおすすめしました。野菜類は腸内環境を改善するうえでも積極的に食べたい食品です。

肉や魚、炭水化物より先に野菜、特に生野菜を食べると血糖値の急激な上昇を防げるという効果もあります。野菜料理はカロリーや糖質が低いので血糖値の急上昇を抑えられるのです。

高血糖は肥満や糖尿病などの生活習慣病にもつながりますし、老化を招くリスクもあります。腸活のためにも、体の糖化（余分な糖質が細胞を劣化させる現象）を防ぐ意味でも、野菜、特に生野菜を食べましょう。

「そうは言っても、生野菜は苦手で……」という人はドレッシングを活用してください。90～91ページで紹介したとおり、良質な油を

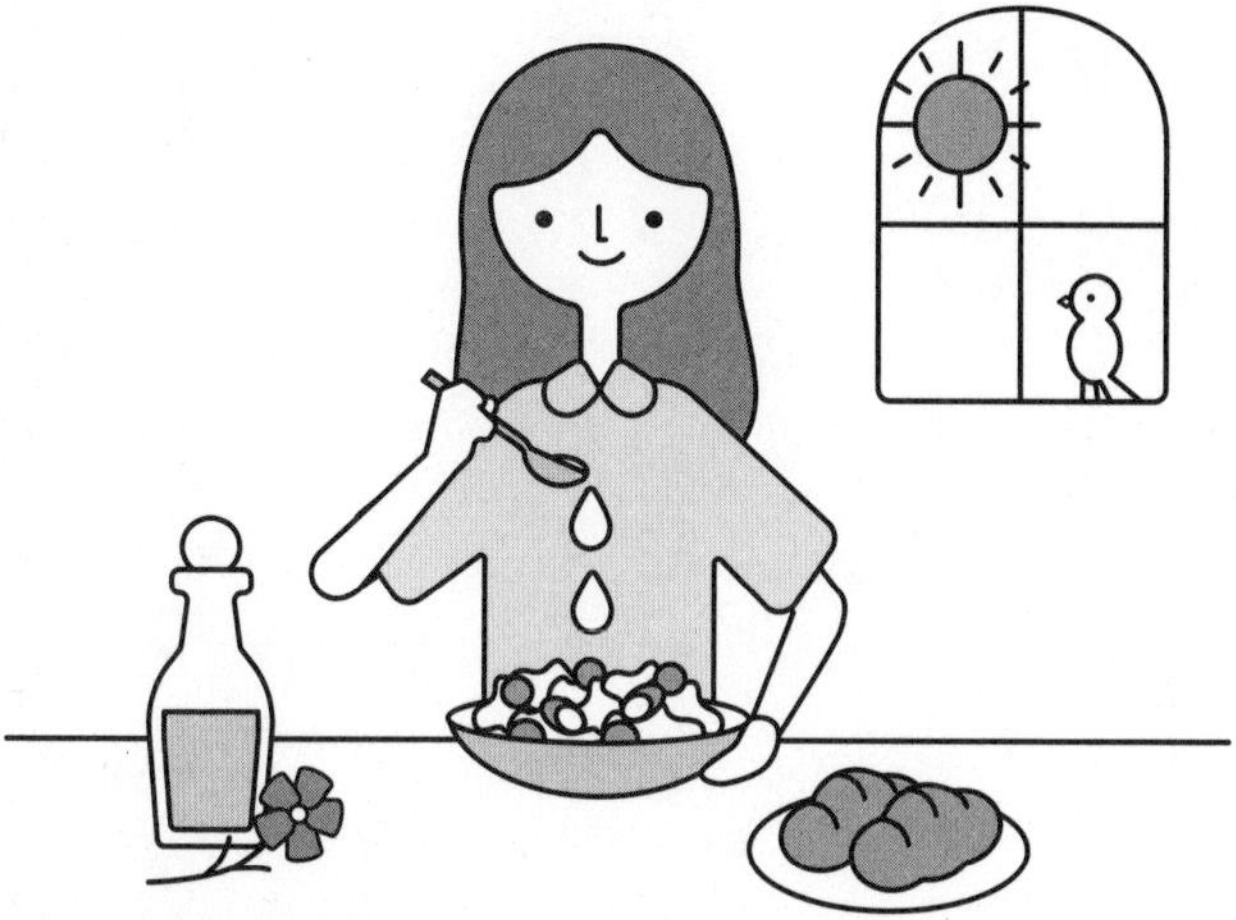

ドレッシングなどで生のまま摂ると、腸活には非常に良い効果があるのです。

市販のドレッシングにはさまざまな種類のものがありますし、自作してみてもいいでしょう。お気に入りのおいしいドレッシングを見つけられれば、苦手な生野菜があなたの好物に変わりますよ。

腸活知っ得MEMO

野菜をまとめて茹でてストックすれば手軽に食物繊維が摂れる

野菜をまとめて茹でてストックしておくと、食物繊維をこまめに摂ることができます。にんじん、ブロッコリー、カリフラワー、アスパラガスなどがおすすめ。いんげんを茹でて乾かないようにオリーブオイルをからめるのもいいでしょう。

昼食は朝食と夕食をつなぐ重要な存在
おいしく食べて自律神経も整えよう

KEYWORD 昼食

雑念があるまま食事をすると
食べた物がうまく消化できない

70~71ページで紹介した1日3食の理想のバランスは朝4：昼2：夕4でした。この数値を見ると昼食の重要性は低いように見えますが、昼食をおろそかにしてはいけません。

昼食の役割は、野球にたとえると中継ぎピッチャーのようなものです。朝食と夕食をつなぐ重要な存在で、1日のパフォーマンスを上げるためにも昼食抜きはありえません。

また、昼食は自律神経を整えるチャンスでもあります。自律神経には体の働きを調整する役割があり、自律神経のバランスが乱れると体にさまざまな不調が生じます。

自律神経が乱れる原因は、ストレス、不規則な生活、偏った食生活などです。ですから、昼食は栄養バランスの良いものをおいしく楽しんで食べるようにしましょう。

昼食だけでなく、食事の際は食べることに

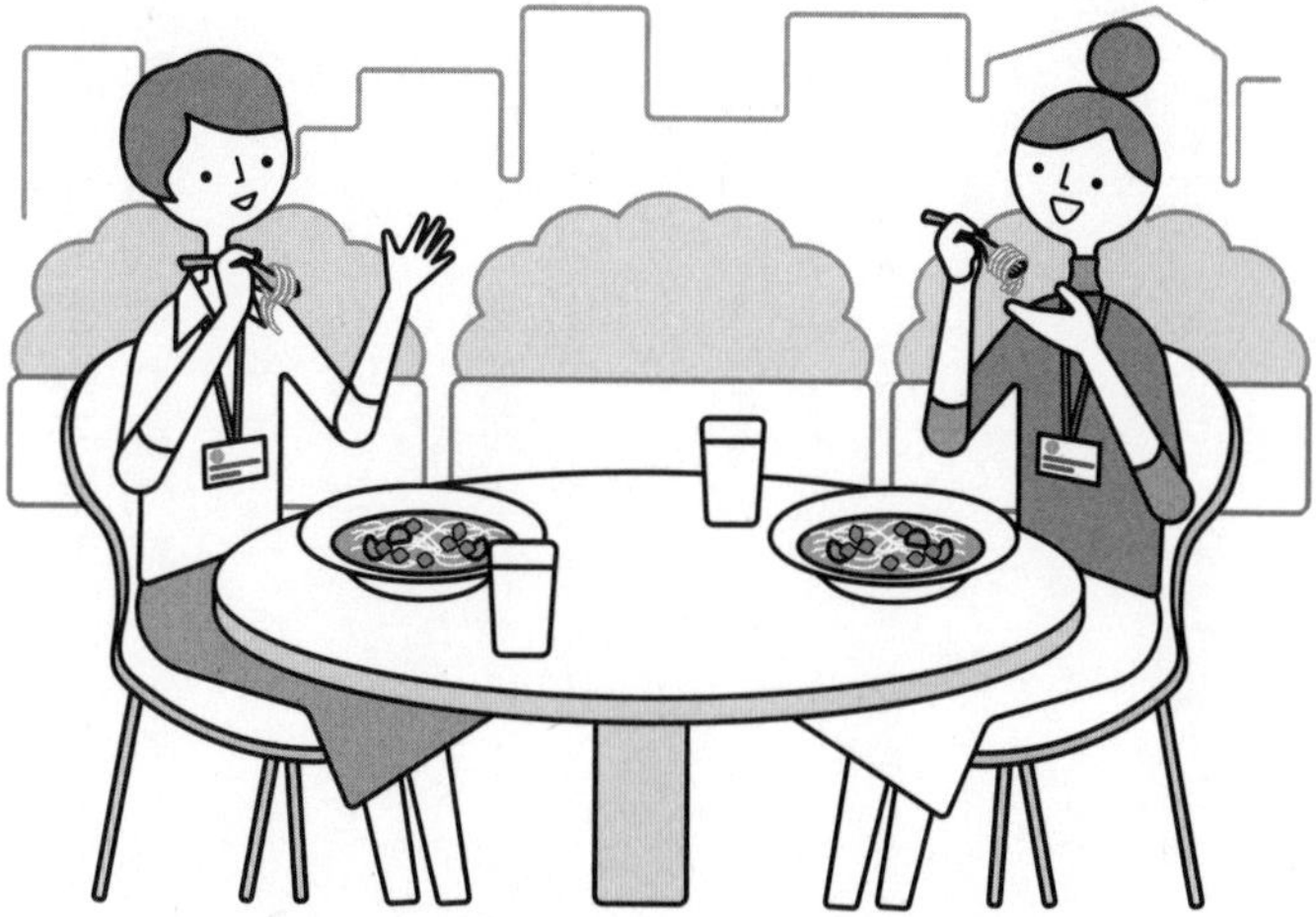

集中することをおすすめします。考えごとをしながら食べると、胃液の分泌や腸のぜん動運動が弱いものになってしまい、食べた物の消化がうまくできないのです。

雑念を消して食べることに集中すれば自律神経も整い、自然とゆっくりよく嚙んで食べるようになって、消化・吸収も良くなります。

腸活知っ得MEMO

会食などで夕食を食べすぎてしまうときは昼食を軽めにして調整

夕食の量を抑えたいけれど、会食の予定が入った。そんな場合は、朝食と昼食を軽めのメニューにして調整しましょう。会食の料理が肉中心で野菜が少ないなら、朝と昼で動物性タンパク質を抑えて、野菜を多めに摂りましょう。

食前に水を飲んで腹六～八分目の量をゆっくりと食べればいい

昼食後の午後の仕事中、居眠りをしてしまった。そんな経験はないでしょうか?

眠くなってしまう原因は、昼食の量です。量が多すぎると、副交感神経が優位な状態になります。活動性を高める交感神経と違って、副交感神経はリラックスモードのものなので、眠くなってしまうのです。

そうならないために、ちょっとした工夫をしましょう。

まず、食事前にコップ1～2杯の水を飲みます。水を飲むことで腸が動いて、副交感神経が優位になります。

次に、腹六～八分目の量の食事をゆっくりと、しっかり噛みながら食べるようにします。ゆっくりよく噛んで食べることで、徐々に副交感神経が優位になるのです。

実は副交感神経が優位になるのは、食後からなのです。「咀嚼する」という行為自体は、体を動かしているのと同じで、交感神経が優位に働いています。食事が「おいしい」「楽しい」ものなら、さらに交感神経は優位になります。

食べている時に眠くなる人はいませんよね。でも、急いでがつがつと食べてしまうと、食後、胃腸が働きはじめた途端、急に副交感神経が優位になって、疲れて眠くなってしまうのです。

つまり、このような自律神経の急なスイッチ転換を防ぐことが食後の眠気防止につながるのです。

食事中からゆるやかに副交感神経を優位に

食後に眠くなるメカニズム

食事をすると交感神経が一気に優位になる！

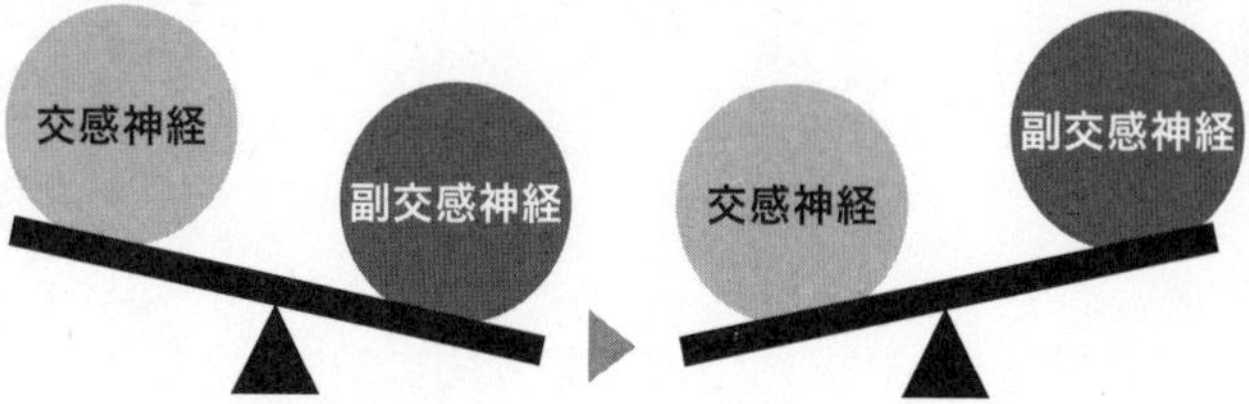

食後に消化器官が動き出すことで、一転、副交感神経が優位になる！

この「急転換」が眠気の最大の原因!!

すると、食後に一気に副交感神経が優位な状態に急転換することを防げます。このことで眠気を抑えられるのです。

満腹状態になると消化吸収に大量の血液が使われて脳の血液が不足し、ぼーっとしてしまいますが、腹六〜八分目の量でそれも予防できます。

腸活知っ得MEMO

手作り弁当を食べるなら温かい飲み物と組み合わせよう

昼食が手作りのお弁当という場合、食事の時点では冷めているので、スープやみそ汁などの温かい飲み物と組み合わせましょう。温かい物を口にすると、副交感神経が働くようになり、消化・吸収がうまくできるようになります。

ストレスフリーの夕食なら量が少なくても満足感が得られて疲れも残らない

KEYWORD ストレスフリー

1品は好きな物を入れて
ゆっくり噛みしめながら味わう

男性は30歳頃、女性は40歳頃から副交感神経の働きが衰えはじめます。その結果、疲れが残りやすくなるのです。

昔は深夜にたくさん飲み食いしても平気だったのに、今はがっつり食べると疲れる。こうした経験がある人も多いことでしょう。

それでも肉料理などをがっつり食べたい。そんなときは、できるだけ早い時間に食事をして、たくさんの肉を食べるなら炭水化物は摂らず、付け合わせの野菜だけで、肉をしっかりと味わうようにします。

そうした特別な食事以外の普段の夕食でも疲れを残さないためのポイントがあります。まず、夕食は夜9時までに食べるようにしましょう。炭水化物は控えめにして、タンパク質、野菜、海藻類、発酵食品などで腹七分目の量を食べてください。

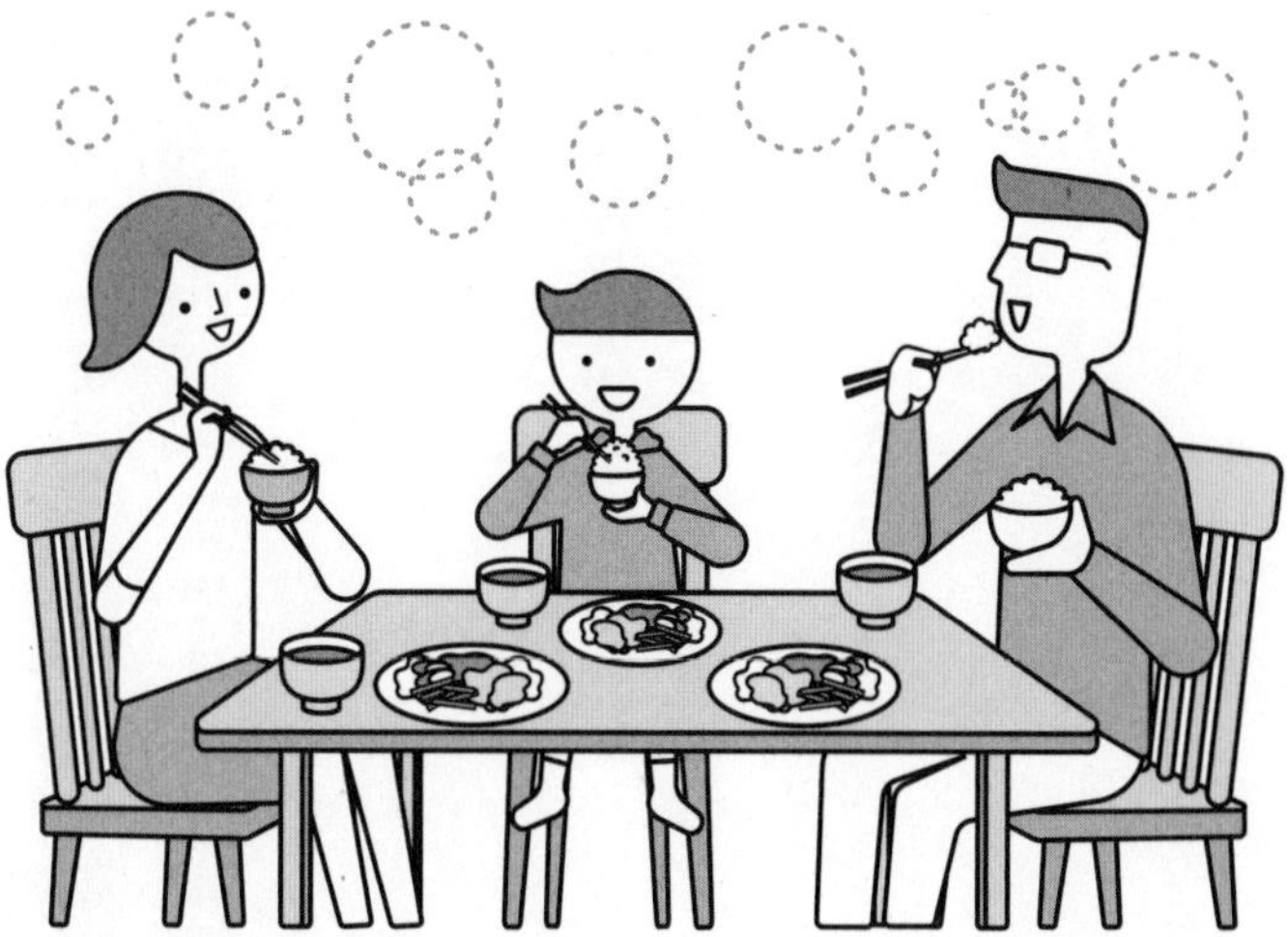

時間が遅くなるときは、腹五分目で野菜、魚、鶏肉、赤身の肉などを食べます。

体重がベスト体重をオーバーしたときは、夜9時までの夕食でも腹五分目にします。

腹五、七分目でも1品は好きな品にして、ゆっくりよく噛んで食べれば、食事の満足感が高くストレスフリーです。

腸活知っ得MEMO

外食中心でも腸活に良い食事を選ぶことはできる

外食中心だと、腸活にとって重要な野菜や発酵食品が不足しがちです。野菜のおかずが数品ついた定食メニューを選んで、みそ汁や納豆もつけましょう。お酒を飲む場合は飲みすぎず、つまみにはサラダなど食物繊維の多いものを。

どうしても夕食の時間が遅くなる場合は軽めのメニューで腹五分目を心掛ける

KEYWORD 腹五分目

早い時間にすませる夕食にはさまざまなメリットが存在する

ここまでのページでも解説してきましたが、腸活に良い夕食の摂り方で重視したいポイントはその時間です。

なるべく早い時間に夕食をすませることが重要なのです。早めの夕食には、太りにくくなる、生活習慣病を防げる、快適な睡眠が得られるなどといったメリットがあります。

また、「遅い時間に夕食を摂ったせいで、次の日の朝食がちゃんと食べられない」という事態も避けられます。

時間を具体的に言うと、就寝の3時間前で午後9時までの時間帯が目安になるでしょう。とは言っても、仕事の関係などで夕食が遅い時間になることもあります。

そうした場合には夕食の量を少なめにして、内容も軽めにすることを心掛けてください。100～101ページでも触れましたが、

夕食は魚、赤身肉、鶏肉など良質なタンパク質を

夕食は脂っこい炭水化物を避け、魚、赤身の肉、鶏肉など脂の少ないあっさりしたタンパク質を中心に。どうしても焼き肉が食べたくなったら、カルビではなくハラミをチョイスするなど工夫してください。

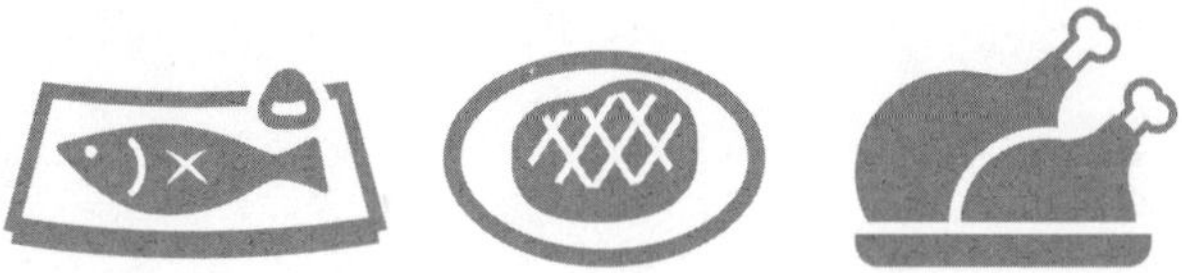

野菜や魚、肉でも鶏肉や赤身肉などのメニューにしましょう。脂っこいものや炭水化物中心の料理は避けてください。そして量は腹五分目にします。

水→野菜→メインのおかずという順番も心掛けるようにしましょう。この順に食べることで血糖値の急上昇を防げます。

腸活知っ得MEMO

ダイエット中であっても少量でもいいからお腹に食べ物を入れよう

1日1～2食と食事の回数が少なくても満足できるなら問題ない。そう思う人もいるかもしれませんが、食事の回数が少ないと腸への刺激の回数が減ります。少量でも液体でもいいので、胃に物を入れて腸を刺激しましょう。

自炊は苦手・あまりしないという人も安心 ちょい足し食材で気軽に腸活できる

KEYWORD ちょい足し食材

家で和食を作るのが大変なら一品だけ付け加えるようにする

「腸活に良い食事は、発酵食品や食物繊維をたっぷり摂取することとわかったけど、料理は苦手なんです。料理する時間があまりありません」。そんな人もいると思います。

発酵食品や食物繊維が豊富な和食の手作りは大変というイメージがあるようですが、そのような場合は、一品だけ付け加えるという方法はいかがでしょうか。

市販でもあまり手間をかけずに、そのまま食べられる和の食材があります。たとえば、納豆やぬか漬け、豆腐です。

さらに付け加えれば、納豆や豆腐に刻みネギを加えたり、梅干を合わせたりと組み合わせる食材をいろいろと変えるだけで、飽きがきません。お気に入りの商品が見つかれば、腸活も楽しい習慣になります。

和食ではありませんが、チーズやキムチ、

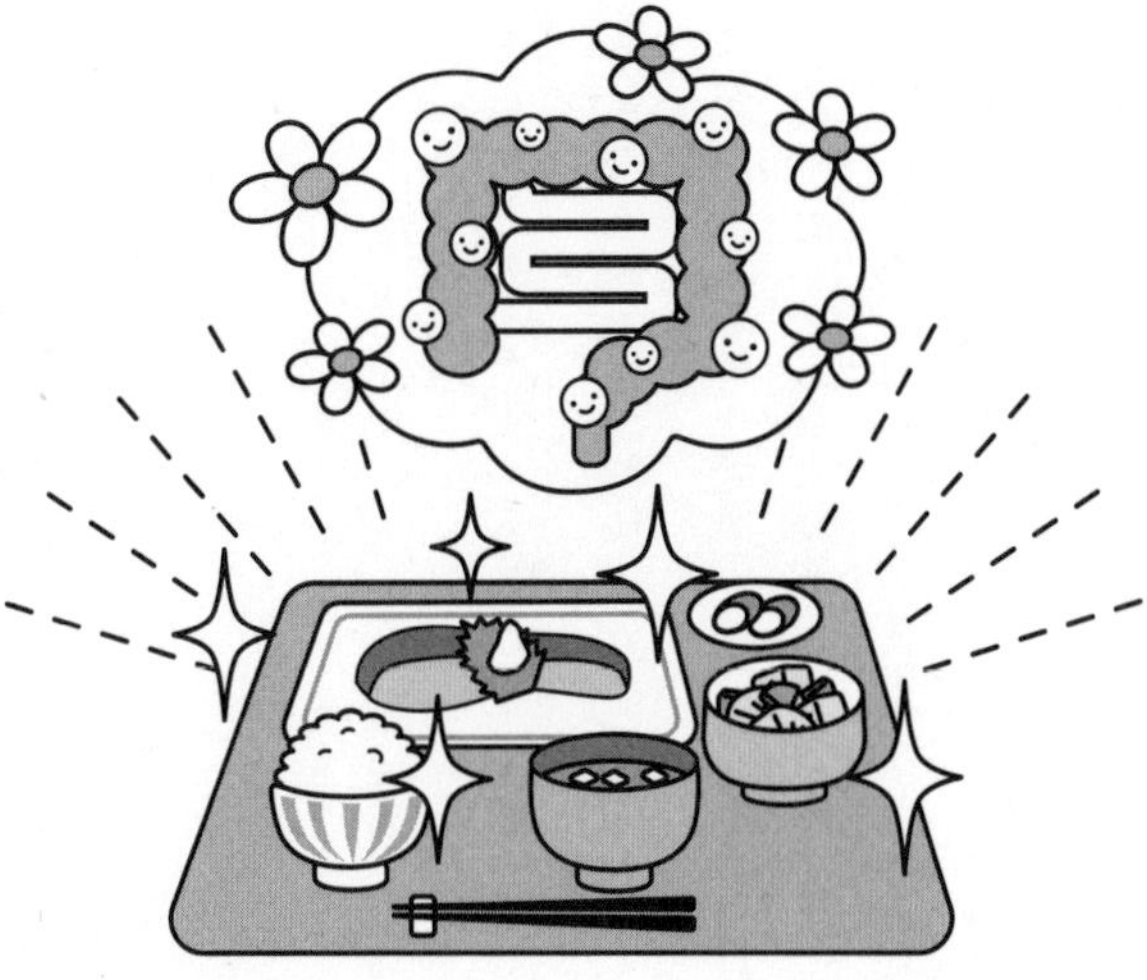

ヨーグルトも、買って来たらそのまま食べることのできる優秀な食品です。時間のない朝でも手軽で楽です。

ただし、市販の食品には添加物などにご注意を。調味液に漬けただけで発酵させてない漬物もありますので、購入前に必ず成分表を確認するようにしましょう。

腸活知っ得ＭＥＭＯ

主食を選ぶときは
白いものより
黒いものを！

白米でなく玄米というように、主食は「白いもの」より「黒いもの」を選びましょう。玄米は白米の６倍も食物繊維を含みます。パンにおいても、全粒粉やライ麦といった茶色いパンのほうが白いパンよりも食物繊維が豊富です。

間食は健康に悪いという常識は間違い
賢く利用すると腸活にも美容にも最適

KEYWORD 間食

朝、昼、夕の間の適度な間食で腸のぜんどう運動の質が向上する

間食は食べすぎや肥満の原因になるから良くない。そう考える人も多いことでしょう。ですが、最近は賢く間食を取り入れることで太りにくい体を作るヘルシースナッキングという食習慣も注目されています。

実は、間食は腸内環境を整えるうえで重要な役割を果たしてくれるのです。

朝食、昼食、夕食の間に適量の間食をすることで、腸が動き続けます。同時に副交感神経の働きも高められて、腸のぜんどう運動が良いものになり、食べた栄養素が脂肪に変化しにくくなるのです。

上手な間食の摂り方には、いくつかポイントがあります。

まず、朝食、昼食、夕食は腹五～七分目にすること。間食をだらだら食べ続けないこと。できるだけ糖質を摂らないこと。タンパク質

驚くべきカカオの栄養パワー

カカオパウダーには、抗酸化物質のカカオポリフェノールが豊富に含まれている。活性酸素を除去する働きがあり、美肌やデトックス、アンチエイジングに高い効果が期待できる。

カカオチョコレートと比べると

ポリフェノール				カテキン
赤ワインの 4倍	プルーンの 2倍	レーズンの 6倍	ケールの 7倍	緑茶の 4倍

なら、卵や乳製品などの良質なものを選ぶこと。チョコレート、ドライフルーツ、ナッツなどビタミンや食物繊維が多いものを選んで食べること（詳しくは１０８〜１０９ページで解説します）。

以上のことを守って、間食の効果を最大限に活かしましょう。

腸活知っ得MEMO

低糖質で選ぶなら大福よりもチョコレート

和菓子は低糖質とも言われていますが、大福とチョコレートのどちらを食べるかで迷った場合、低糖質で選ぶならチョコレートにしましょう。1箱70グラムのチョコレートの糖質は、1個50グラムの大福の糖質の3分の2です。

間食のおやつとして最適なのはドライフルーツとチョコレート

KEYWORD ドライフルーツ、チョコレート

チョコレートには抗酸化作用と整腸作用の両方がある

106～107ページで解説したとおり、賢く食べれば間食は腸活に良い効果をもたらしてくれます。

ただし、間食で何を食べるかはきちんと選ばないといけません。ケーキなどの洋菓子は砂糖がたくさんで、体に良くない油脂が使われていることもあり、悪玉菌の増加につながる可能性があります。

間食としておすすめなのは、ドライフルーツとチョコレートです。

ドライフルーツは甘味が凝縮されていて間食として高い満足度が得られるだけでなく、さまざまな点で栄養面でも優れています。

まず、不溶性と水溶性の食物繊維の両方が豊富です。大腸まで届いて善玉菌のエサになるオリゴ糖も含んでいます。ビタミンやミネラルといった栄養素も摂れます。

糖類の種類によって消化吸収のスピードが違う

分類	消化	主な種類	主な食材
単糖類	速い	ブドウ糖（グルコース）	果物、砂糖など
	↑	果糖（フルクトース）	果物など
二糖類		ショ糖（スクロース）	砂糖など
		麦芽糖（マルトース）	麦芽など
		乳頭（ラクトース）	母乳、牛乳など
三糖類		オリゴ糖	キャベツ、大豆、玉ねぎなど
多糖類	↓	でんぷん（スターチ）	穀類、いも類など
	遅い	グリコーゲン	レバー、カキなど

チョコレートはポリフェノールを豊富に含みます。ポリフェノールには抗酸化作用がありますが、高カカオチョコレート（カカオ成分量が70％以上のもの）が含む量は赤ワインの約15倍。また、高カカオチョコレートが持つカカオプロテインは食物繊維と同様の働きをするので便通も改善されます。

腸活知っ得MEMO

ヨーグルトにオリゴ糖を足すと整腸作用がアップ

いくつかの単糖（糖質の最小単位）がつながったものがオリゴ糖です。オリゴ糖はキャベツ、大豆、玉ねぎなどに含まれます。オリゴ糖シロップをヨーグルトにかけて食べると、より良い整腸作用が期待できます。手軽な糖分補給としてもおすすめです。

良質なタンパク質で自律神経を整えて心身のパフォーマンスを向上させよう

KEYWORD 動物性タンパク質

動物性タンパク質と一緒に抗酸化作用のある食品を

心身のパフォーマンスを良いものにする鍵となるのが自律神経です。そして、自律神経の原料となるのがタンパク質です。タンパク質をしっかり摂れば、免疫力がアップするという効果もあります。

タンパク質は動物性タンパク質と植物性タンパク質に分けられます。自律神経の原料としては、動物性のほうを積極的に摂ったほうがいいでしょう。

エネルギーをもたらしてくれる動物性タンパク質ですが、注意したいのは脂肪です。肉や魚の脂肪が血液中で酸化すると、血液はドロドロの状態になってしまいます。ドロドロの血液はさまざまな病気を引き起こす危険性がありますし、腸内環境も悪化させます。

動物性タンパク質の食品を摂るなら、そのお供として抗酸化成分を含んだ食品も一緒に

タンパク質は動物性と植物性をバランス良く!

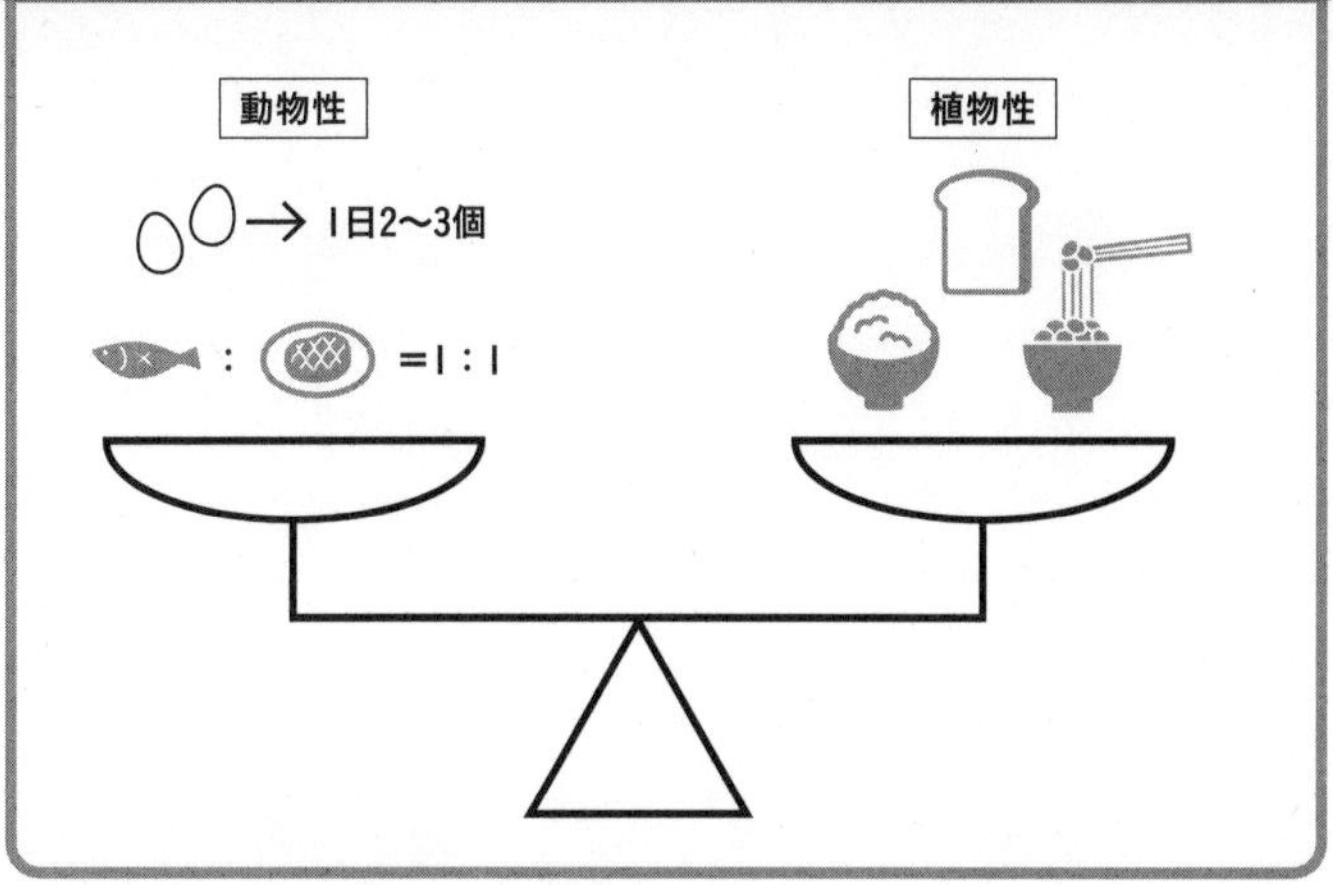

食べましょう。抗酸化成分が油脂の酸化を防いでくれます。

抗酸化作用があるのは、ビタミンC、ビタミンE、ポリフェノール、ミネラル、カロテノイドなどです。カロテノイドは野菜や果物の赤、黄、オレンジの色素成分でパプリカ、トマト、ほうれん草などに含まれます。

腸活知っ得MEMO

サプリメントは栄養を摂取するうえであくまで補助的な存在

サプリメントは不足している栄養分を摂るうえで便利ですが、あくまで補助的な存在。栄養は食事で摂取するのが基本です。また、海外から輸入したものや極端に安いものは要注意。かかりつけの医者の指示をあおぐと安心です。

腸にもいい、免疫力がアップする食材一覧表

慢性疲労

牛肉／牛レバー／豚レバー／鶏レバー／アサリ／シジミ／にんじん／じゃがいも／玉ねぎ／キャベツ／ほうれん草／小松菜／にんにく／ひじき／バナナ／オレンジ／レモン／ヨーグルト／アーモンド／酢

免疫細胞の活性化

牛肉／豚肉／鶏肉／ベーコン／ハム／納豆／豆乳／豆腐／イワシ／サバ／カツオ／マグロ／鮭／アジ／サンマ／バナナ／ブロッコリー／キャベツ／カリフラワー／トマト／にんじん／かぼちゃ

肌荒れ

にんじん／じゃがいも／キャベツ／トマト／長ねぎ／しょうが／わかめ／納豆／あずき／キウイ／オレンジ／りんご／豚レバー／ごま／チーズ／オリーブオイル

整腸作用

納豆／ヨーグルト／あずき／バナナ／りんご／キウイ／にんじん／じゃがいも／しょうが／にんにく／ひじき／牛乳／チーズ／梅干し／寒天／こんにゃく／アーモンド

冷え性

しょうが／にんにく／長ねぎ／納豆／赤唐辛子／こしょう／わさび／豚レバー／鶏レバー／アサリ／シジミ／じゃがいも／にんじん／ほうれん草／小松菜／青じそ

風邪

しょうが／にんにく／ニラ／長ねぎ／玉ねぎ／にんじん／トマト／キャベツ／ブロッコリー／カリフラワー／ほうれん草／レモン／オレンジ／ヨーグルト／豚レバー／鶏レバー／牛レバー／ウナギ／酢／からし

デトックス

アボカド／バナナ／りんご／玉ねぎ／にんじん／トマト／ほうれん草／青じそ／にんにく／わさび

口内炎

ブロッコリー／ほうれん草／小松菜／春菊／ニラ／にんじん／じゃがいも／牛レバー／豚レバー／鶏レバー／ウナギ／サバ／サンマ／納豆／いちご／バナナ／キウイ／チーズ

肩こり、腰痛

サバ／サンマ／空豆／オクラ／大根／なす／キャベツ／ニラ

アレルギー

玉ねぎ／トマト／青じそ／えのきたけ／ヨーグルト／ごま／緑茶／紅茶

老化防止

納豆／イワシ／サンマ／サバ／緑茶／赤ワイン

疲れ目、充血

アサリ／セロリ／なす／キャベツ／菊花

食欲不振

卵／豆腐／枝豆／青じそ／カレー粉

白髪、抜け毛

黒ごま／黒豆／アサリ／カキ／モロヘイヤ

リラックス効果

玄米／カツオ／マグロ／チーズ／豆乳

ストレス緩和

煮干し／シラス／桜エビ／豚肉／卵

精力減退

アスパラガス／れんこん／クルミ／アボカド／チーズ

不眠

牛乳／緑茶／チョコレート／アーモンド／バナナ

満腹状態では人は実力を発揮できない 40代になったら腹六分目でいこう

KEYWORD 腹六分目

腸に負担のかかる食生活から卒業すると心も体も好調に

「腹八分目に医者いらず」ということわざがあります。満腹にならないほうが健康に良いという意味の言葉ですが、実際に年齢を重ねてからの食べすぎは不健康に直結します。

また、満腹状態だと人は本当の実力を発揮できないものです。アスリートは満腹状態で試合に臨んだりはしませんし、試験や会議など頭脳を使う局面でも、満腹状態だと脳でなく腸に血が向かってしまうため、頭が回らなくなります。

健康な体や外見の若さを保つためにも、ある程度の年齢になったら、腸に負担のかかる食べ方からは卒業しないといけません。40代になったら、腹八分目よりもさらに一歩進んだ腹六分目を目指しましょう。

腹六分目の食生活を実施することで腸内環境と自律神経のバランスが整い、心身の不快

血糖値が高くなると免疫力が下がるわけ

ご飯など糖質が多い食事を満腹になるまで食べる

↓

血中に糖が増え、血糖値が上昇！

↓

血中に糖が多いため、酸素や栄養が
血液を通して体内に十分に行きわたらない

↓

細胞の働きが低下したり、
白血球が感染部位に到達しにくくなる

↓

免疫力が低下！

感も消えます。

会食などで腹六分目のルールが守れないときは、「夜は飲み会があるから、昼は腹三分目にしよう」というように、1日3食の中で調整するようにしましょう。とはいえ、「朝食・昼食は抜き」というのは体に良くないので、少しでも食べるようにしてください。

腸活知っ得MEMO

臭くないおならが出るようになるのは悪玉菌が死んでる証拠

腸内環境を改善する食生活を続けていると、臭わないガス(おなら）が出るようになることがあります。これは悪玉菌が死んでいるという証拠で、腸内環境が良くなっているというサインなので、心配する必要はありません。

好きな物を食べるブレイクデイを作ってストレスフリーな腸活をしよう

KEYWORD ブレイクデイ

腸が疲れてると感じたら「断食」で腸を休める

ダイエットでは「チートデイ」という好きなものを食べていい日を作ったほうが、減量の効果が上がると言われています。

腸活においても1～2週間に1回好きな物を好きなように食べる日「ブレイクデイ」を作ってもいいでしょう。そうすることでストレスフリーな腸活が行えます。

ただし、ブレイクデイのためには、それなりの準備が必要です。

たとえば、ステーキをがっつりと食べるなら、サラダから先に食べるようにして炭水化物は摂らないようにします。昼にトンカツをがっつりと食べるなら、その日の夕食は早めに軽めにすませるようにするのです。

このように食事と食事の間に消化を良くするためのコンディション作りをしておくことが重要なのだと言えます。

腸をリセットする!　小林式断食法

週明け アーリーミール断食	夕食時間を早めるだけ！　何を食べてもOKだが、夕方の17時か17時半には夕食を終える断食法。
3日間ゆる断食	朝はバナナ、ヨーグルト、水。昼はサラダ。夜はかつお節をかけたおかゆ、またはサラダを3日間続ける断食法。
1DAY断食	1日だけ水だけですごす断食法。体調によってはみそ汁を口にすることもOK。

そういう意味では、腸が疲れていると感じた場合には、腸を休める「断食」をすると良いでしょう。

夕飯時間を午後5時ぐらいに早めたり、朝はバナナとヨーグルトと水、昼はサラダ、夜はおかゆかサラダというメニューを3日間続けたり、1日だけ水ですごす日を作るのです。

腸活知っ得MEMO

食べてから3時間後に腸の中がきれいになる掃除の時間がはじまる

食事から3時間ほどたって胃が空っぽになると腸からモチリンというホルモンが分泌されます。すると腸管全体が消化酵素で満たされ、食べた物が押し出されて、翌朝のお通じになります。これで腸の中がきれいになるのです。

体にいい食事よりもおいしい食事で私たちの健康が保たれることになる

KEYWORD 食べるスピード

ゆっくり食事をするだけで さまざまなメリットが得られる

腸活において食生活を見直すことは非常に大事ですが、そこで忘れてはならないのは「ストレスフリーで、好きなものをおいしく楽しんで食べる」ということです。

健康に良いメニューが用意されていても、おいしく食べられないのであれば、その食事はストレスを感じるものになってしまいます。ストレスフリーでなく、ストレスフルな食事は腸内環境の悪化につながり、結果として健康を損ねることでしょう。

ストレスによって腸の状態が悪くなると副交感神経の働きがにぶくなり、血管が縮小して血が流れにくくなり、体のあちこちの調子が悪化するのです。

食事はおいしく、しっかりと味わいましょう。ゆっくり食べることには健康上でもメリットがあります。早食いは肥満につながる

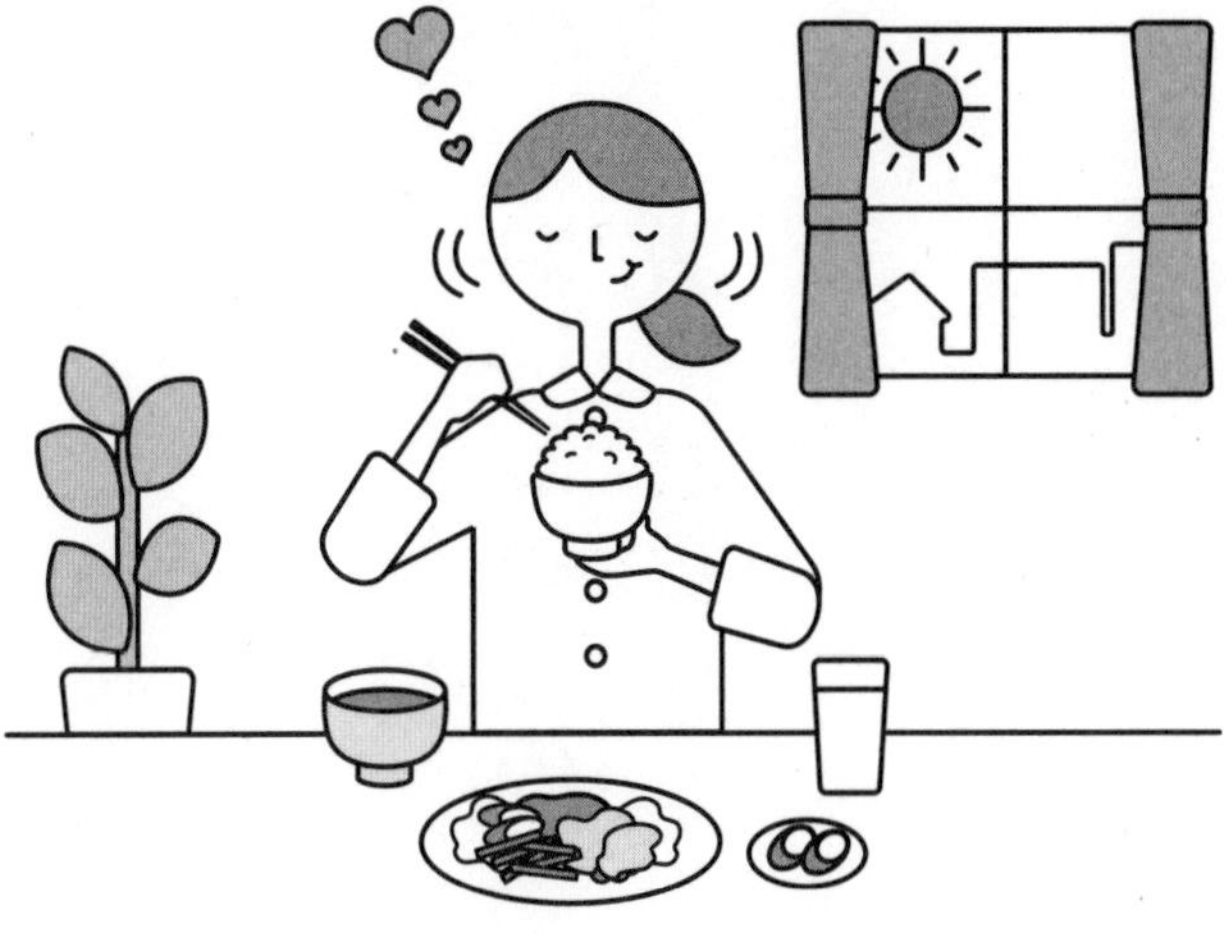

のでそれを防止できますし、副交感神経の働きを高めて消化・吸収も良くなり、血糖値の上昇をゆるやかにして内臓や血管への負担を減らすこともできるのです。

食べるスピードをゆっくりにするだけで体に良い影響が出るのですから、食事はゆっくり楽しみながら食べましょう。

腸活知っ得MEMO

健康を保つうえで自己判断で安易に薬に頼ってはいけない

健康な体を作るうえで大事なのは、きちんとした食生活を送って免疫力を高めることです。安易に薬に頼るのは良くありません。薬はあくまで緊急時に頼るものなので、自己判断で薬を多用するのも良くありません。

腸活をサポートしてくれる名言

おいしいものは
消化器官を腐らせる

ウィリアム・シェイクスピア

劇作家・詩人

第3章

今すぐはじめてお腹スッキリ

ゆる運動・ストレッチ

腸活には体を動かすことも大切です。
運動しない・苦手という人でも続けられる、
ストレッチやツボ押しからはじめてみましょう。

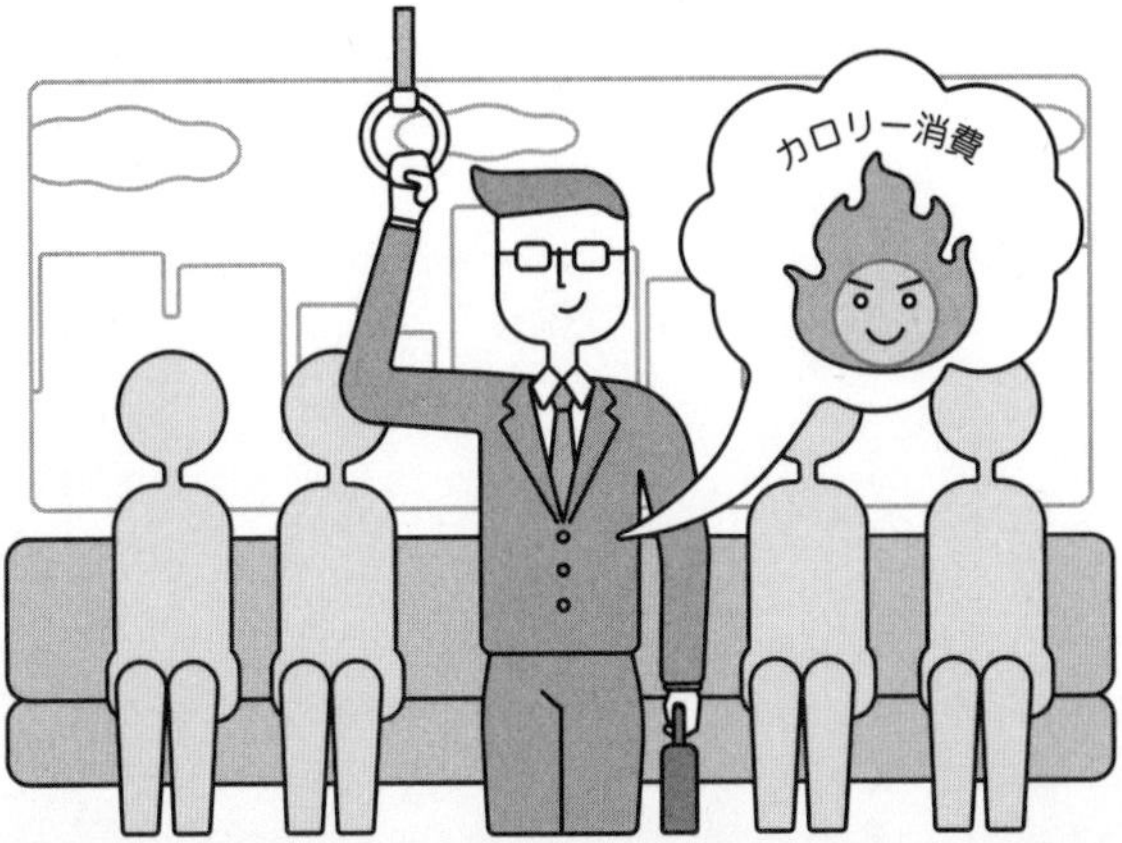

人間の体は立って動くようにできている 体を動かすことで腸の働きを活性化

KEYWORD ストレッチ

体を動かすことは腸だけでなく不眠や肩こりなどにも効果的

健康の秘訣は、とにかく体を動かすことです。仕事中も移動中も、現代人は座ってすごす時間が多すぎます。人間は座っていると病気になるリスクが上がります。なぜなら人の体は立って動くようにできているからです。じっと座っていても、たいして疲労感は取れません。「疲れたな」と思ったときほど、立って動くよう心掛けてください。ストレッチやエクササイズも効果的です。

腸の働きを高めるためにも、体を動かすことは大切。お腹のインナーマッスル（深層筋）を動かして腸に刺激を与えたり、腹筋やお尻の筋肉を鍛えることで排便力も高まります。腸の働きが活性化すれば自律神経が整いますし、その逆も然りです。さらに、体を動かすことでストレスも解消し、むくみや不眠、肩こり、冷え性などの不調にも効果が期待でき

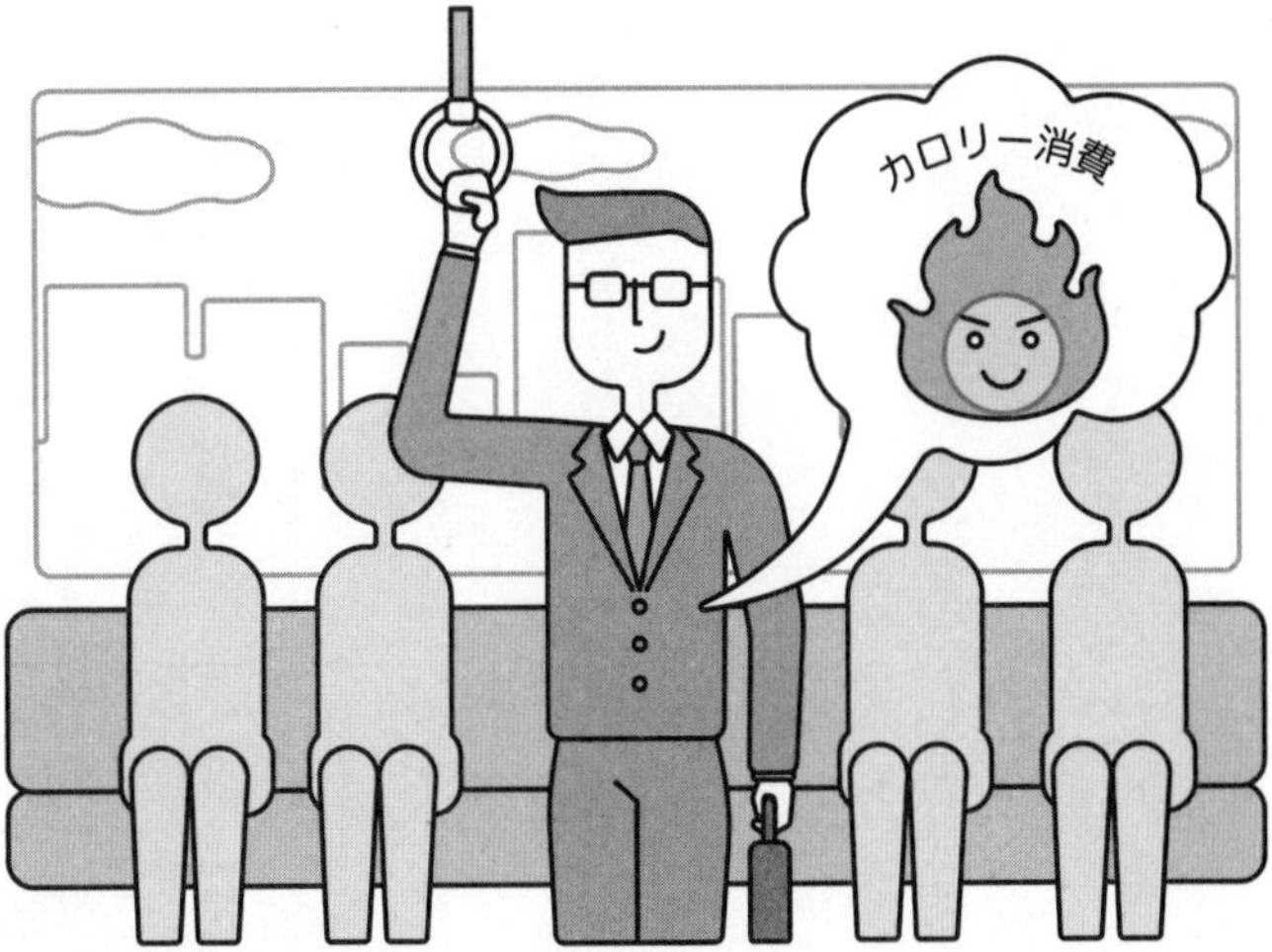

ます。年齢を重ねるにつれ、筋肉量は減っていくもの。特に40代以上の人は、日頃から体を動かす習慣をつけたいものです。
ただし、体に良いからといって無理は禁物。まずは気持ちを楽にして、できることからはじめてください。体調や気分に合わせて、自分のペースで取り組むのが良いでしょう。

腸活知っ得MEMO

運動嫌いの人には食後のウォーキングがおすすめ

ストレッチやエクササイズが苦手な人には、ウォーキングがおすすめ。適度な有酸素運動は、自律神経を安定させるため、腸の働きも高めてくれます。夕食後30分くらいから、静かな場所をのんびり歩けばリラクゼーション効果も高まります。

座りっぱなしには危険がいっぱい 簡単ストレッチですき間時間を有効活用

KEYWORD すき間ストレッチ

日本人に多い座りすぎは体にさまざまな弊害をもたらす

デスクワークの人を中心に危惧されるのが「座りすぎのリスク」。長時間座っていると、血流が悪くなり、体にさまざまな弊害が生まれます。これはＷＨＯ（世界保健機関）でも警鐘を鳴らしている事実。たとえば、長時間座っている人ほど肥満やがん、糖尿病、狭心症になるリスクが高いことがわかっています。しかも日本人は世界一座っている時間が長いというデータもあるのです。

腸に関しても、座ったままの姿勢はぜん動運動を滞らせます。午前中は交感神経の働きで止まっている腸も昼食後にはぜん動運動をはじめなければなりません。

仕事がひと区切りしたときなどのすき間時間を使ってのストレッチがおすすめです。目安は1時間座ったら数分のストレッチやマッサージを心掛けましょう。

すき間ストレッチ①

お腹をつかんで腰を回す

便のたまりやすい腸の場所を圧迫しながら骨盤を回すストレッチ。呼吸を続けながらゆっくり行うと、副交感神経の働きも上がり落ち着く。

1 右手は肋骨《ろっこつ》の下、左手は腰骨の上に当てて、ギュッとつかむ。

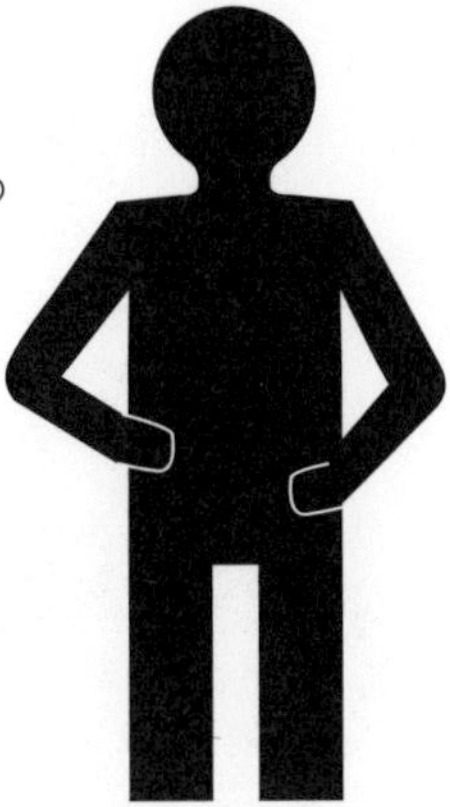

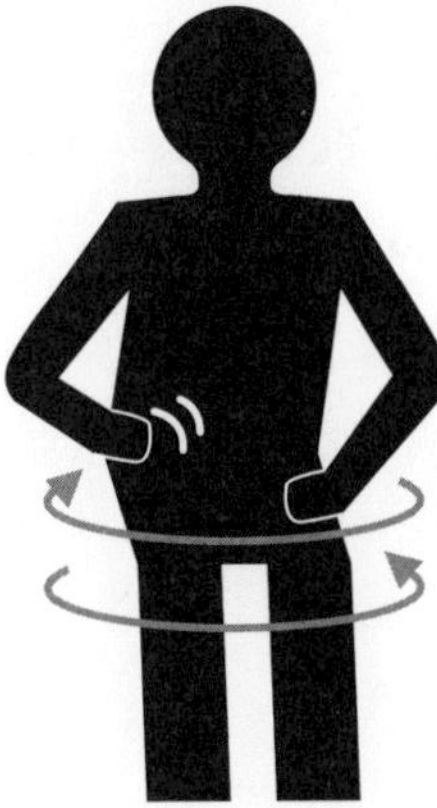

2 両手でお腹をもみながら腰を回す。目安は右に8～10回、左に8～10回。

すき間ストレッチ②

お腹しぼり

お腹をつかみながら前傾姿勢になり、お腹に圧をかけることで、腹圧を高め腹横筋に刺激を与えるマッサージ。息はなるべく長く吐き出そう。

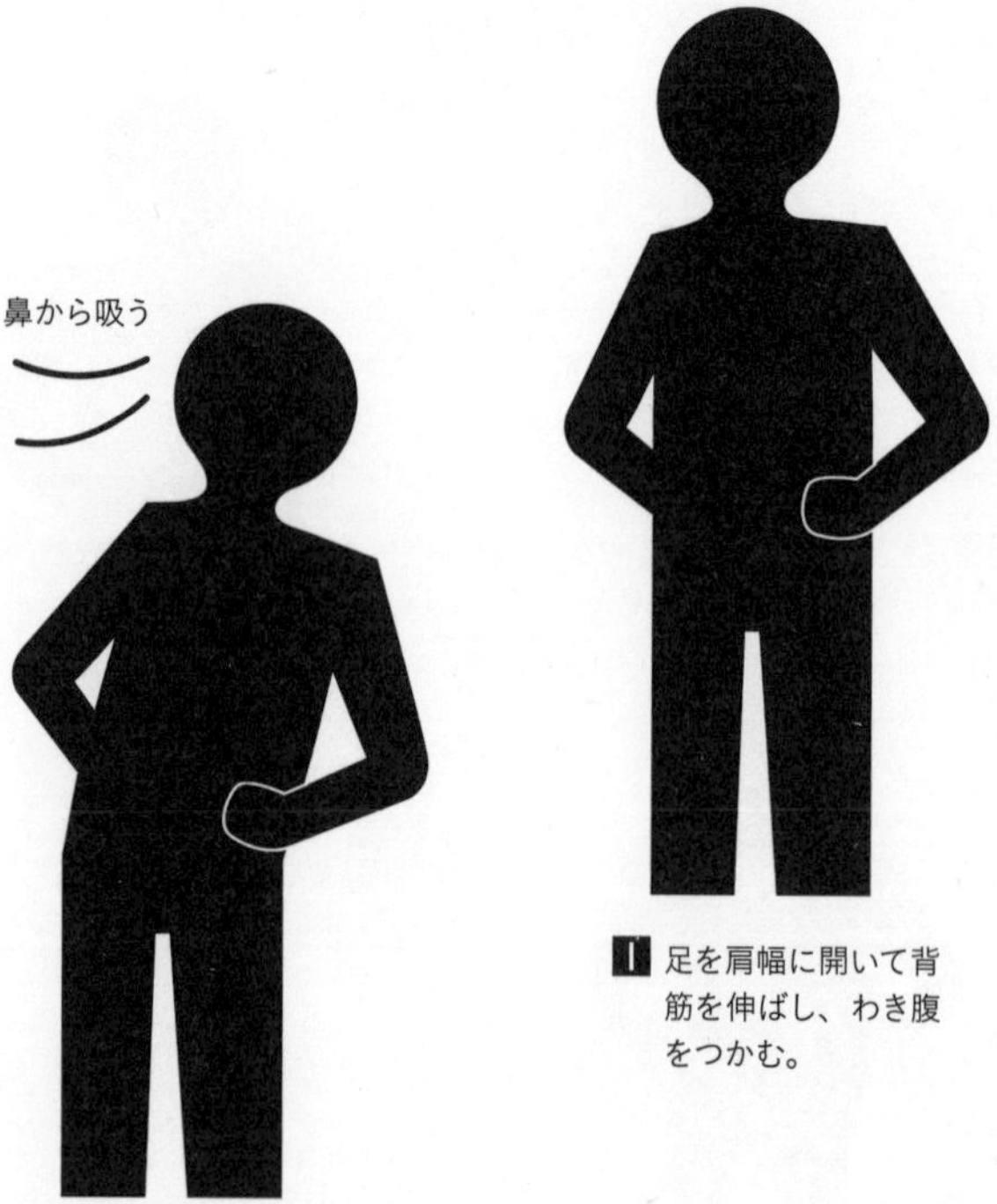

1 足を肩幅に開いて背筋を伸ばし、わき腹をつかむ。

2 鼻から息を吸って胸を広げ、少し背中をそらせる。

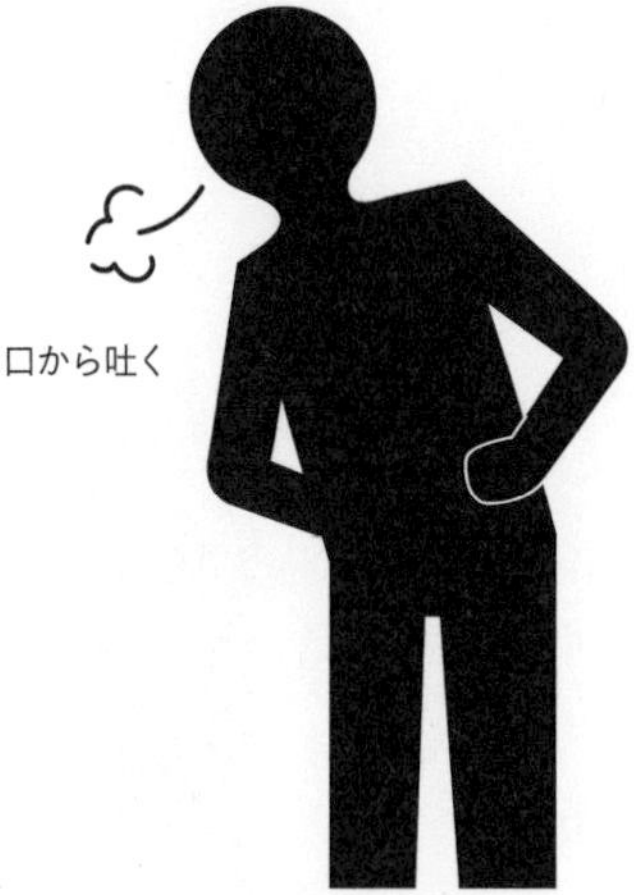

3 息を吐きながら体を前に倒し、お腹をしぼる。回数の目安は10回。

POINT

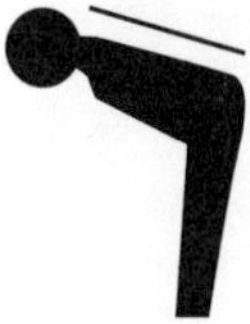

OK **3**で背筋を伸ばし、肛門を締めること。背中やお尻の筋肉も刺激される。

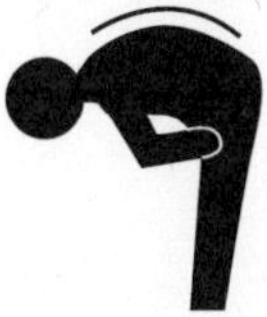

NG 猫背にならないように。腸が伸びなくなってしまう。

腸活知っ得MEMO

仕事柄、こまめに立てない人のための簡単ストレッチ

1時間ごとに行いたいストレッチですが、仕事の内容によって、どうしてもできないことも。そんなときは首筋を伸ばし、手足を動かしましょう。太い血管が集まっている首をほぐすだけで血流が良くなり、自律神経が整います。

すき間ストレッチ③

体側伸ばし

背筋を伸ばしながらわき腹をストレッチ。猫背や呼吸の浅い人にもおすすめ。腸まわりの筋肉に刺激を与えて効果的に動くようにする。

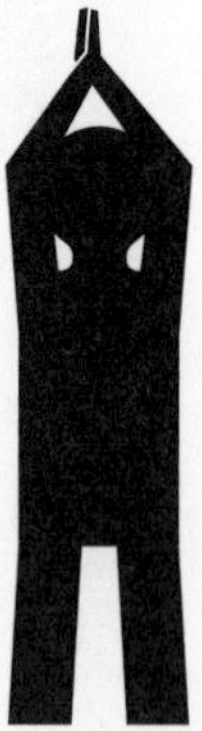

1 足を大きく開いて立ち、両手を頭の上で交差させる。ひじもまっすぐ伸ばす。手首で手のひらを交差させて、手のひら同士をくっつける。

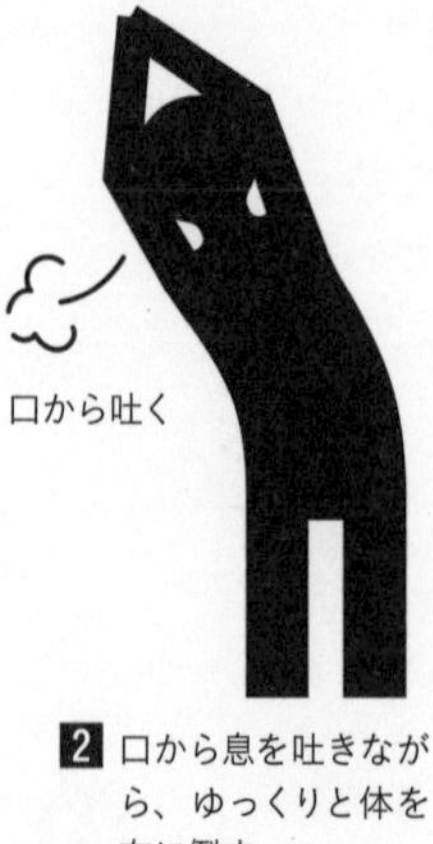

2 口から息を吐きながら、ゆっくりと体を右に倒す。

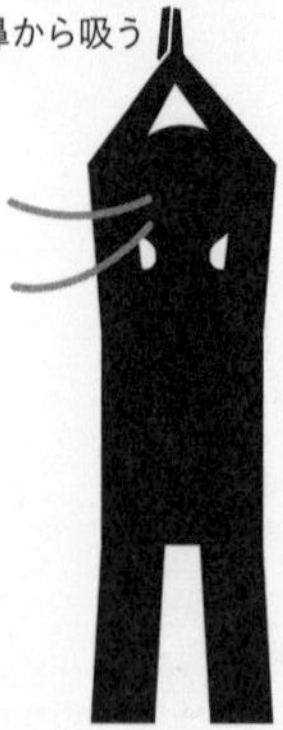

3 鼻から息を吸いながら体をもとの姿勢に戻す。

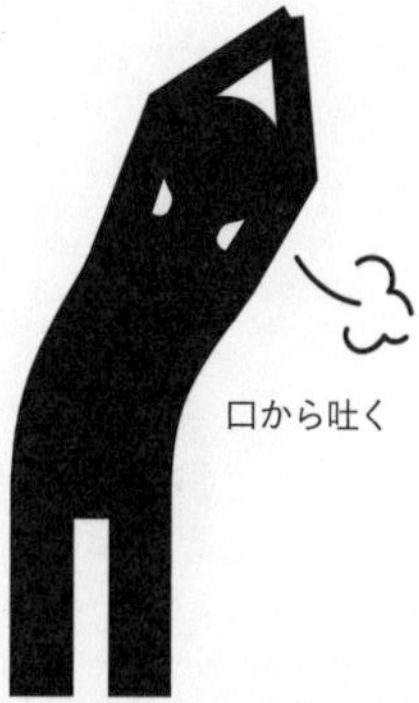

4 ゆっくりと口から息を吐きながら、反対の左側に体を倒す。

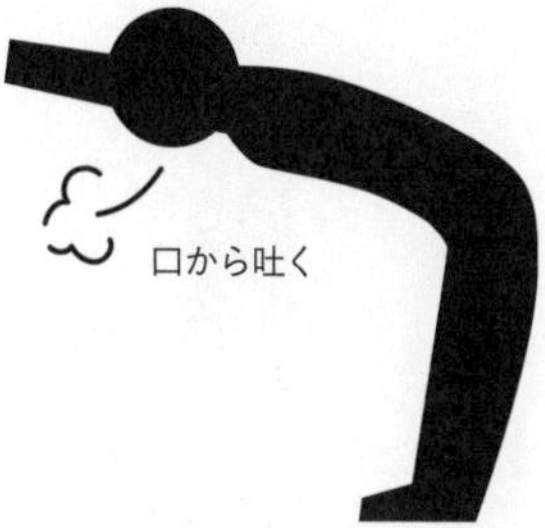

5 鼻から息を吸ってもとの姿勢に戻り、口から息を吐きながら体を前に倒す。1〜5を5セット行う。

POINT

OK 体を横に倒すとき、背中が丸まらないように。

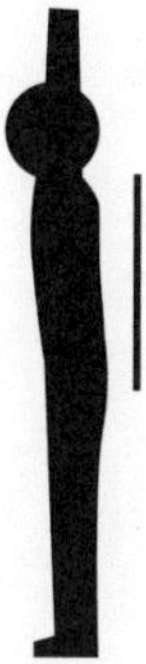

NG 背筋はまっすぐのまま体を倒す。

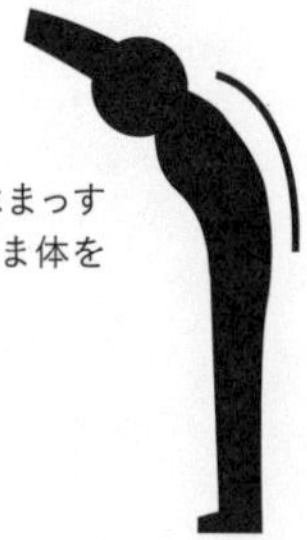

すき間ストレッチ④

上半身伸ばし

上半身をおへそからねじって腸に刺激を与える。おへそから下、下半身はねじらないことがポイント。

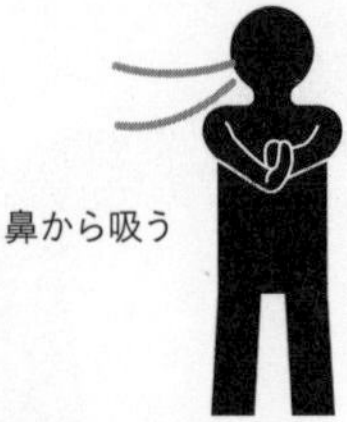

1 両足を開いて立ち、両手を前に伸ばし、右手で左手を下からつかむ。鼻から息を吸って背筋を伸ばす。

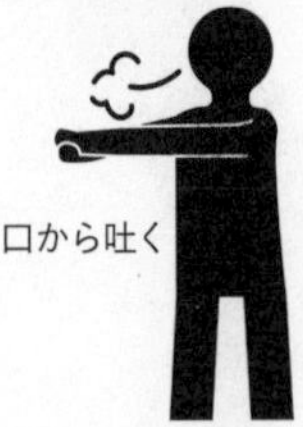

2 口から息を吐きながら、左手をつかんだまま右手を右へスライドする。顔とへそは前に向けたまま。

3 鼻から息を吸って、両手を前に移動させて、もとの姿勢に戻る。手を入れ替える。左手で右手を下からつかむ。

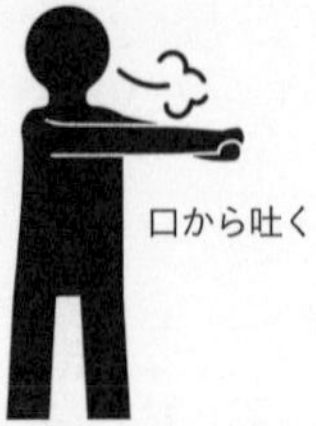

4 口から息を吐きながら、右手をつかんだまま左手を左へスライドする。同じように顔とへそは正面を向けたまま。3〜6セット行う。

POINT

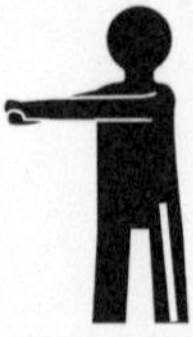

ひざは伸ばしたまま上半身をねじること。

すき間ストレッチ⑤

つま先立ちからの脱力

ほんの10秒でできるストレッチ。緊張と弛緩を繰り返すことで、心身にリラックスをもたらす。

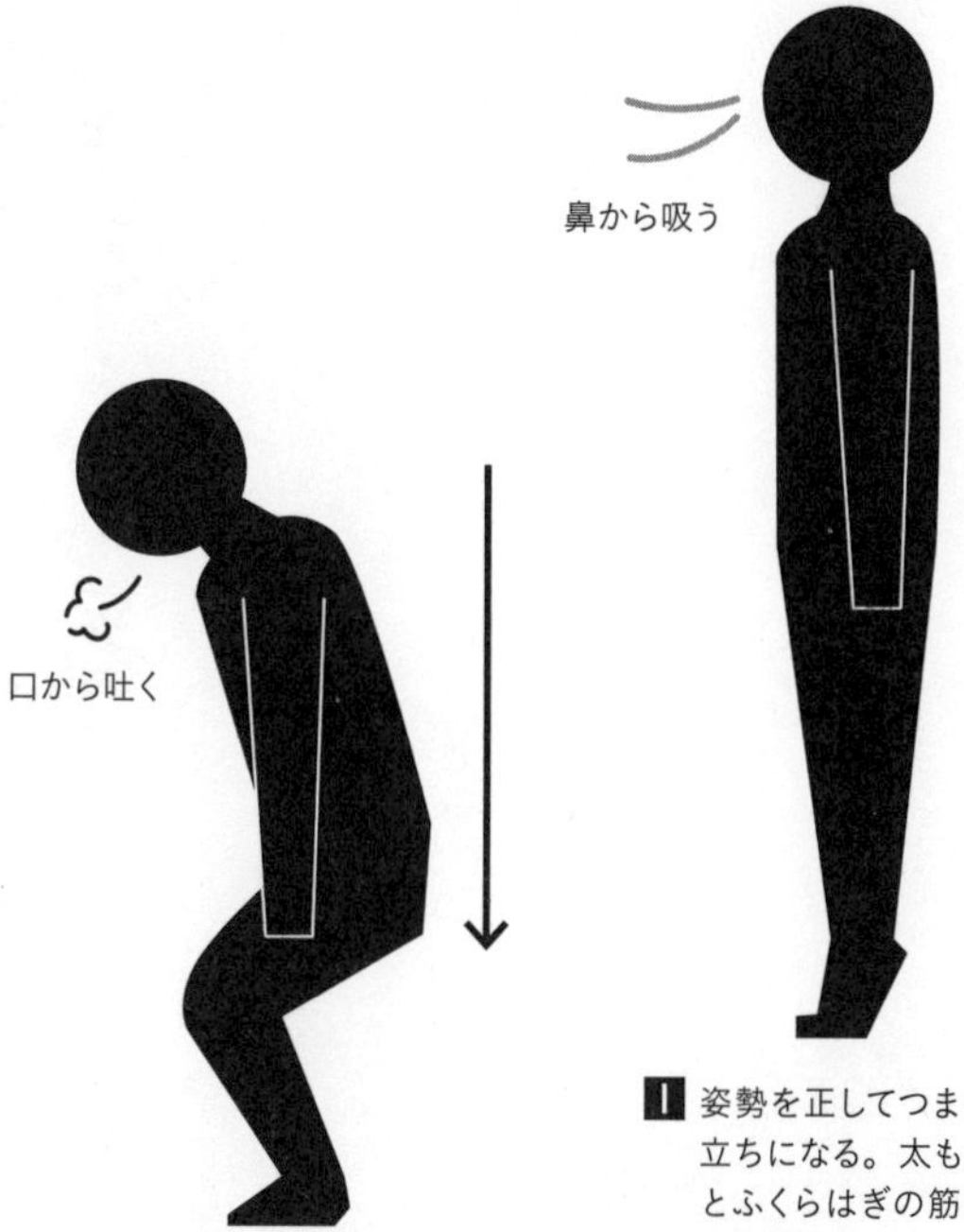

1 姿勢を正してつま先立ちになる。太ももとふくらはぎの筋肉を意識する。

2 かかとを下ろして両腕をぶらぶらさせて、体を左右に揺すって一気に脱力。５回ほど繰り返す。

仕事中、まわりを気にせず行える椅子に座ったままできるストレッチ

KEYWORD 座ったままストレッチ

仕事中でもリフレッシュ腸の動きも活性化できる

受付や窓口業務、コールセンターなど、職種によっては簡単に席を離れられなかったり、お客様の目があるため、動きの大きなストレッチがやりにくいという人もいるはず。そんな人におすすめなのが、座ったまま簡単にできる1分ストレッチです。

電話での接客やパソコン入力など、同じ姿勢で集中し続けると交感神経が高まります。「疲れたな」と感じたら肩甲骨や股関節、脚を緩めて副交感神経の働きを促しましょう。

1分ストレッチは、気持ちを切り替えるだけでなく、腸の活性化にも効果があります。肋骨の下から骨盤にかけて、お腹全体にある腸は骨に囲まれていないため、内臓の中で唯一外から手で触れられる臓器です。手で刺激するだけでも動きが活性化し、ひねる動きを加えることで、ぜん動運動も促します。

座ったままストレッチ

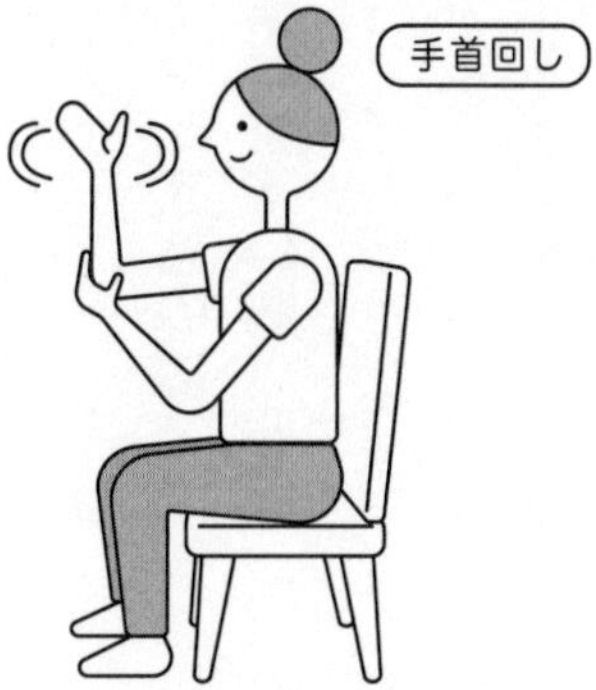

ひじを曲げて手のひらを上に向け、手首を回す。片方の手でひじを支えると良い。肩甲骨を緩める。左右とも5回ずつ行う。

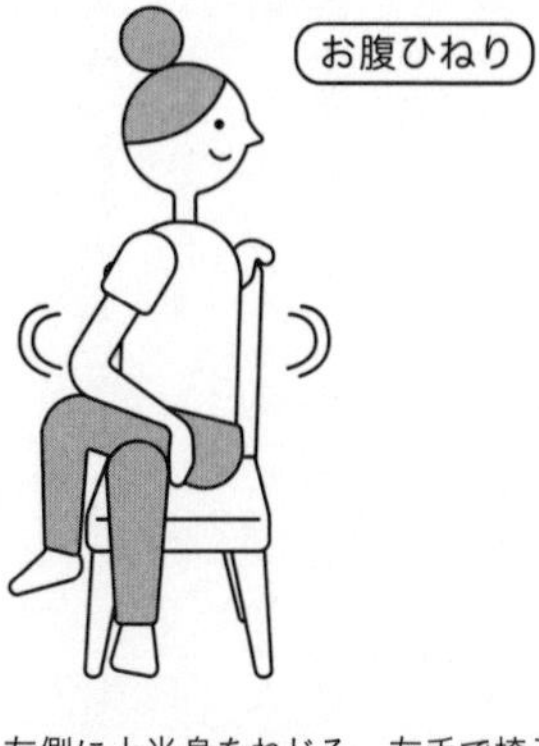

右足の上に左足をからめ、左側に上半身をねじる。左手で椅子の背もたれをつかみ、右手で左足が動かないようおさえておくと良い。腸を活性化する。足を入れ替えて左右とも行う。

ポイントをしぼってやさしくほぐす 便秘に効く腸活マッサージ

KEYWORD 大腸の4ポイント

マッサージをするのは便がたまりやすい腸の四隅

便秘にはマッサージが効果的です。ひと昔前は、便が出ないときは出口付近の左下腹をマッサージするのが良いと言われていました。しかし実際は、あまり効果が得られません。

便秘中の人の腸をX線で見ると、左下腹だけでなく右下腹（上行結腸の下部）と右わき腹（上行結腸と横行結腸のつなぎ目）、左わき腹（横行結腸と下行結腸のつなぎ目）の4カ所に便がたまっています。いずれの場所も腸の向きが変わる曲がり角にあたり、いわば腸の渋滞ポイントとなっています。

マッサージをするなら、腸の四隅となるこれら4つのポイントをやさしくもみほぐすのが効果的です。指をそろえて手を当てて、回しながら押し込むようにマッサージしてください。もしも硬く感じる部分があれば、そこを重点的にもみましょう。

マッサージ①

大腸の4点マッサージ

ほんの10秒でできるストレッチ。緊張と弛緩を繰り返すことで、心身にリラックスをもたらす。

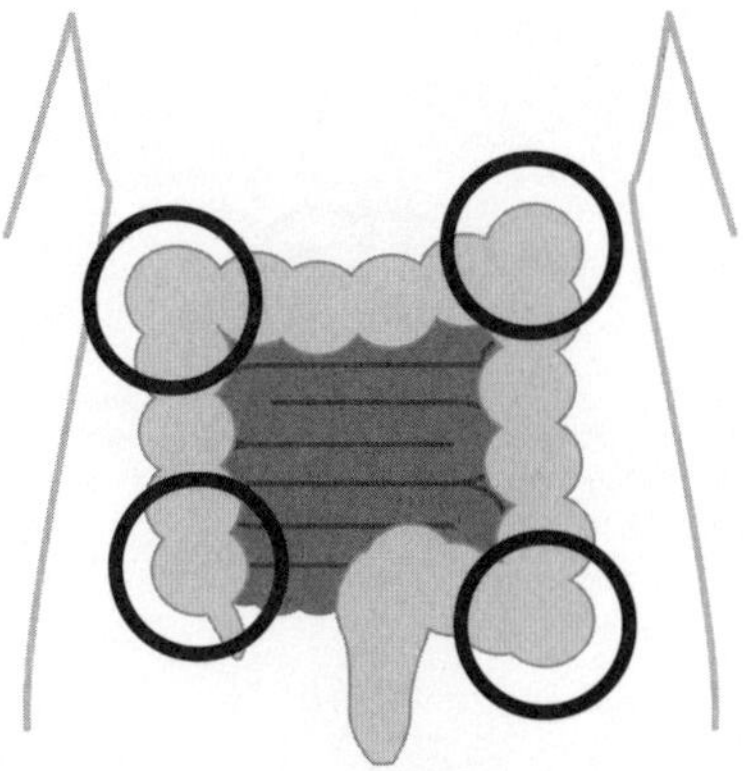

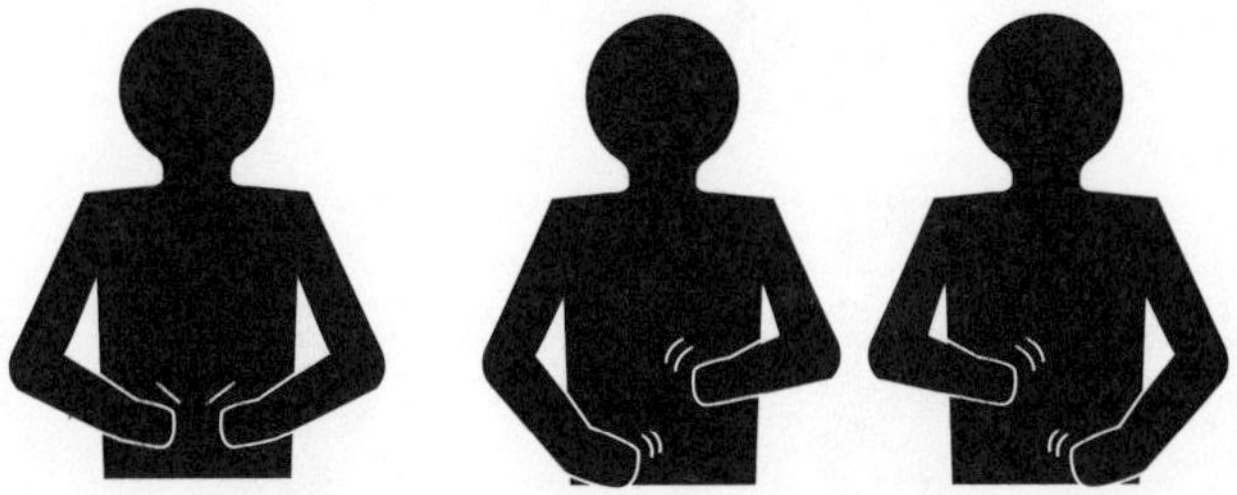

2 おへその横に指先をそろえて、おへそに向かって押すように腸に刺激を与える。

1 わき腹の右上と左下に手を置き、大腸をつかむイメージでもみ込む。次に、右下と左上に手を置き換えて、同じようにもみ込む。

マッサージ②

「の」の字マッサージ

大腸は「の」の字の形に似ている。この大腸をなぞるように圧をかけて、便秘を改善させる。2～3分程度行うと良い。

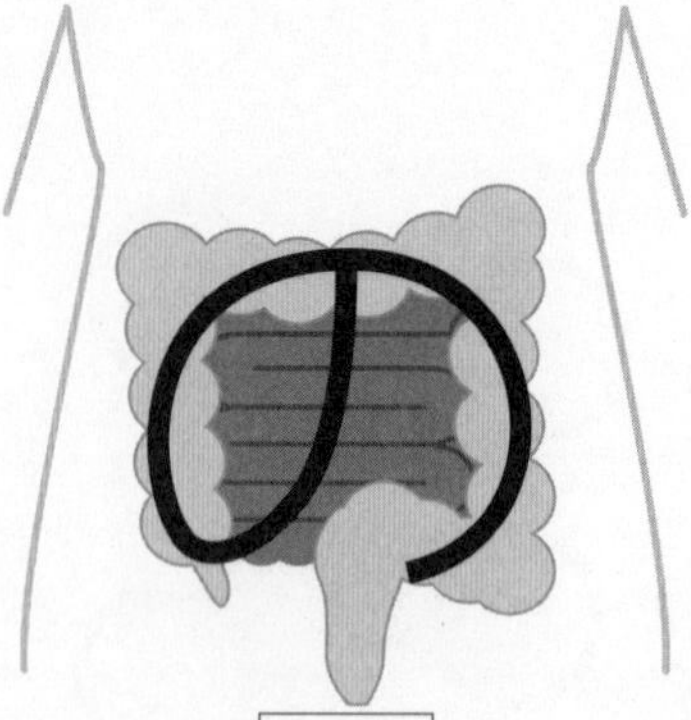

POINT

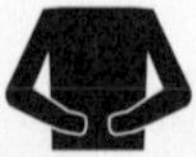

大腸の形を上からなぞるように。スタートはおへそから。

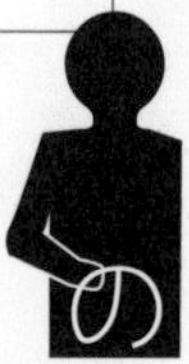

1 おへそを中心に「の」の字を描くように時計回りにマッサージする。

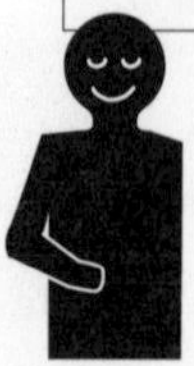

2 大腸のぜん動運動を促すように気持ちを込めながら手を動かそう。

マッサージ③

腸のタッピング

指先でトントンと腸に刺激を与えて、ぜん動運動を助ける。30 秒〜1分程度ツボ押ししてみよう。

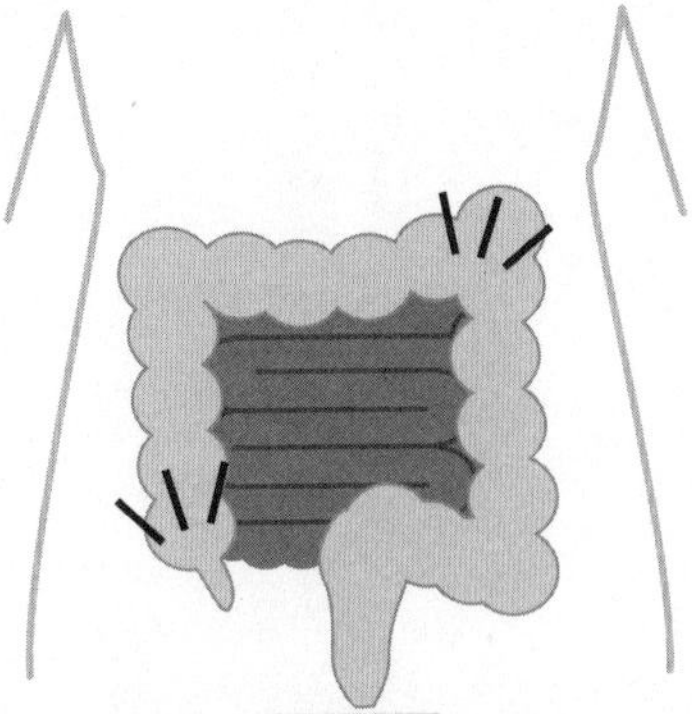

POINT

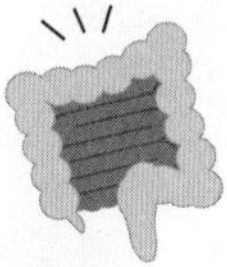

大腸だけではなく、小腸も含めて腸全体をたたいて刺激を。

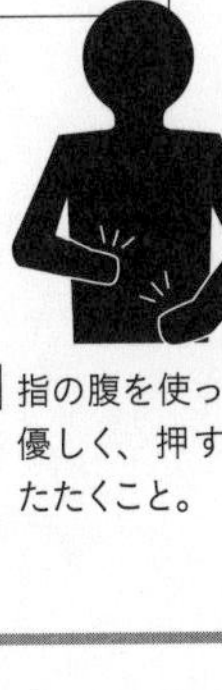

1 指の腹を使って腸を優しく、押すようにたたくこと。

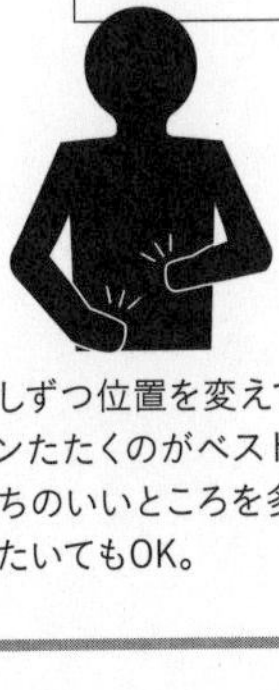

2 少しずつ位置を変えてトントンたたくのがベスト。気持ちのいいところを多めにたたいてもOK。

ベッドの上で腸と心の疲れが取れる就寝前の簡単エクササイズ

KEYWORD 寝る前ストレッチ

腸がもっとも活発な睡眠中に備え就寝前に腸の疲れをリセット

24時間休みなく働く腸。中でも、もっとも活発になるのが就寝中です。朝に向けて良い便を作ってもらうためにも、寝る前に腸の疲れを取ってあげることが大切です。

腸の疲れを取るだけでなく、副交感神経の働きを高め、スムーズな入眠を助けるエクササイズを紹介します。

寝る前ストレッチ①

普段の生活の中で、下がりがちな腸を正しい位置に整える。ネコが伸びをする姿をイメージ。お腹が気持ちよく伸びて、副交感神経も優位に働く。

1

お腹伸ばし

四つん這いになる

股関節や膝が90度になるように。

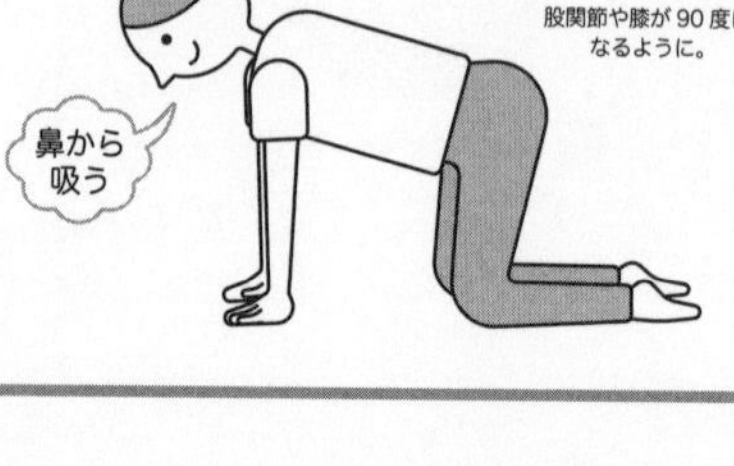

お腹伸ばし

2

**胸を床に近づけて
お腹を伸ばす**

口から息を吐きながら
ゆっくりと頭を下げる

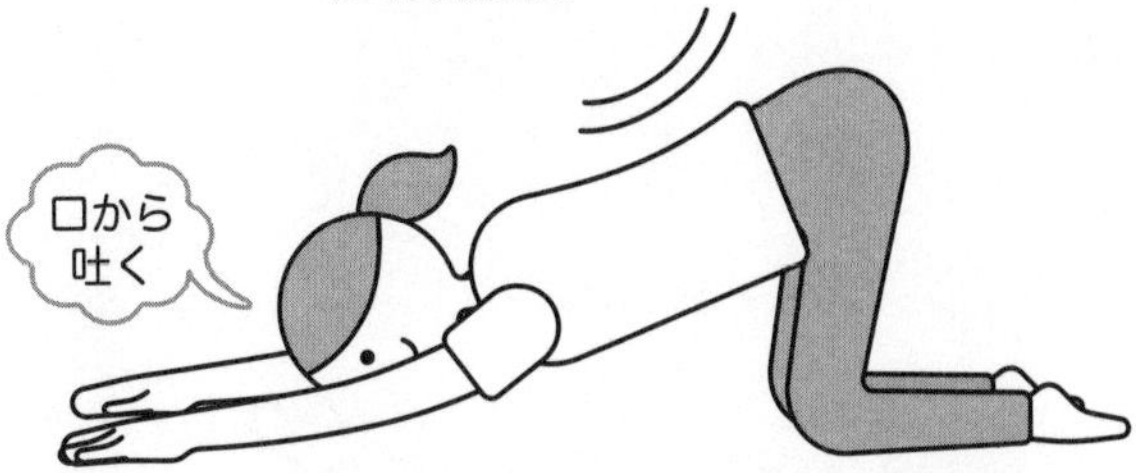

POINT

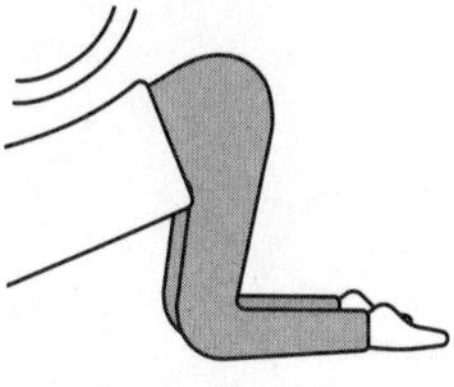

OK　**2**でお尻は下げないよう、上に上げる。

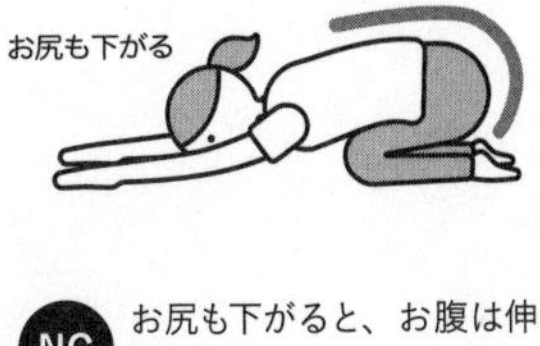

NG　お尻も下がると、お腹は伸びない。

腸活知っ得MEMO

必ずやらなくちゃ！という思いがストレスになることも

毎日のエクササイズは、「やらなければ」という気持ちがプレッシャーとなり、かえってストレスをためる結果になることも。腸のためにも、気乗りがしないときは無理に行わないなど、緩く軽い気持ちで取り組むのが大切です。

寝る前ストレッチ②

「く」の字倒し

仰向けになり両ひざを立てて左右交互に倒すことで、腸が大きくねじれる。呼吸と一緒に両ひざをゆったりと動かすことで、副交感神経を働かせる。左右交互に10回ほど行う。

1

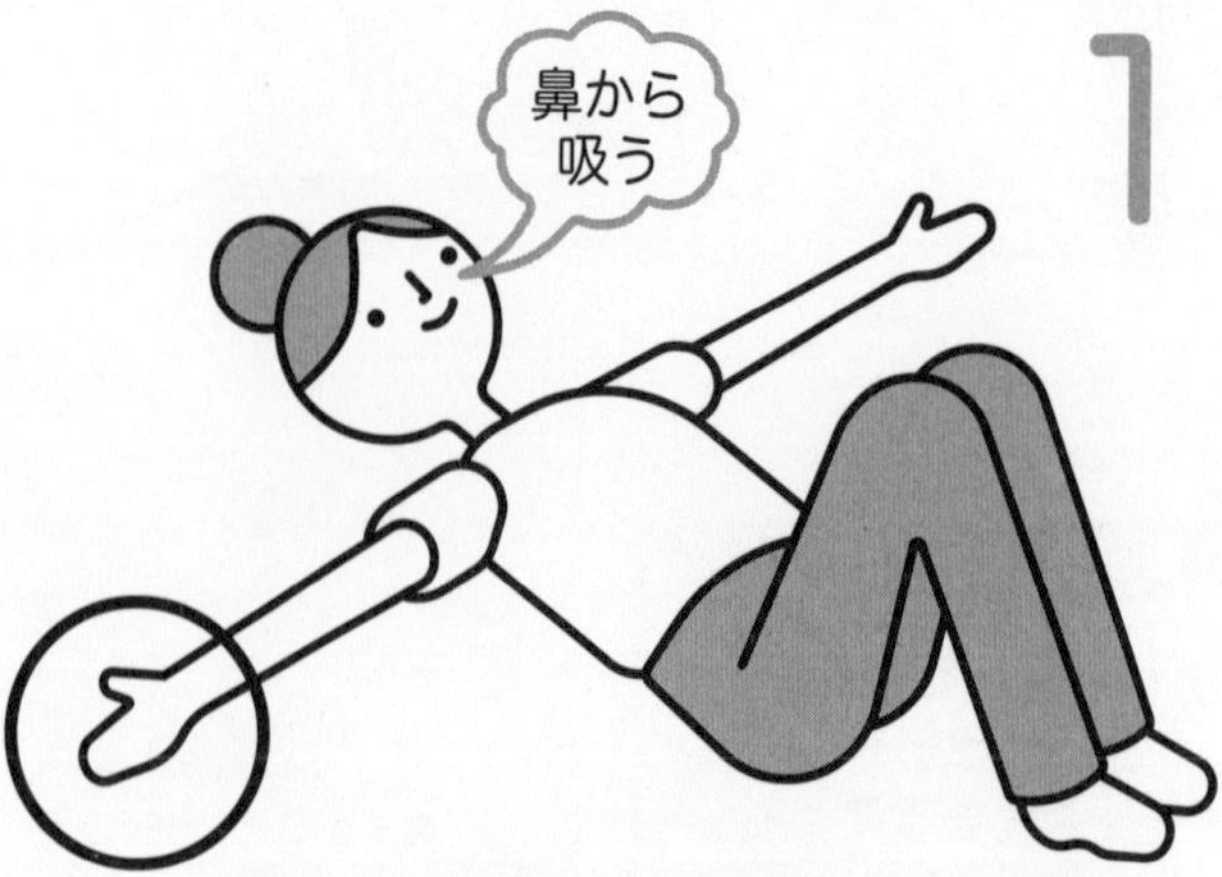

両膝を立てて仰向けになる

両手を広げて手のひらを上に向ける

2

ひざを揃えたまま ゆっくり右に倒す

手のひらを返して、
肩が浮かないようにする

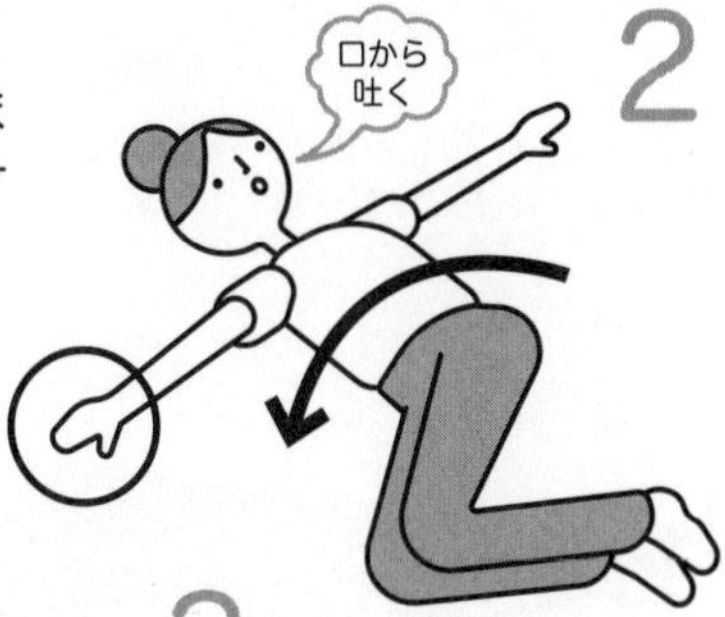

3

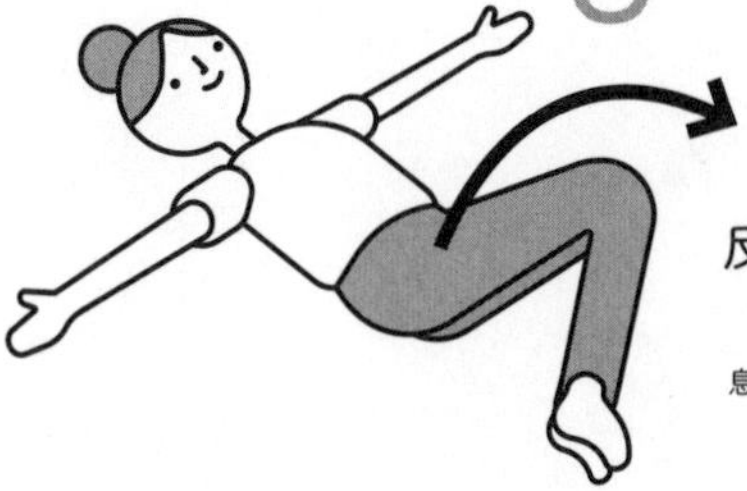

反対側も同様に ひざを傾ける

息を吸いながら足を戻して、
吐きながら足を倒す

POINT

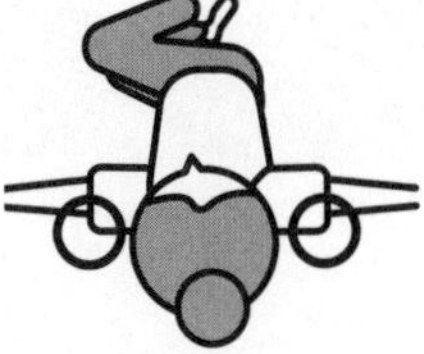

OK　肩は床に付けたままで。手のひらは下に向けて。

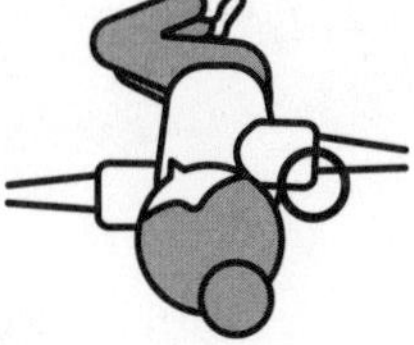

NG　肩が床から浮くと腸のねじれ効果が薄くなってしまう。

寝る前ストレッチ③

骨盤揺らし

仰向けで全身リラックスしたまま骨盤を小刻みに揺らすことで、腸のズレを調整。骨盤のゆがみも整う。肩の力は抜いて楽に行おう。左右交互に20回が目安。

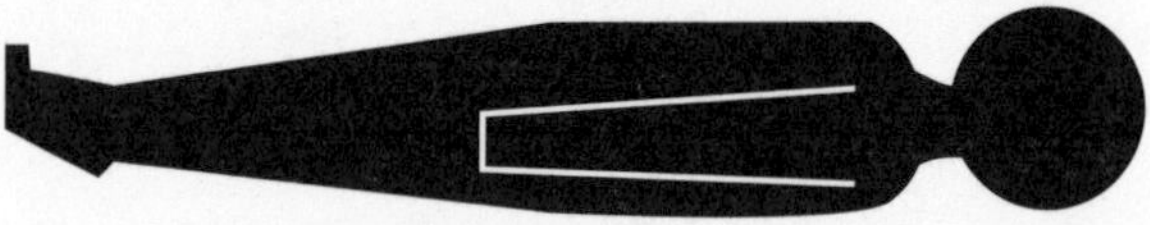

1 仰向けになり手足は楽な位置に置いて、全身脱力する。

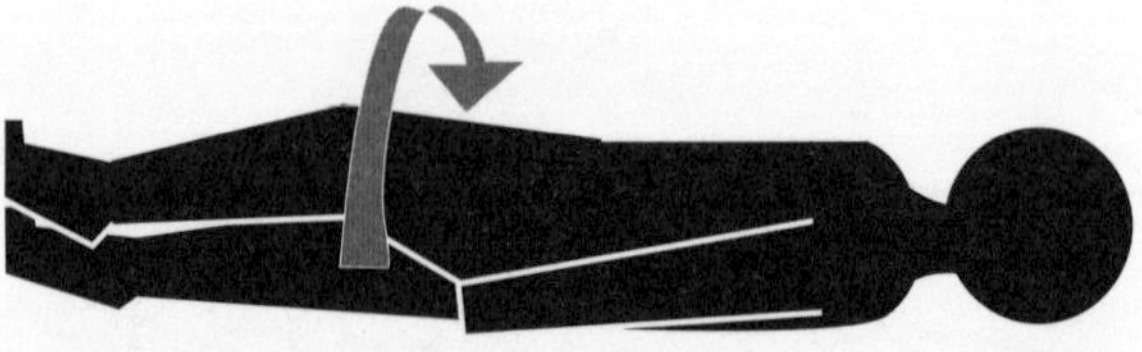

2 左側の骨盤だけを数センチ持ち上げる。

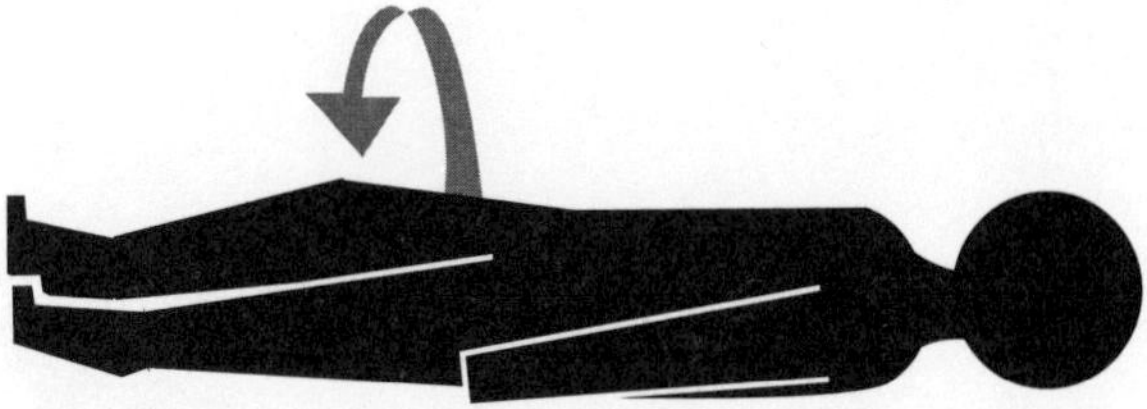

3 左の骨盤を下ろして、右の骨盤を持ち上げる。左右交互に繰り返す。骨盤まわりの筋肉をゆるめる。

POINT

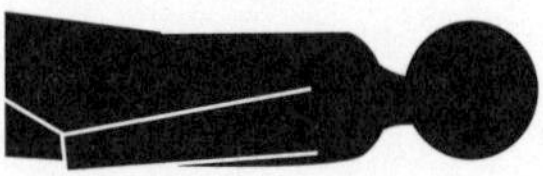

OK 肩は床に付けたまま行う。

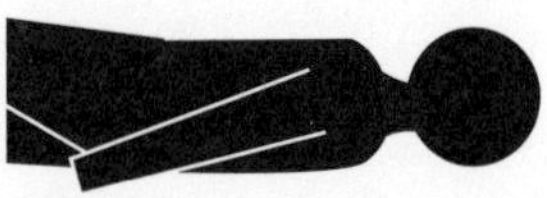

NG 骨盤を持ち上げた際、肩が床から浮いてしまわないように。

寝る前ストレッチ④

全身伸びてから脱力

大きく伸びて全身を緊張させてから、一気に脱力して弛緩させる。緊張と弛緩の繰り返しで、全身のリラックスが深まるストレッチ。3回ほど気持ち良く行う。

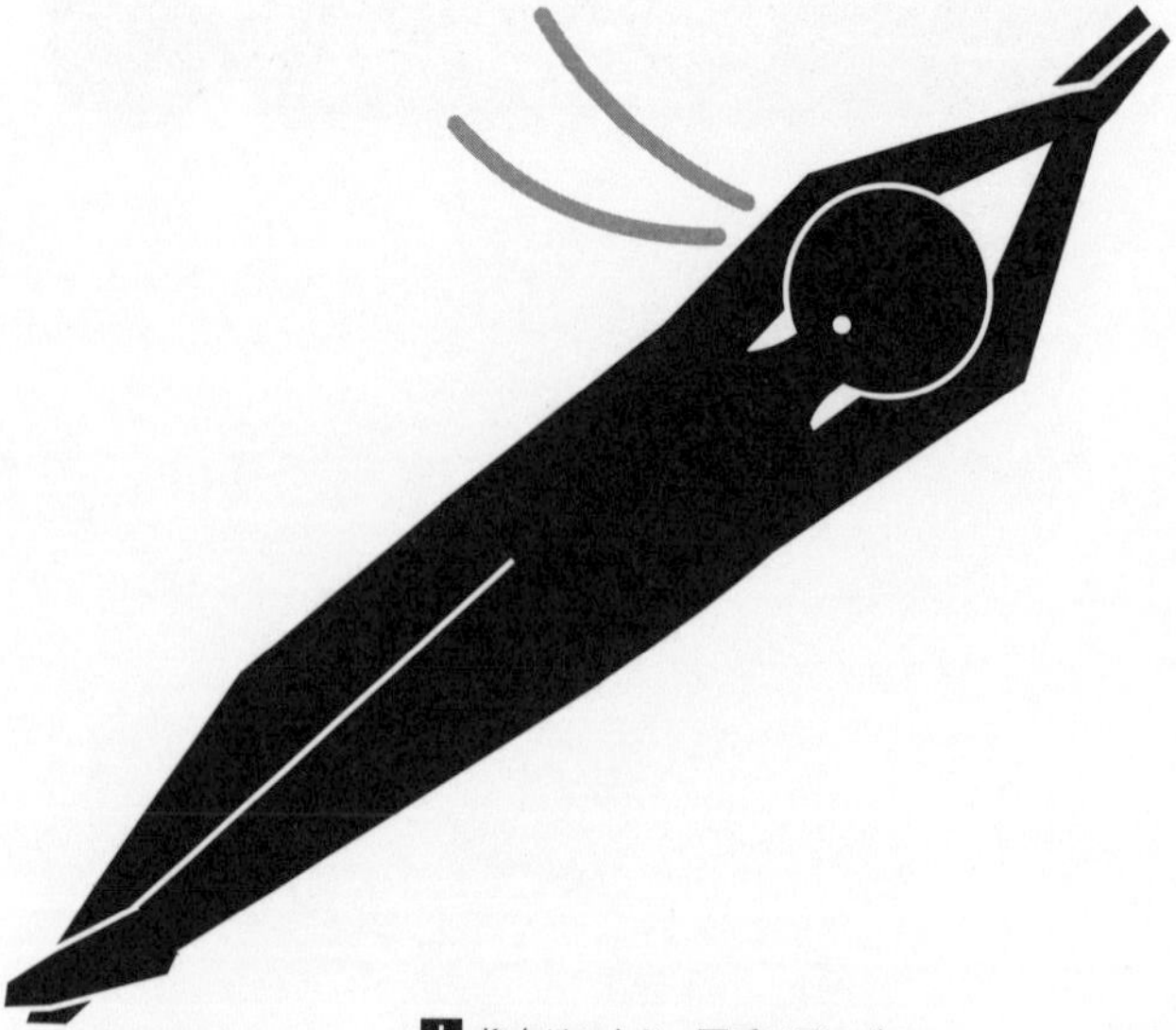

1 仰向けになり、両手は頭の先に伸ばして交差させ、手のひらを合わせる。両足も足の裏をぴったり合わせる。鼻から息を吸って大きく上下に伸びる。

2 口から息を吐きながら、一気に脱力。副交感神経を働かせて、夜のぜん動運動を促進する。

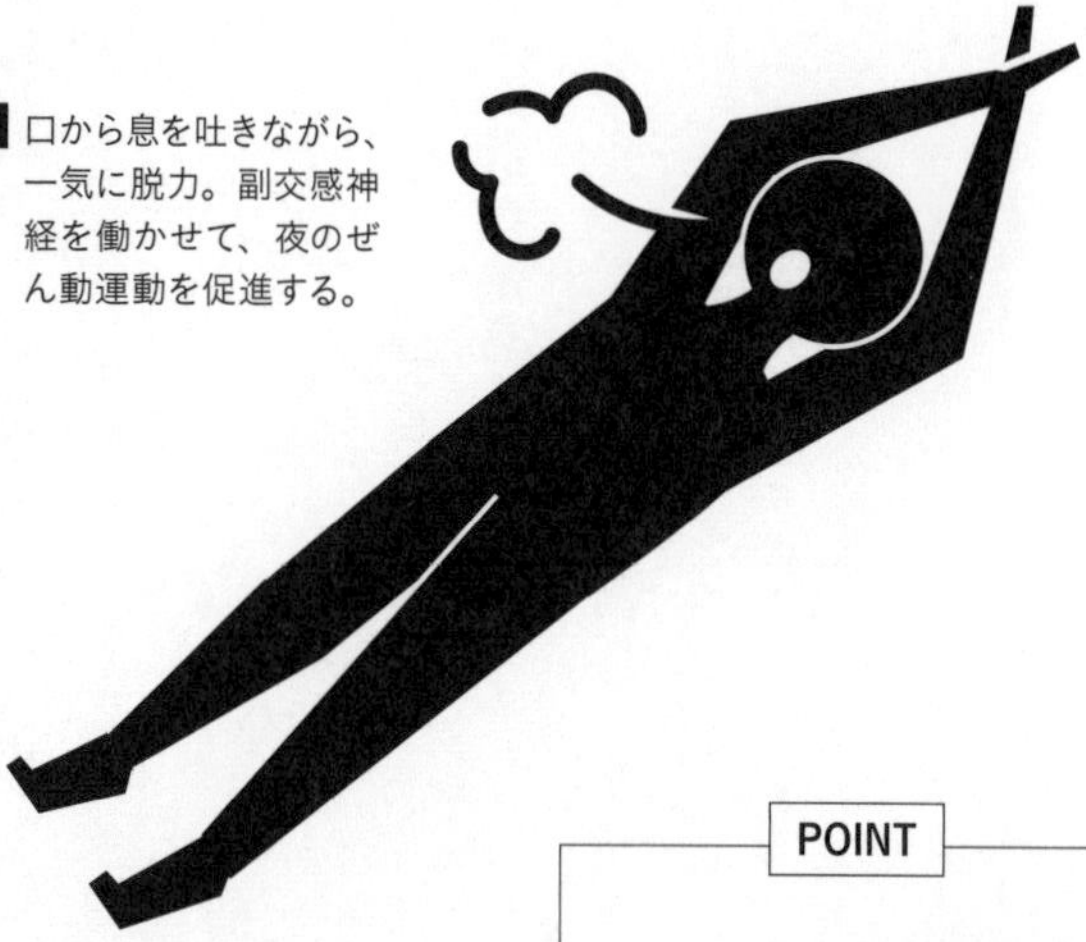

POINT

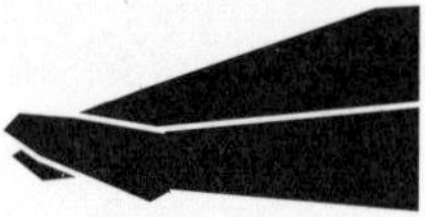

OK 足先をまっすぐ伸ばし、足の甲を伸ばす。

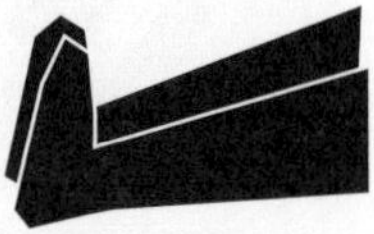

NG 足がつってしまいそうなら、かかとを下に押し出してOK。

腸活知っ得MEMO

睡眠の質を高めるための美しい写真を使ったルーティンワーク

よく眠れない、寝ても疲れが取れない。そんな人におすすめなのが、癒やし効果のある写真を寝る前に眺めること。美しい風景でも、かわいい動物でもOKです。習慣化することで、副交感神経が優位になり、リラックスした状態で眠りに就けます。

副交感神経を優位にする頭・首のツボ
自律神経を整えて腸の調子を改善しよう

KEYWORD 百会、天柱、迷走神経、星状神経節

ツボ押しやタッピングで消化・吸収の働きを良くする

ストレスなどからくる腸の不調に効くのが自律神経に特効のあるツボ。おすすめは「百会」と「天柱」です。ツボを押すことで自律神経が整い、腸の調子が改善されます。

また、頭皮を指先でたたくタッピングも有効。頭のツボを刺激し、リラックスすることで副交感神経が優位になり、腸活になります。

頭のタッピング

両手の人差し指・中指・薬指の腹を使って、トントンと優しく頭のツボを押す。前から後ろへ、側頭部を上から下へとたたく。

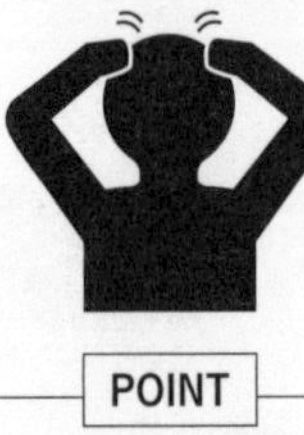

POINT

頭を洗うときのように、ゴシゴシはしない。力が入りすぎないように。

頭・首のツボの位置

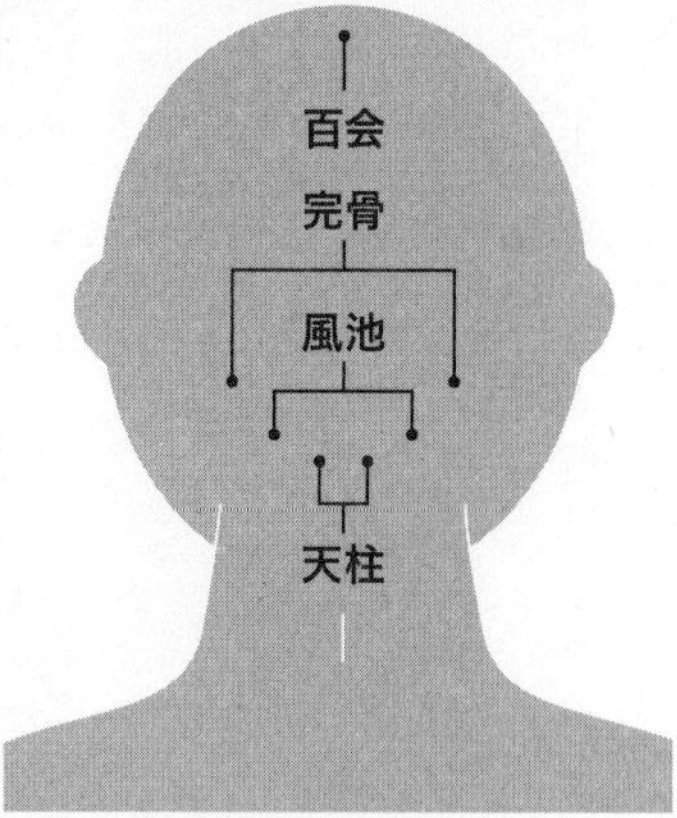

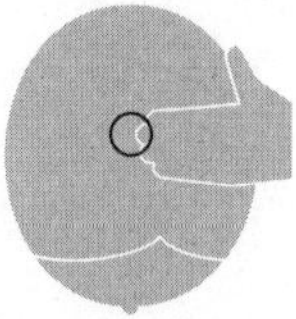

百会

体全体のエネルギー循環の要となるツボであることから、「頂門の一心」と言われる。片方の手の中指でギュッと押したり、もみ込んだりしてみて。指数本でタッピングしてもいい。

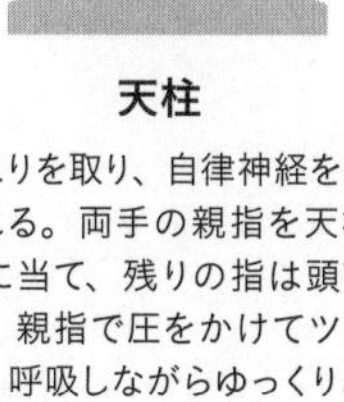

天柱

首のこりを取り、自律神経を整えてくれる。両手の親指を天柱の位置に当て、残りの指は頭をつかみ、親指で圧をかけてツボを押す。呼吸しながらゆっくりと。

腸活知っ得MEMO

就寝前にホットタオルやネックウォーマーで首回りを温めよう

首の周囲の迷走神経や星状神経節は、自律神経と関係が。そこを温めて血流を良くすれば、交感神経の働きが抑えられます。副交感神経が優位になるため、心身がリラックスし、疲れが取れて眠りの質も向上。さらに、腸内環境も良くなります。

手・腕のツボや「反射区」を刺激！ すき間時間に手軽に続けよう

KEYWORD 合谷、手三里、反射区

自分で押しやすい手・腕のツボ 腸の不調にも効果を発揮

「合谷」や「手三里」は、胃腸の不調にも効果を発揮するツボ。さらに、手のひらには末梢神経が集中する「反射区」があり、そこへの刺激によって対応する内蔵器官に働きかけることができます。内臓機能の低下を感じたら、その反射区を軽く押したり、マッサージしたりして改善を図るといいでしょう。

手のひらは内臓や体の各部位とつながっている!

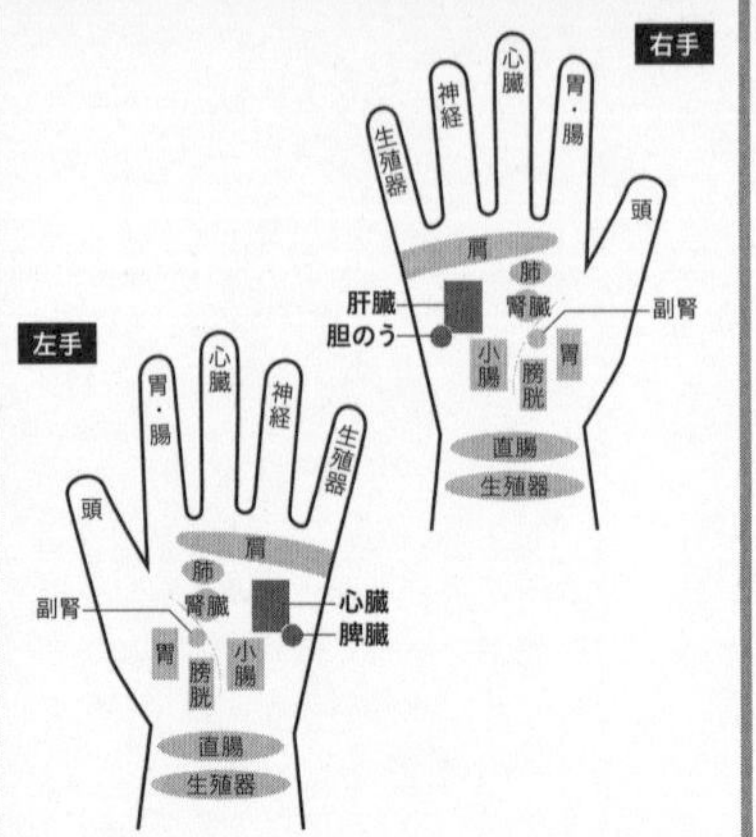

手のツボの位置

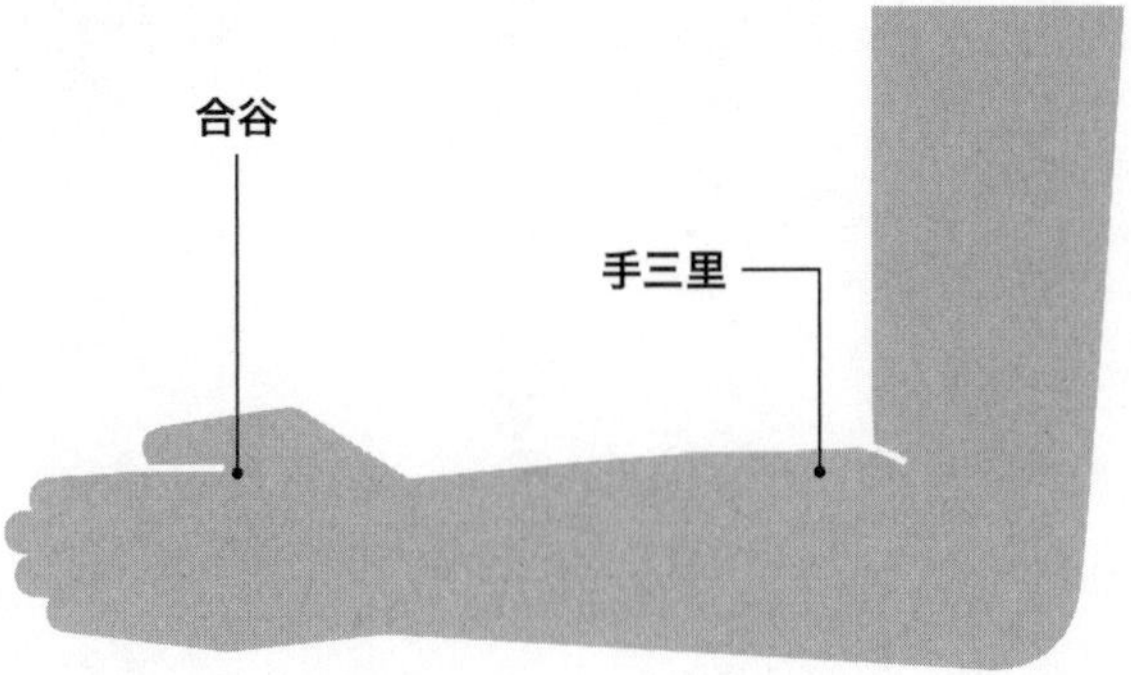

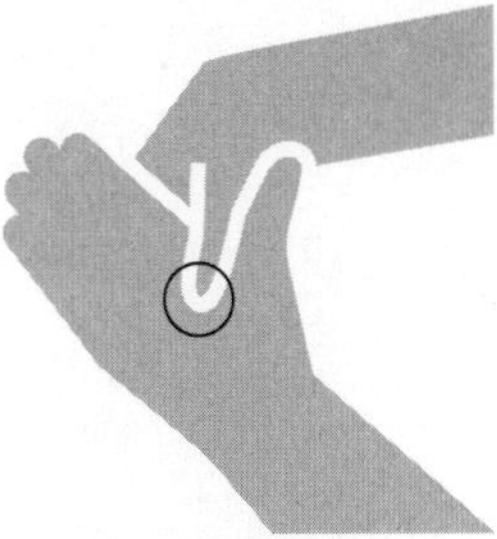

合谷

親指と人差し指のつけ根から人差し指のほうに少し寄ったところにあるツボ。反対の手の親指でギュッとつまむように押し込んでみて。

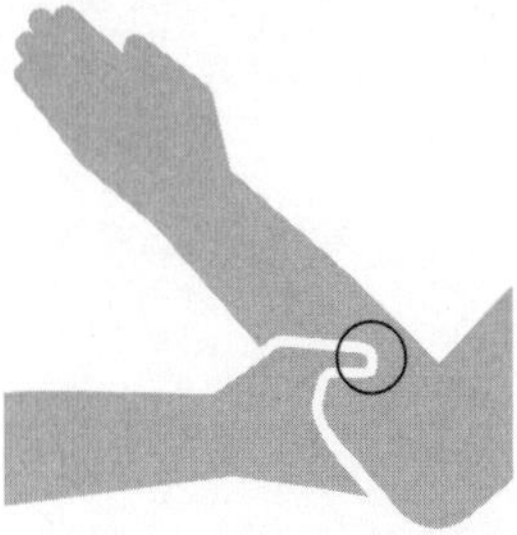

手三里

ひじを軽く曲げたときにできるしわから、指3本半の、手首寄りにあるツボ。指で押してみて軽い痛みがあるところ。ひじを曲げたまま、反対の手でひじ側から腕をつかみ、親指でツボを押す。

足のツボ押しや足裏全体を刺激しよう 腸を整えるセルフケアでお腹スッキリ！

KEYWORD 足三里、三陰交

腸のほか体中の不調に効く 足ツボで血流もアップ

足のツボには腸活に有効なものが多くあります。特に効果があるのが「足三里《あしさんり》」と「三《さん》陰交《いんこう》」で、体中の不調に効くツボです。また、足の裏には手のひら同様、末梢神経が集中する反射区があります。腸とつながる部分を手指でもむ、足裏全体を青竹踏みで刺激するなどして、腸の働きを改善してください。

足裏も体全体の重要なツボが集中!

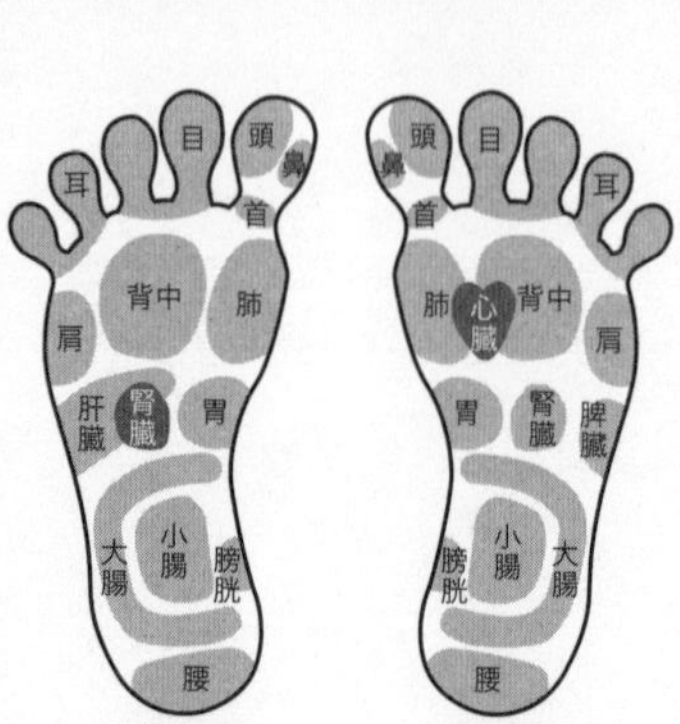

足のツボの位置

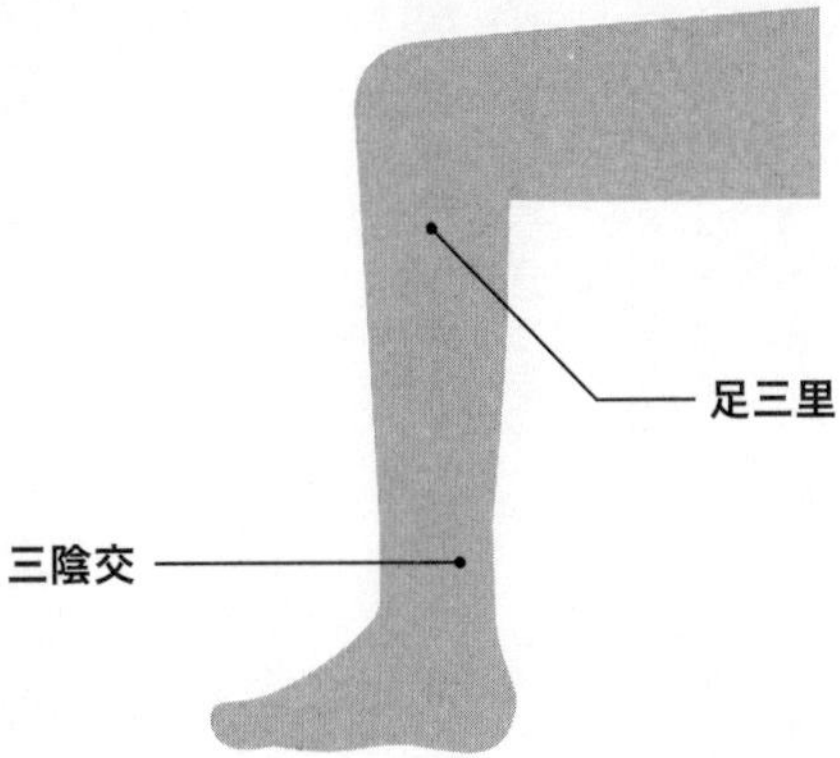

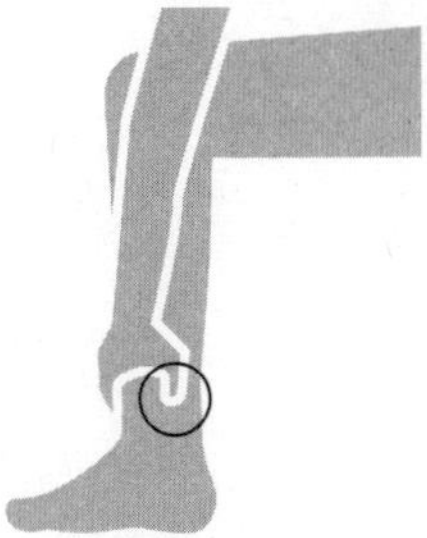

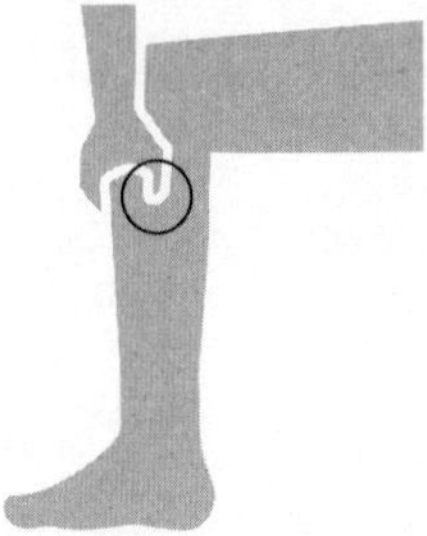

三陰交

足の内側のくるぶしから指４本分上にあるツボ。足と同じ側の手で、すね側から足をつかむようにして、親指でつまむようにして圧をかける。

足三里

足の外側で、ひざの皿から指４本分下にあるツボ。２本の骨の間がくぼんだ部分。足と反対の手で、すね側から足をつかむようにして親指でギュッと圧をかける。

大腸を元気にするお腹・背・腰のツボ
便秘解消にも即効性が期待できる

KEYWORD
天枢、大巨、大腸兪、便秘点

大腸を刺激するツボ押しで気持ちのいいお通じを！

腸の調子を活発にするツボは、お腹や背中・腰にもあります。おへそを囲むように位置する「天枢《てんすう》」と「大巨《だいこ》」、背中・腰の「大腸兪《だいちょうゆ》」と「便秘点」。いずれも腸の働きを良くする効果があり、便秘解消にもなります。背中の部位は、仰向けでツボにボールを当て体重をかけ、圧迫することで押す方法もあります。

お腹と背中のツボの位置

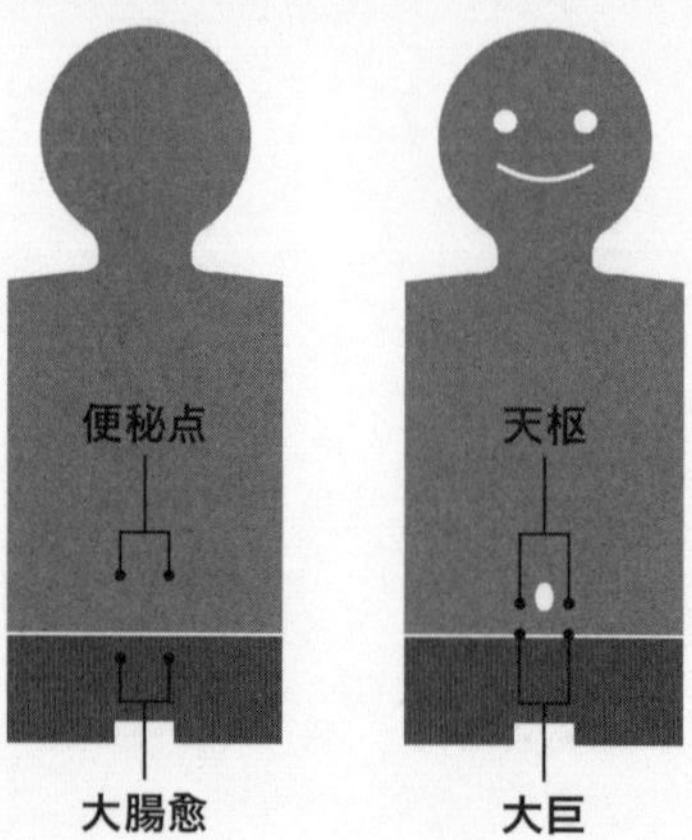

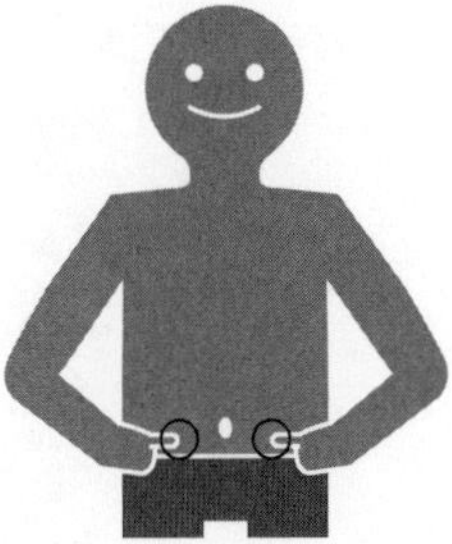

大巨

天枢から指３本分下にあるツボ。親指の腹で優しく押す。親指を上に向けるとやりやすい。

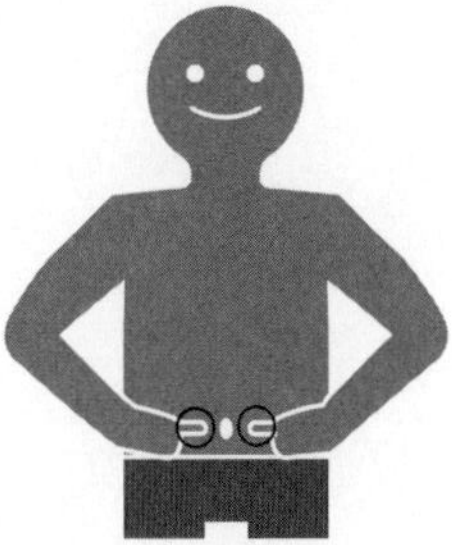

天枢

おへそから左右に指三本分のところにあるツボ。親指の腹で気持ち良く感じるところまで押す。

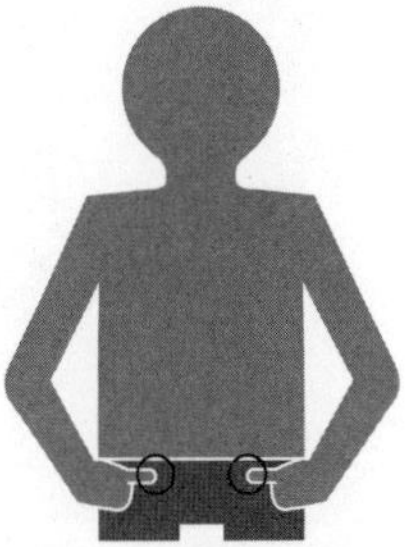

大腸愈

腰骨の高さで背骨から指２本分外側にあるツボ。便秘、下痢、腰痛にも効果的。親指で押し込む。仰向けになり、テニスボールを当てても気持ち良い。

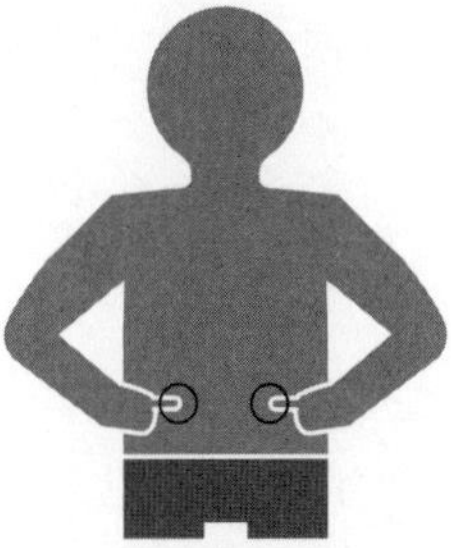

便秘点

一番下の肋骨から指２本分下、さらに、背骨から指４本分外側にあるツボ。その名の通り、便秘に効果的。親指で押し込む。人にさすってもらってもいい。

周囲をおおう筋肉を鍛えて腹圧を強化 腸のコンディションを整えよう

KEYWORD 腹横筋、腹斜筋、腹直筋

筋収縮で腸に腹圧をかけて ぜん動運動を促していく

　人体を形作る一番の土台となるのは骨格です。心臓や肺は生命維持のために重要な臓器なので、硬い肋骨によってしっかり守られています。それに比べて、肋骨と骨盤の間のお腹の部分には骨はありません。腸の周囲に骨はなく、その代わりに筋肉でおおわれています。上からは横隔膜、周囲は腹横筋、腹斜筋、腹直筋で３６０度おおわれ、下からは肛門挙筋などの骨盤底筋群で支えられています。

　これらの筋肉は、主に姿勢を維持するための働きを持っています。それに加え、周囲の筋肉を動かすと、腸に腹圧がかかって、ぜん動運動を促す役割もあります。筋肉の収縮によって腹圧を調整することで、腸に好影響を与えることができるのです。

　腹筋は腸を守るだけではなく、腸の機能をサポートする役目も持っています。

腸に関係する筋肉

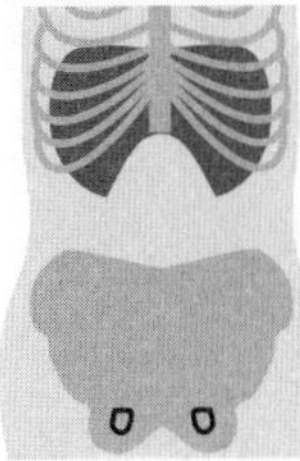

横隔膜

腸を上からおおっている筋肉で、呼吸するときの肺の伸縮をサポートしている。排便の際、腹圧を高める機能も。

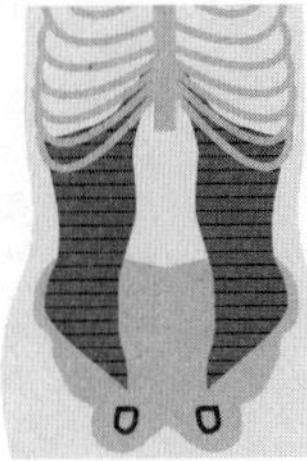

腹横筋

お腹のもっとも奥にある筋肉。コルセットのように背骨から360度囲むようについている。収縮して腹圧を高める働きがある。

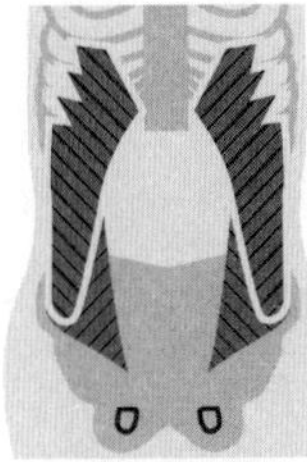

腹斜筋

お腹の横にある筋肉。体を横に倒すときに使われる。

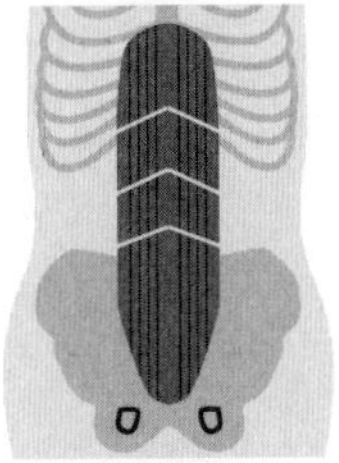

腹直筋

腸をぐるっと囲むお腹の筋肉の一部。お腹の手前にあり、体を前に倒すときに働く。

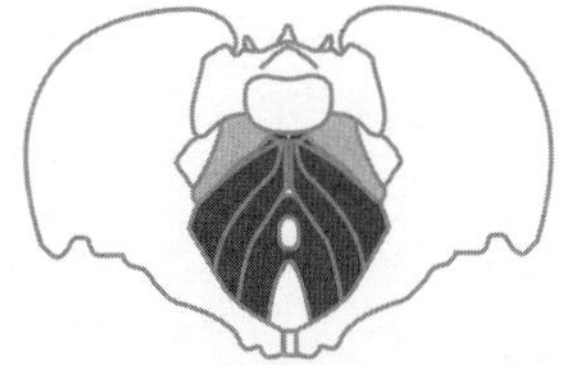

肛門挙筋

腸を下から支える筋肉のひとつで、骨盤底筋群の一部。肛門周囲にハンモックのようについている。収縮して尿や便をコントロールする。

運動不足で衰えた筋肉もよみがえる！毎日できる「ゆるスクワット」を習慣に

KEYWORD 筋力維持

使わないと筋力は衰える！毎日コツコツ運動することが大切

１５４ページで述べたように、腸の機能を正常に保つには筋力を維持することが重要。しかし、筋力は使わないと衰えるので、鍛えることを習慣にしていくことが必要です。

運動不足や加齢によって身体機能は衰え、なかでも筋力は目立って弱くなります。たとえ自律神経と腸内環境の調子が良くても、筋力が弱まると体を思うように動かせなくなります。そんな状態に陥れば、悪循環で自律神経も腸内環境も悪化してしまいます。

そうならないために、おすすめなのは「ゆるスクワット」。足腰の筋肉をはじめ、腸の筋肉、骨盤底筋群を鍛えることができるエクササイズです。血行が良くなる全身運動のため、自律神経も整います。１日に２００回程度行うといいでしょう。空いた時間にスクワットをするだけで十分な運動になります。

ゆるスクワットで気楽に

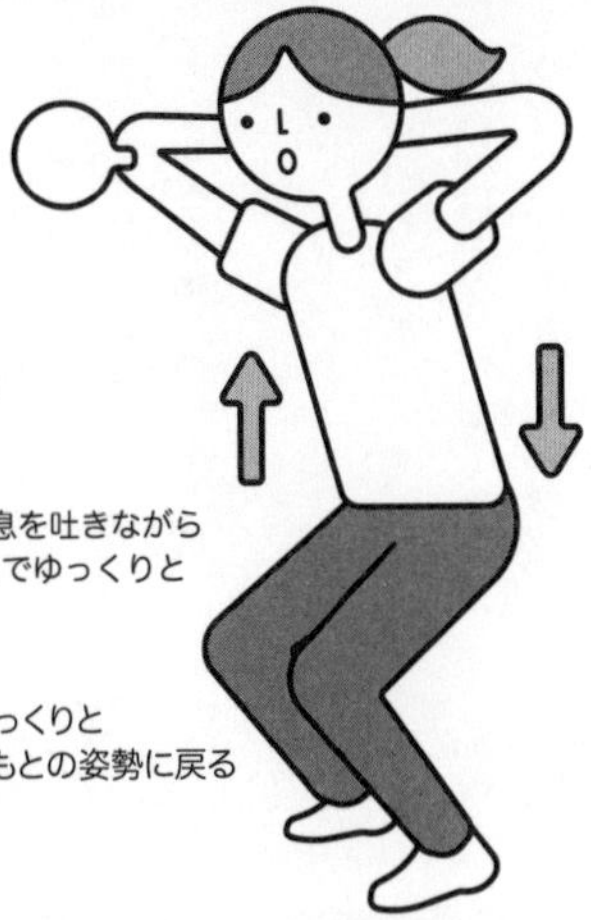

手順

①両足を肩幅に開き、
両手を後ろで組む

②背筋を伸ばして、息を吐きながら
膝が90度になるまでゆっくりと
腰を下ろす

③息を吸いながらゆっくりと
ひざを伸ばして、もとの姿勢に戻る

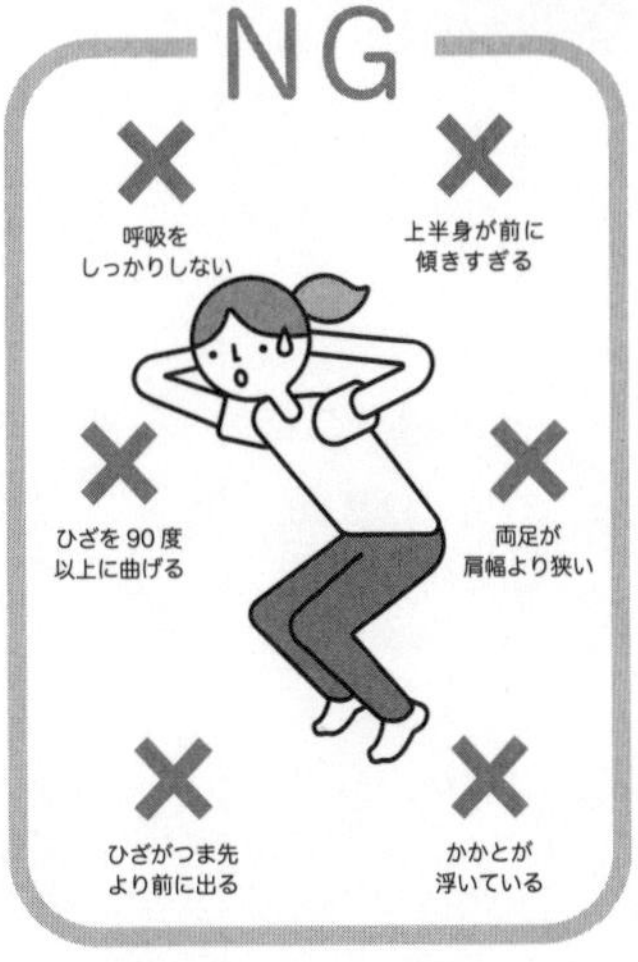

使わないと筋力は衰える！毎日コツコツ運動することが大切

KEYWORD 尿もれ、頻尿、子宮脱

腸のぜん動運動を活発にするドローイングで便秘も解消

腹筋を鍛えると腸を支える力が向上するので、ポッコリお腹の防止にも。また、ドローイングで腸に腹圧をかけることで、ぜん動運動を促せるため、便秘解消も期待できます。

骨盤底筋群は腸や子宮《しきゅう》、膀胱《ぼうこう》を支える役割を持つので、鍛えれば、尿もれや頻尿、子宮が下がってしまう子宮脱も予防可能です。

ドローイング

1
タオルを腰の下に敷き
お腹に力を入れる
お腹に力を入れて腹圧を高めた状態
（ドローイン）をキープ

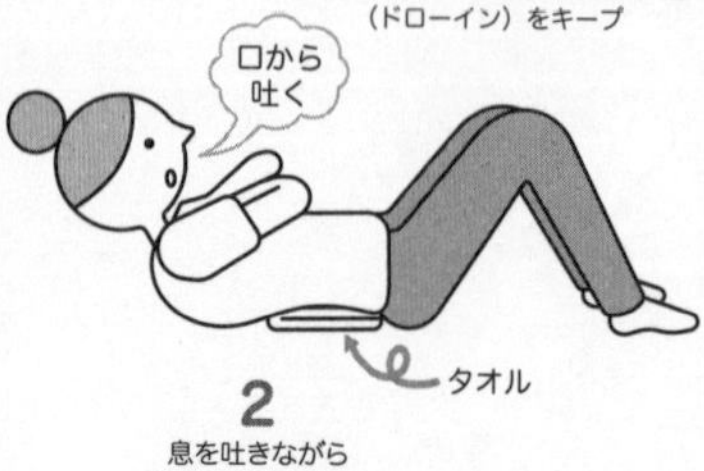

2
息を吐きながら
肩甲骨を浮かせる
腹圧を高めたまま
肩甲骨を浮かせる

お尻持ち上げ

腸を支えるお尻の筋肉を鍛えるトレーニング。骨盤の調整やヒップアップ効果も期待できる。お尻を持ち上げてから５秒キープし、これを６回ほど行うと良い。

1

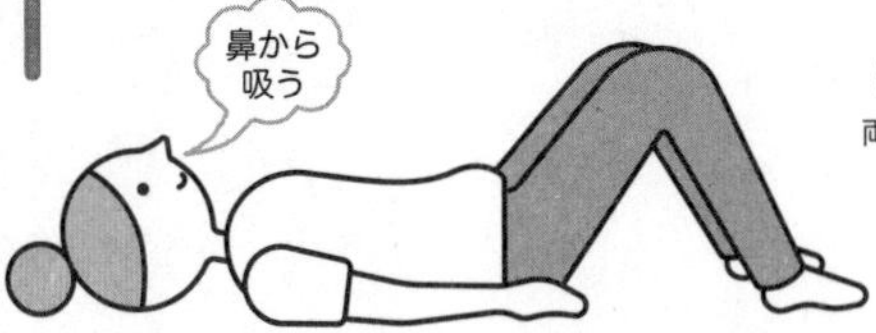

**ひざを曲げて
あお向けになる**

両手は広げて手のひらを床に付ける

2

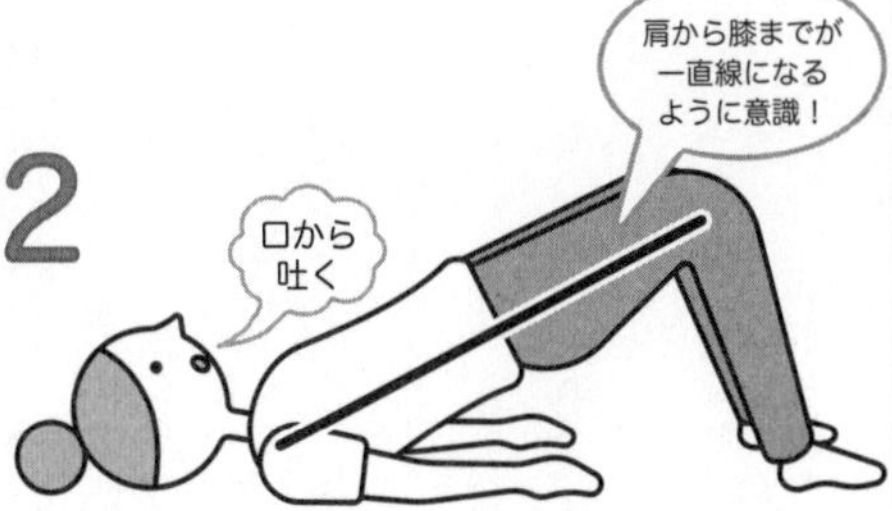

**息を吐きながら
お尻を上げる**

体が一直線になるようにお尻を上げて５秒キープ

POINT

お尻が上がりすぎて、背中が大きく反ってしまわないように。腰を痛めてしまう。

肛門括約筋や骨盤底筋を鍛える腸活股割り
尿もれ改善にも有効なトレーニング

KEYWORD 外肛門括約筋、骨盤底筋群

腰を深く落とすことで骨盤底筋への刺激がアップ

股割りは「外肛門括約筋」や腹筋、骨盤底筋群などを鍛える運動です。肛門括約筋には内肛門括約筋と外肛門括約筋があり、外肛門括約筋は自分で締められる筋肉。鍛えるとスムーズな排便につながります。

骨盤底筋群は骨盤内の腸などの臓器を支える筋肉の集まりのこと。衰えると骨盤にズレが生じ、骨盤内の腸の変形を起こす場合も。尿道などのデリケートゾーン近くの筋肉も鍛えられるため、尿もれ予防にも有効です。

腰を深く落とすほど、外肛門括約筋や骨盤底筋群を鍛えられます。ふだんの生活では、あまり伸ばさない股関節周辺の筋肉をしっかりストレッチしましょう。

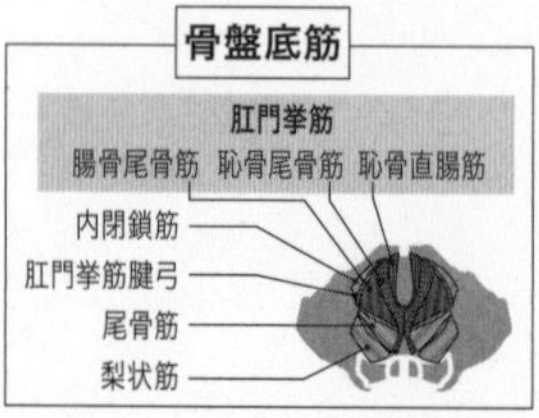

骨盤底筋を鍛える

1

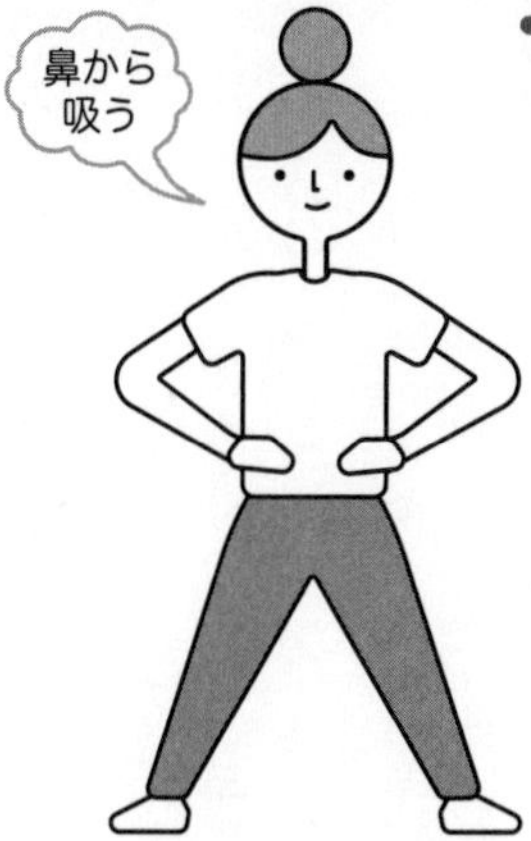

つま先を外に向けて立つ

両足は大きく開いたほうが骨盤底筋への
刺激が大きく入る

2

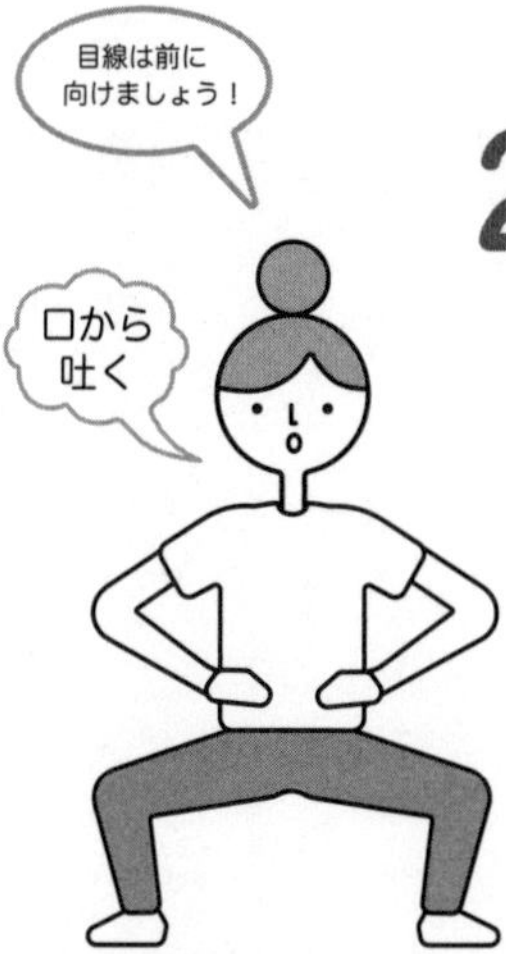

お尻を真下に落とす

ゆっくり息を吐きながら
お尻を下げる

POINT

背中が丸まって猫背にならないように。顔を上げて背筋を伸ばして。

体幹を鍛える四股踏みエクササイズ
大腸のぜん動運動を活発にしよう

KEYWORD 体幹、肛門ツイスト

腸のまわりにある腹筋と下から支える骨盤底筋を改善

160ページの股割り同様、四股踏みも腸まわりの腹筋と、腸を下から支える骨盤底筋群が鍛えられる体幹トレーニングです。体幹を鍛えると全身の代謝が上がり、血流が良好に。腹筋を使うため、腸のぜん動運動も活発化し、便秘の解消にもなります。体幹がしっかりするので、姿勢が良くなるメリットも。

腹筋を鍛える

1

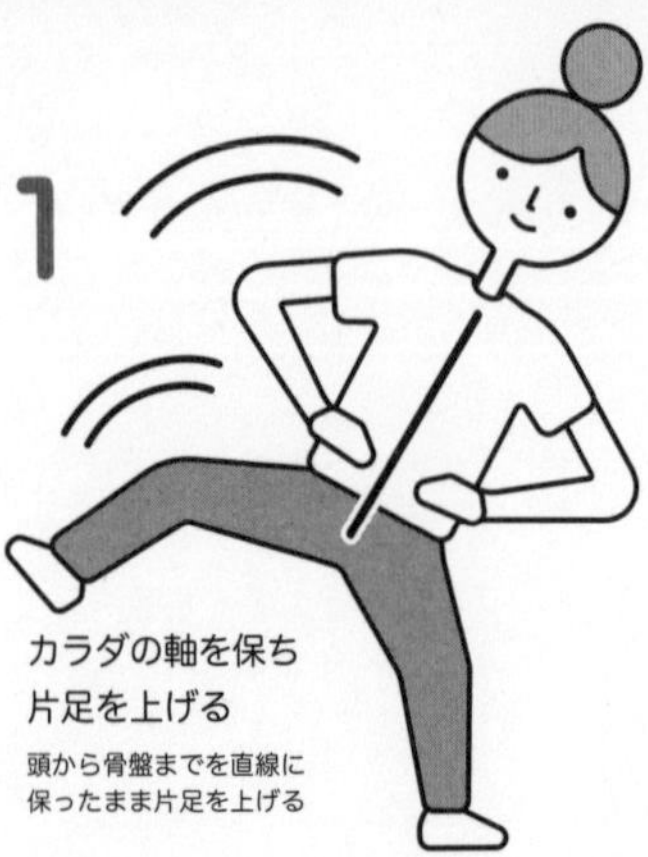

カラダの軸を保ち片足を上げる

頭から骨盤までを直線に保ったまま片足を上げる

2

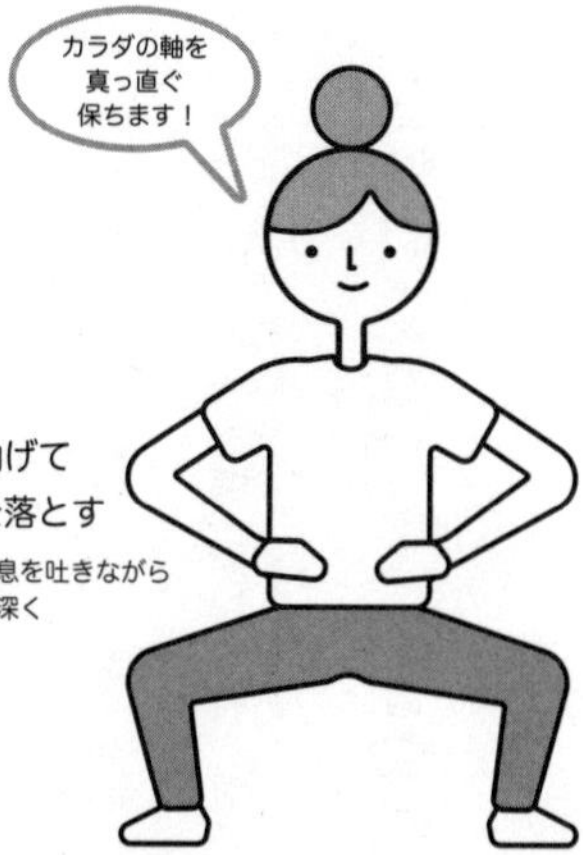

ひざを曲げて
深く腰を落とす

ゆっくりと息を吐きながら
できるだけ深く
腰を落とす

腸活知っ得MEMO

**肛門ツイストで
肛門括約筋に刺激を与え
自然な排便を促そう**

椅子の後ろに足を開いて立ち、背もたれにつかまり、かかとを浮かせたまま深く腰を落とします。このままでも肛門に圧力がかかりますが、さらにその姿勢で左右にツイストします。この刺激によって、排便を促す効果が見られます。

POINT

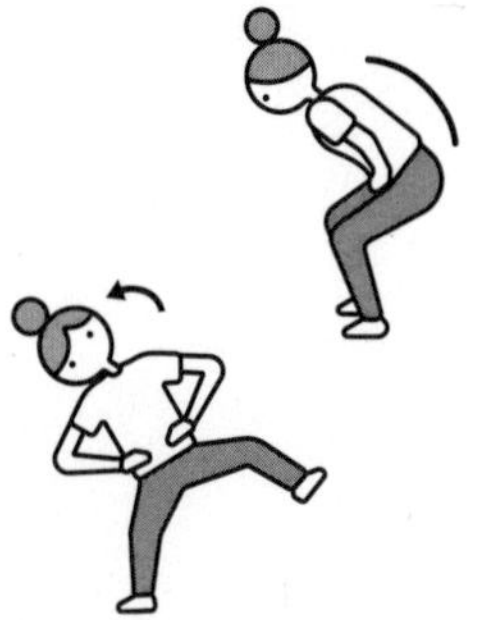

NG 猫背になったり、頭が下がったりすると効果が減る。

腸活をサポートしてくれる名言

人間というものは、結局は消化器と生殖器から成り立っているのだ

レミ・ド・グールモン

詩人・作家・批評家

第4章

腸を整えればみるみる痩せる

腸活ダイエットのススメ

肥満体形の人はたいてい腸内環境が悪いものです。
言い換えれば、腸内環境を整えれば、
ダイエットも成功するということなのです。

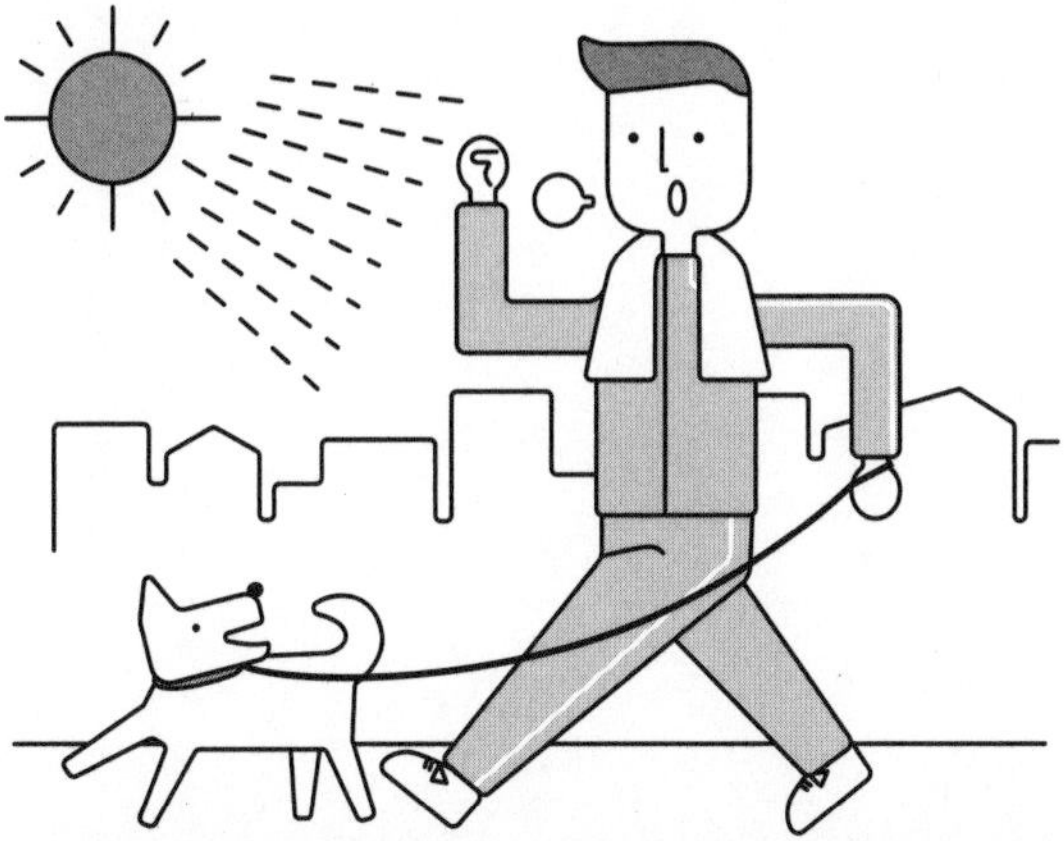

油断大敵！ 肥満は万病のもと死に至る病といっても過言ではない

KEYWORD 肥満と腸内環境

今はまだ大丈夫と思ったらダメ 腸内にある免疫細胞が鍵を握る

最近では、ぽっちゃりとした体形を売りに活躍するタレントやモデルも増えてきました。しかし、健康面から見て肥満は、死に至る病への入り口です。

肥満は全身の脂肪細胞が肥大化しており、いわば、全身が慢性炎症になった状態。肥満は軽い糖尿病といっても過言ではありません。

肥満状態にあると、脂肪細胞が血液中の血糖（ブドウ糖）を吸収しなくなり、血糖値が下がりにくくなります。

高い血糖値の状態が常態化してしまうと、今度は血液がドロドロになり血流が悪化。血管が破壊されます。血液の悪循環はやがて、全身の神経や細胞も毒し、重大な合併症を招きかねません。このように肥満は怖いのです。

また、肥満体形の人は、レギュラトリーT細胞という細胞が著しく減少します。この細胞

肥満による軽い糖尿病症状による危険

血糖値が下がりにくくなる！

過剰なインスリン分泌がたたり、インスリンの分泌量が低下し、自力で血糖値を下げることができなくなる。

血流の悪化！血管の破壊!!

血液がドロドロになり、血流が悪化。高血糖によって活性酸素が分泌され、血管を内側から破壊しはじめる。

合併症を引き起こす！

全身の血管、神経、細胞を悪化させ、「糖尿病性腎症」や「心筋梗塞」「脳梗塞」など深刻な合併症を引き起こす。

にはアレルギー反応を抑える作用があるため、少ないとアレルギー疾患にかかりやすくなります。体の免疫力を上げるためにも、肥満体形から卒業しましょう。

腸内環境が悪い体では、この細胞が少ないのです。次のページから、肥満改善のために、腸内環境を整える方法を紹介していきます。

腸活知っ得ＭＥＭＯ

肥満とはどのような状態？体重と身長でBMIを算出してみよう

BMIは[体重]÷[身長の２乗]で算出される値で、日本肥満学会の定めた基準では25以上が「肥満」と定義されています。肥満は全身の脂肪細胞が肥大化し全身性の慢性炎症に陥った状態です。自分の数値を把握しましょう。

あまり食べていないのに肥満体形……太りやすいのは腸内環境が悪いせいかも

KEYWORD 便秘と代謝の関係

肥満の原因は汚れた血液にあり 腸内をきれいにすれば痩せ体質に

「あの人はよく食べるのに、なんで痩せているのだろう」。そのようなことを思ったことがありませんか？　世の中には大食いでも痩せ体形の人もいますし、そんなにたくさん食べていないのに肥満体形の人もいます。

食べていないのに太ってしまう人は、腸内環境が悪くなっているケースがほとんどです。腸内環境が悪くなると、消化・吸収の力が弱まります。すると、良い栄養素ではなく、毒素が体にたまってしまうのです。

腸内環境の悪化により、肝臓に運ばれる血液はドロドロとした血液になります。やがて、その悪い血液が全身に行きわたり、代謝を悪化させて内臓脂肪としてためてしまいます。たとえ摂取カロリーが同じでも、腸内環境が悪いと、内臓脂肪がたまって太りやすくなり、腸内環境が良いと、太りにくいスマートな体

便秘になりやすい人はこの3パターン

パターン1　腸のぜん動運動に問題がある

腸のぜん動運動が悪いと、腸内に食べ物が長く留まる宿便がいっぱいになり、それが腐敗して毒素を発生させ、腸内環境がさらに悪くなるという悪循環を繰り返します。

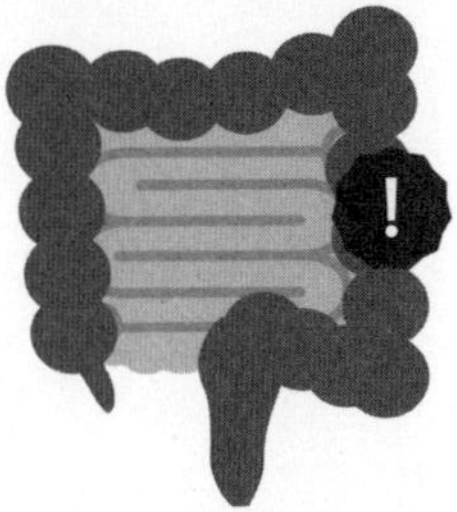

パターン2　肛門括約筋に問題がある

便がたまっても排便センサーが働かないため、直腸にどんどん便がたまっていきます。この状態が続くため、便がたまっていることに気づかないことも。

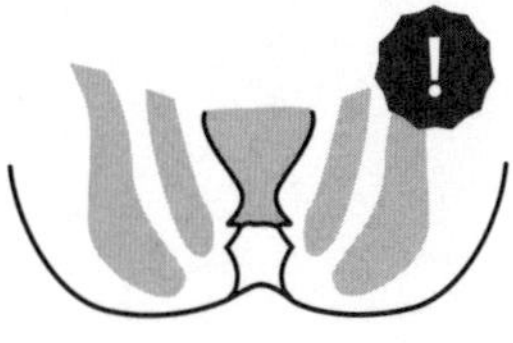

パターン3　自律神経が安定していない

腸のぜん動運動は副交感神経によって収縮するため、交感神経が上昇し、副交感神経が低下。この緊張状態では腸が動かず、排便する状態になりません。

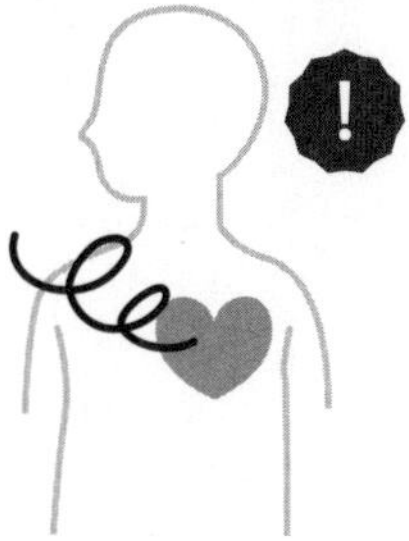

形を維持できるということです。

太りにくい体になるためには、腸内環境を整え、きれいな血液が全身の細胞に行きわたることが大事です。

便をため込まない腸作りで太りにくい体質にダイエット

では、腸内環境の悪化がなぜ太りやすい体質になるのでしょうか。

食べ物から得た栄養は、腸で吸収されます。便秘の人の腸は汚れているので、腸で作られた血液もドロッとしています。細胞は汚れた血液を嫌がるため、細胞の周辺にある脂肪に栄養が蓄積されるのです。これが皮下脂肪や内臓脂肪となります。つまり、便秘とは粗悪なガソリンを体中に送っているのと同じ状態。燃費が悪いと代謝も低下します。

腸のぜん動運動が低下すると、食べた物が腸内を進まず、水分が必要以上に吸収され、便が固くなります。食べた物が腸内に長く滞留すると腐敗を起こすため、さらに腸内環境が悪化します。

便秘治療を行った人は、腸内環境が改善するので自然と痩せていきます。腸内の老廃物（宿便）をすっきりと排出することで、体重も減ります。

腸のぜん動運動以外にも、便秘になる原因があります。腸を支えている肛門括約筋という筋肉の機能低下です。通常は便が直腸にたまると、直腸が拡張し肛門括約筋が反応して、脳にサインを送り排便を促進します。

しかし、腸や肛門括約筋の反応が鈍くなると脳からの指令が出ず、どんどん便がたまります。便がたまった状態が続き、直腸が伸び

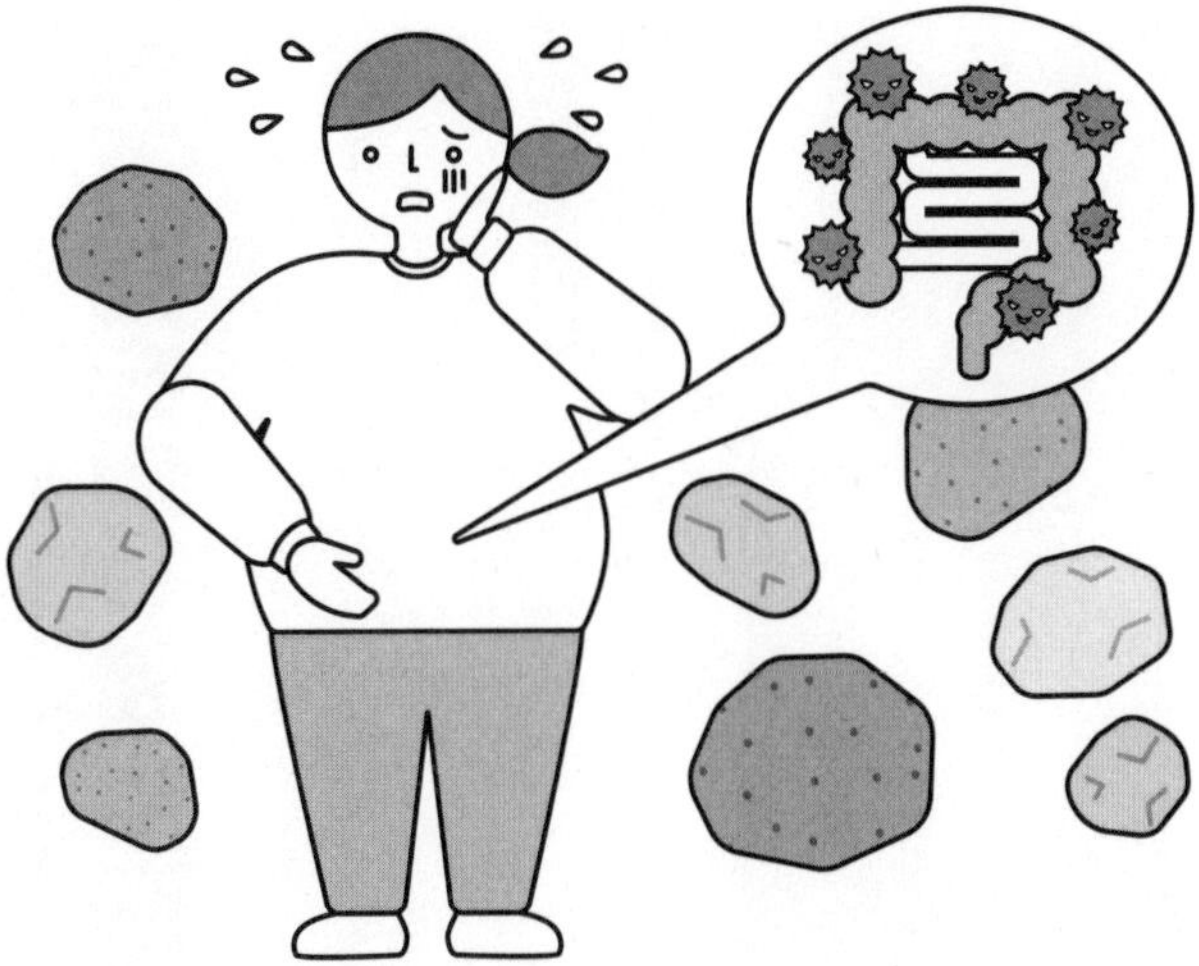

きった風船のようになってしまい、便がたまっていることに気づかないのです。

腸内環境が乱れ便秘がちだと自律神経も不安定になる

最後に、便秘にならないために、自律神経を整えることも意識しましょう。

自律神経には、興奮モードの交感神経機能とリラックスモードの副交感神経機能があります。その両方が上がったり下がったり、シーソーのような関係でバランスを保ちます。

このバランスが崩れると、自律神経も乱れます。腸のぜん動運動は、主に副交感神経によって収縮。リラックスしている状態でよく働きます。たとえば、旅行先でよく便秘になるのは、交感神経が上昇するため。自律神経も、腸に多大な影響を与えているのです。

太りやすい体質は腸内細菌が原因
善玉菌を増やす生活習慣がキーポイント！

短鎖脂肪酸は天然の肥満防止システム

太りやすい体質を決める要素に、腸内環境の違いがあります。腸の中には重さ約1キロにも及ぶ腸内細菌があります。その細菌は第1章でも述べたように、有益な働きをする善玉菌と、悪影響を及ぼす悪玉菌、強いほうに加勢する日和見菌に分けられます。それぞれ2：1：7の割合です。

KEYWORD **悪玉菌と便秘**

腸内環境を良くするためには、腸内細菌が重要。7割を占める日和見菌が悪玉菌になってしまうと、一気に腸内環境が悪化します。日和見菌を善玉菌の味方につけるために、食物繊維を多めに食べ、オリゴ糖を摂取することを意識しましょう。善玉菌を増やすことが、スムーズなお通じにつながる便活になります。

日和見菌を味方につけるには、副交感神経を上げる必要があります。腸のぜん動運動を活性化させることと、自律神経のバランスを

腸内細菌は善玉菌２：日和見菌７：悪玉菌１が理想

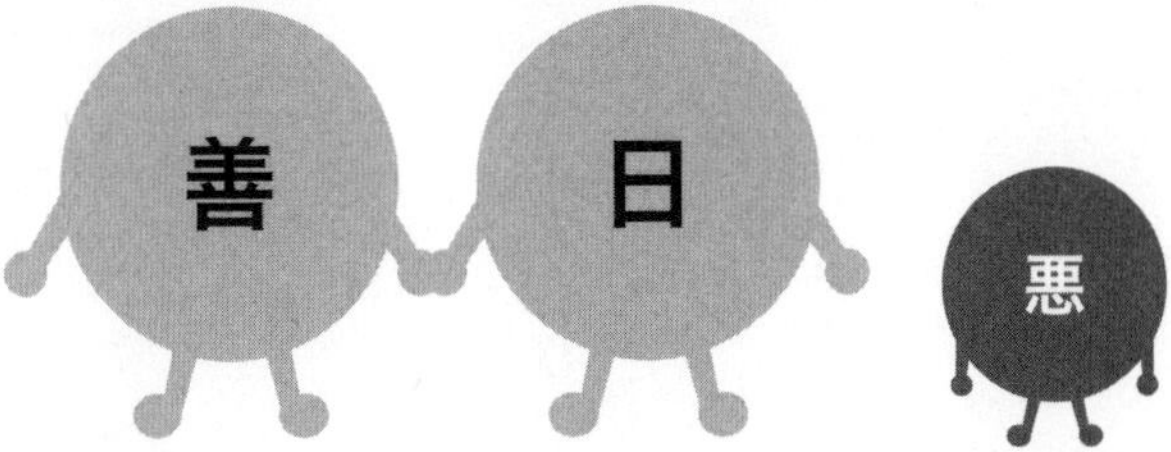

善玉菌にいい環境を作れば、日和見菌が善玉菌の味方になり、一気に善玉菌優勢になる！

良くすることが重要です。ぜん動運動が低下すると、悪玉菌が活動しやすい劣悪な環境になります。

副交感神経が高まれば、ぜん動運動が活発になって腸内環境が整います。副交感神経は夕方から夜にかけて上がるリズムを利用することが自律神経を整える近道となります。

腸活知っ得ＭＥＭＯ

肥満の原因は腸内細菌の短鎖脂肪酸！　減少すると太りやすい体質に

太りやすい体質には、短鎖脂肪酸が関係しています。短鎖脂肪酸には、細胞内に脂肪を取り込むのを止める働きがあります。そのため腸内環境が悪くなって短鎖脂肪酸の生産量が減ると、肥満細胞が増え太りやすくなります。

食事を抜くダイエットは逆効果!? 大切なのは3食楽しんで食べること

KEYWORD 1日3食

ストレス太りの正体は自律神経の乱れだった!

　食事制限のあるダイエットをしてもリバウンドしてしまう。好きなものを食べるのを我慢したせいで、ダイエットが続かない……。誰もが経験があるのではないでしょうか。実は、食事を抜くダイエットでは痩せないのです。腸内環境を良くするためには、自律神経を整えることが重要と何度も言いましたが、肥満は自律神経の乱れも原因なのです。

　従来、肥満は食べすぎや飲みすぎ、運動不足から起きるカロリー摂取の過多が要因と考えられていました。最近では自律神経の働きの低下によって肥満が促進されることがわかってきました。

　では、自律神経の働きをアップさせて、痩せ体質に変わるにはどうすれば良いでしょうか。

　ポイントは食事の仕方の見直しと運動で

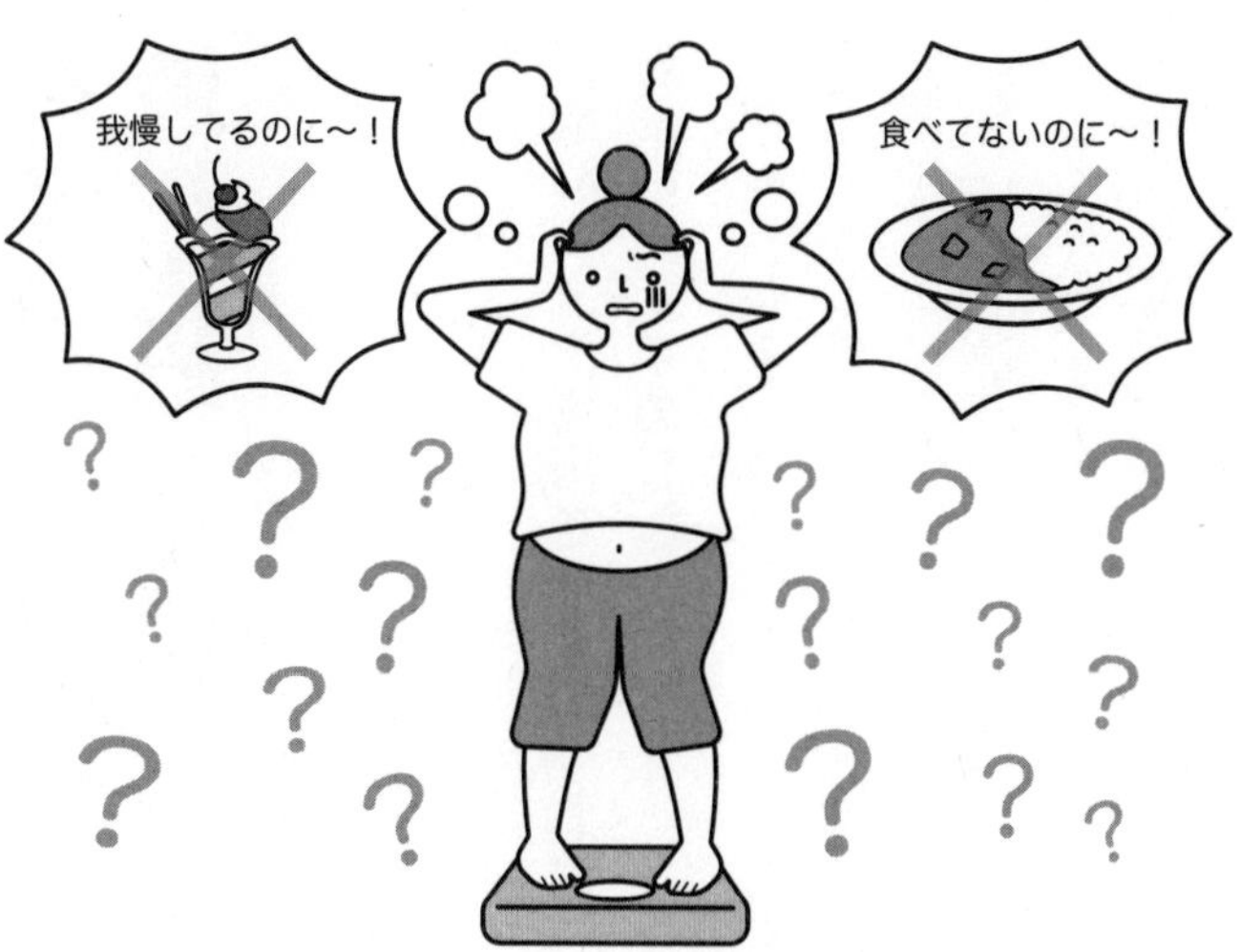

す。この章では、まずは食について見ていきます。大事なのは1日3食規則正しくバランス良く食べること。おいしいものを楽しんで食べることで、副交感神経が優位になります。ストレスがないことが一番大事です。

肥満が気になる人は、つねに腹八分目から六分目を目指しましょう。厳密なカロリー制限を行わなくても、食事量を少し意識するだけで、1日の摂取カロリーも自然に60～80％に抑えることができます。

反対に食事を抜くのは逆効果です。食事を抜くと腸が動かなくなります。自律神経のバランスが崩れ、肥満になります。腸内環境が悪くなると、腸管の消化・吸収力が落ち、血液もドロドロになってしまいます。腸内環境を改善するために1日3回食べるのは大切なのです。

肉は体に必要不可欠なエネルギー 炭水化物を減らしてメタボ予防

KEYWORD タンパク質

長期の炭水化物抜きダイエットはあまりおすすめしない

疲れているときに、肉を食べると元気がわいてきたことはありませんか？　肉やご飯は人間の体にとって、かけがえのないエネルギーです。炭水化物抜きダイエットでは、炭水化物を食べないように食事制限を行います。しかし炭水化物を抜いてしまうとエネルギーが不足して、細胞構築もされなくなります。

このような食事を抜くダイエットは、自律神経の働きが乱れるために腸内環境が悪化するとこれまで述べてきました。長期の炭水化物抜きダイエットも同様で、医学的にもおすすめはできません。炭水化物を抜くと一時的には痩せますが、脂肪が燃えない体質になるので逆効果です。

炭水化物を抜くと、体に必要な栄養素を吸収するのに欠かせないグリコーゲンが不足します。それを補おうとするために、肝臓にも

ダイエットのときは炭水化物よりタンパク質を

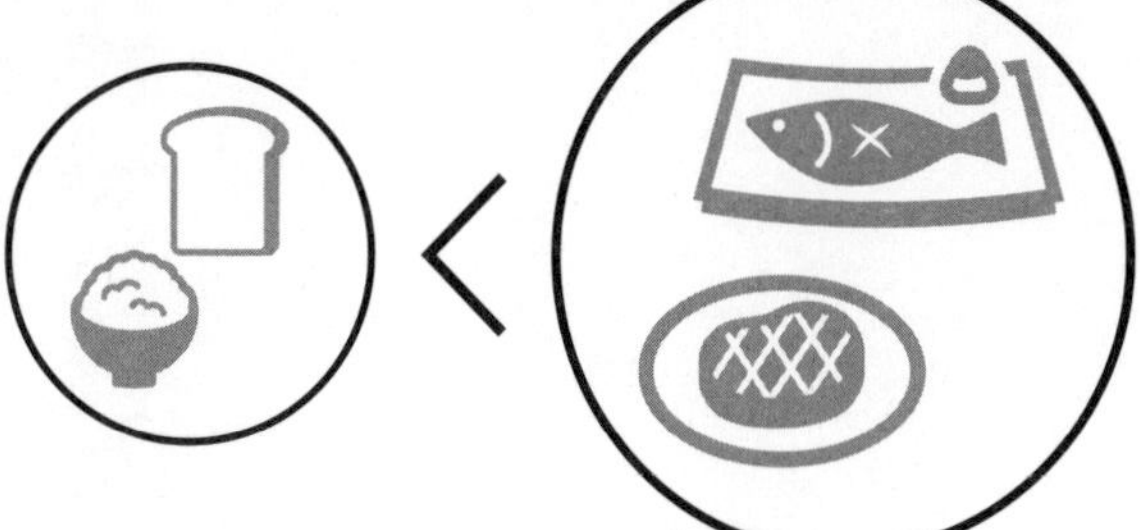

炭水化物は筋肉を動かすエネルギー源ですが、ダイエット時は体を作る栄養素であるタンパク質を多めに食べましょう。

急激な負担がかかります。これが進行すると、慢性肝炎のような症状になってしまいます。

　しかし、3食たっぷりと炭水化物を摂取すると、糖質過多になります。1日3食の中で、肉や炭水化物の配分をバランスよく摂ることが大切なのです。自律神経が整い内臓の働きが高まると、細胞の新陳代謝も高まるのです。

腸活知っ得MEMO

魚、肉、野菜、ご飯……
すべて体のエネルギー！
偏らず食べるのが大事

五大栄養素とは、食品に含まれている栄養素のこと。炭水化物、脂質、タンパク質、無機質、ビタミンの５つを指します。体を作ったり調子を整えたり、エネルギーのもとになります。偏らずバランス良く食べることが大切です。

太りやすい体質はストレスが原因 自律神経のバランスが不安定なのかも

KEYWORD 副交感神経

ストレス性の腸内環境の悪化は生活習慣病やメタボ増加の要因に

自律神経を整えるために大事なことは何でしょうか。答えは自律神経のバランスです。メタボ体質や、太っている人の自律神経のバランスは乱れているだけではなく、交感神経と副交感神経の働きが低下しているのです。交感神経と副交感神経がどちらも高いバランスで保つには、腸内環境を整えることが一番の近道です。

腸内環境の悪化の大きな原因は、ストレスからくる自律神経の乱れと言われています。実は、日本人の平均摂取カロリーは、食料不足と言われていた戦後間もない頃と変わらないという統計があります。

それなのに、メタボ気味の人が増えている背景には、車の普及や交通インフラの整備による運動不足の影響もありますが、ストレスが大きく関わっているのです。太っている人

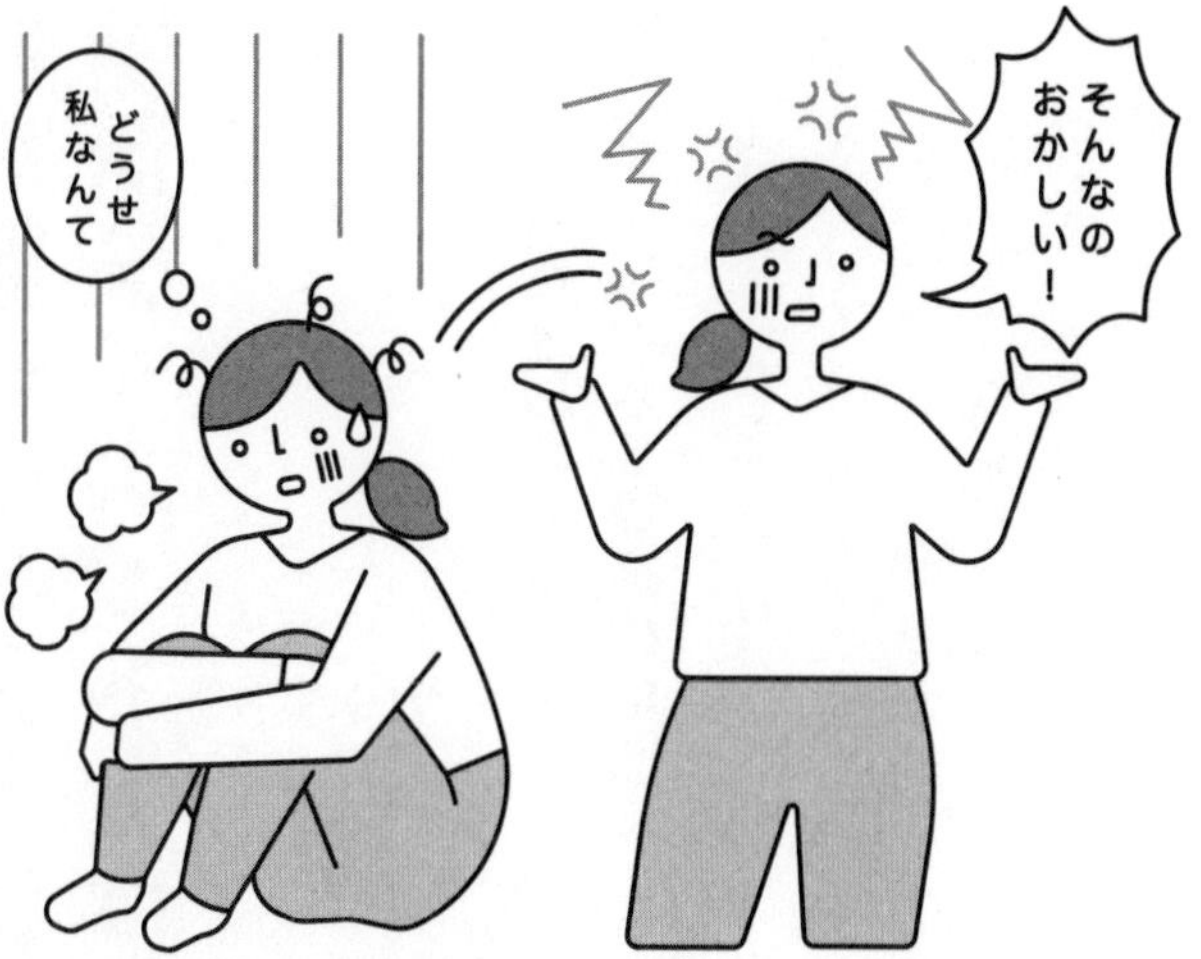

の自律神経を測定すると、自律神経自体のバランスが低下しています。

腸を動かしているのは副交感神経です。腸を動かして腸内環境を改善することで、太りやすい体質ではなくなります。そのためには、食事を意識して副交感神経の働きを高めることが重要なのです。

腸活知っ得MEMO

暑くもないのに汗が出る 汗かきの原因は 自律神経が不調のせい

肥満の人は、痩せている人よりもよく汗をかきます。自律神経のバランスが低下すると、体の組織が水分をうまく吸収できなくなるので、水分が汗となって体の外に出てしまいます。汗かきの人はまずは自律神経を整えましょう。

腸を第一に考える生活で人生が激変！ 腸活ダイエットをはじめよう

KEYWORD 腸活とダイエット効果

腸はあなたを裏切らない！ 腸活ダイエットで理想の体形に

腸を最優先にする生活、腸活はダイエットに最適です。今まで述べてきたように、腸は人生におけるさまざまな困難の解決方法の鍵を握っています。健康になりたいなら、腸活をはじめましょう。

重要なことなので何度も言いますが、腸は体を作る成分を吸収する臓器です。血液に含まれる成分や、ホルモンなど、人体を構成するすべての細胞の質と量は、腸の働きによって左右されています。

腸内フローラのコンディションが悪いと、ドロドロした血液になります。反対に良い血液には痩せ物質の短鎖脂肪酸が含まれています。血液の質は腸活ダイエットには重要です。

血行が良くなると、代謝が上昇します。するとエネルギーが燃焼される脂肪がつきにくい体になります。便秘外来に来た患者さんも、

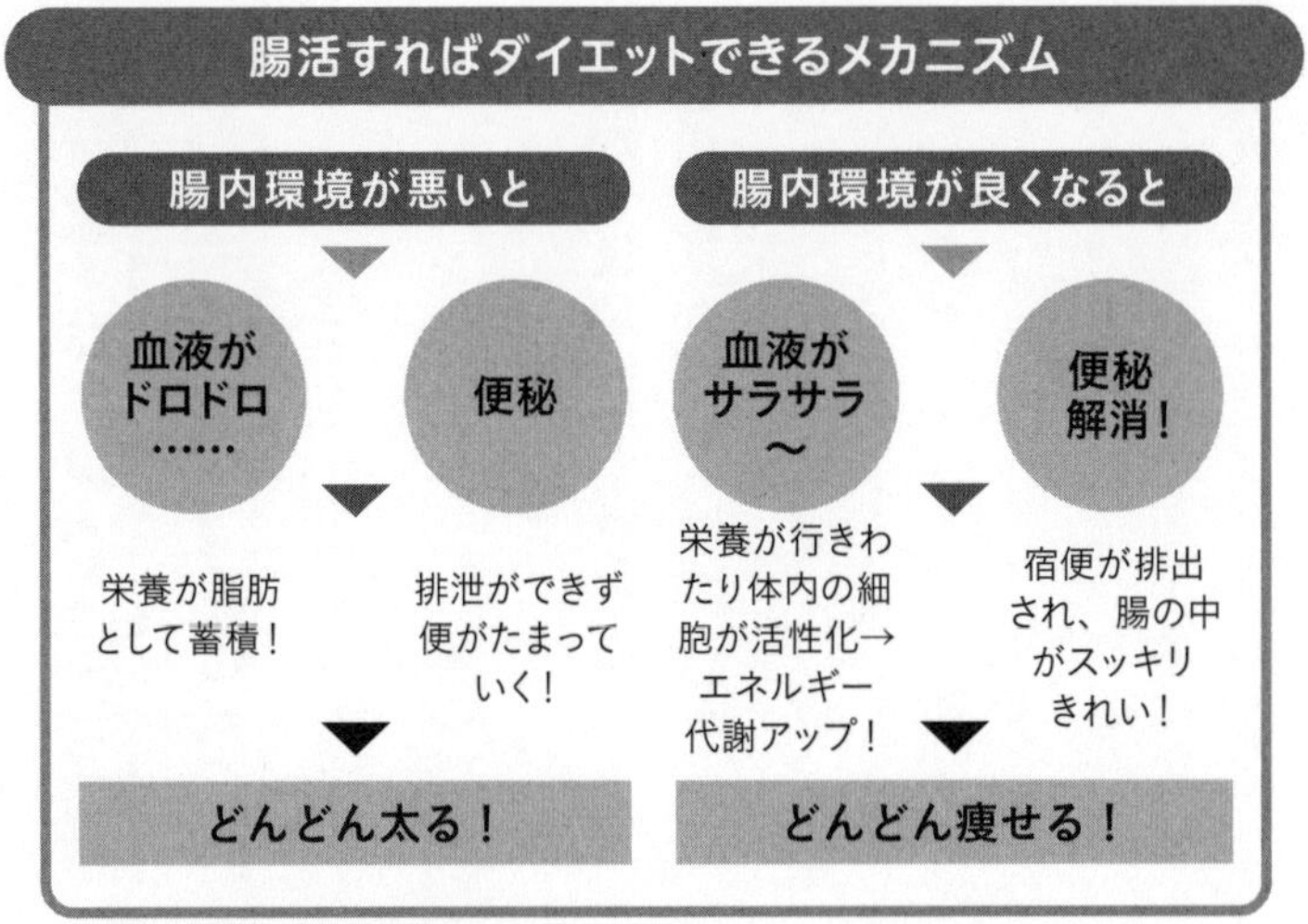

腸の活動を改善しただけで、自然に3～5キロ減量できました。逆に太れなくて困っている痩せ形でも、バランスの取れた体作りをすればより健康体に近づけます。

腸内環境が整うだけで、痩せやすく健康になり人生が好転します。あなたもぜひ、腸活ダイエットをはじめてみませんか？

腸活知っ得MEMO

便秘症じゃないけど腸活ダイエットは必要？腸活で自然に痩せ体質に

腸活ダイエットは、便秘などの症状がなければ必要がないと思うかもしれません。しかし、快便の人でも腸内環境を整えると、全身の細胞に栄養素が運ばれるので代謝が良くなり痩せやすくなります。日頃から腸活は必要なのです。

朝だけでも効果抜群な腸活ダイエット 体内時計のリセットを上手に利用

KEYWORD 毎朝の体内時計リセット

必要なのは朝日を浴びること！朝型の生活が美腸への第一歩

朝活という言葉もありますが、腸活ダイエットは朝活にもぴったりです。朝型の規則正しい生活は、美腸への第一歩です。腸内環境を改善するには、自律神経のバランスを整えることが重要だと述べてきました。自律神経のバランスが崩れてしまうと、腸の働きが悪くなり、便秘などの悪循環を生み出します。

人間の体には、新陳代謝やホルモン分泌を行う体内時計の機能があります。体内時計がきちんと機能しないと、腸の働きが停滞してしまいます。交感神経と副交感神経は、一日の中でリズムを持って動いているので、夜遅くまで起きていたり、朝もダラダラしていたりするとスイッチの切り替えができず、バランスが崩れてしまうのです。

では、どのようにすれば良いのでしょうか。ひとつは朝起きたら、朝日を浴びること。も

腸活ダイエットは朝だけでいい理由

交感神経は朝に上がりはじめ、日中をピークに降下するので、朝に体内時計をリセットすることで体を自然な状態に導き、自然と痩せる体になる。

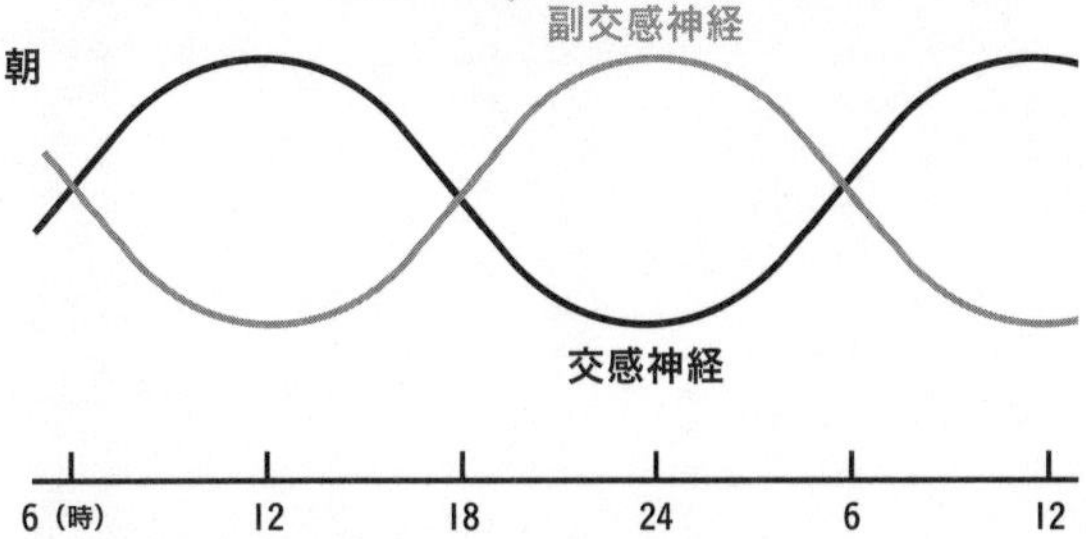

うひとつは朝食を摂ること。体内時計を管理している時計遺伝子は24時間ぴったりではなく、1時間ズレています。朝日を浴び、朝食を摂ることでズレを調整できるのです。体内時計が整うと、副交感神経が働くようになり、消化活動も活性化され、便通もスムーズになります。朝型生活が、腸活には大事なのです。

腸活知っ得MEMO

食欲がわかない朝……無理に食べるのはやめよう

目覚めたのにお腹が空かない。そんな朝は、無理に食べる必要はありません。夕飯がきちんと消化できていないので食欲がわかないのです。その状態で食べると、腸に便が詰まってしまいます。スムージーで栄養補給しましょう。

よく噛んで、味わって食べるだけで太らない腸活食生活のスタート！

KEYWORD 温かい飲み物と食事

早食いは肥満のもと！ゆっくり食べれば便秘も改善

「早食いは肥満のもと」という言葉を聞きます。早食いをすると、脳が満腹と理解する前に食べすぎてしまうので大食いになってしまうのです。さらによく噛まずに、飲み込むように食べると、交感神経が過剰に刺激され興奮し、副交感神経の働きが低下します。腸が動かずに、消化・吸収がうまくいかないため、余ったエネルギーが体脂肪になってしまうのです。早食いの人が、肥満やメタボになるのは、このためです。

肥満を防ぐためにも、よく噛んでゆっくり食べることが重要です。ダイエッターの間で話題となったマクロビオティックという食事法では、よく噛むことを重要視しているそうです。それは、美容面だけではなく自律神経にとっても良い効果が期待できるから。

口角を上げて笑顔になると、副交感神経が

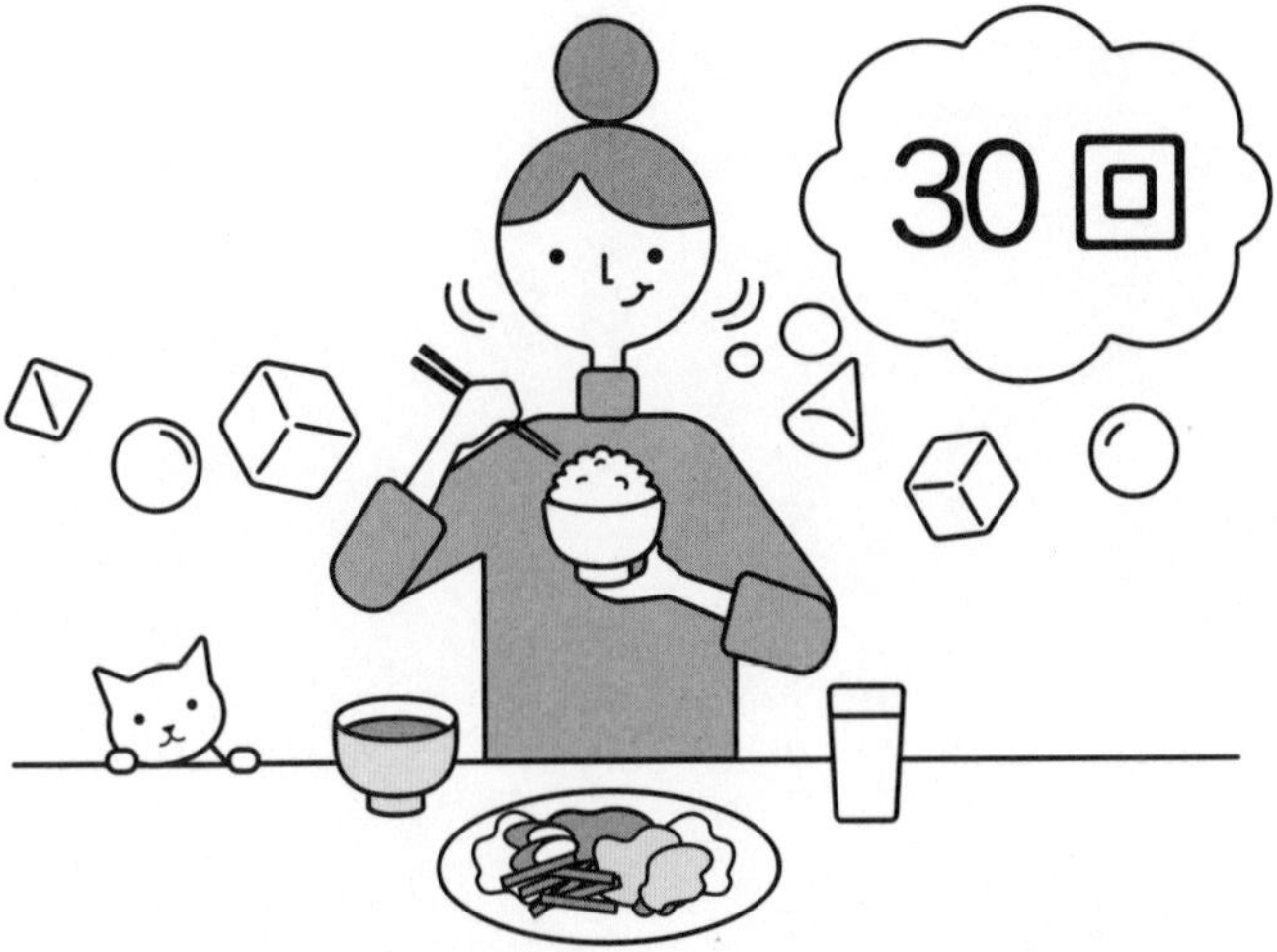

活性化すると言われます。これと同じで、よく噛めば噛むほど、表情筋が緩み、咀嚼のリズムが副交感神経の働きを活性化させます。副交感神経の働きが高まると、脳がよく動くようになり消化・吸収がスムーズになることで、腸内環境も良くなります。全身にきれいな血液が流れると、代謝も上がり余分な脂肪

腸活知っ得MEMO

寝坊した！ そんなときはコンビニで買える朝食でOK

腸内環境を整えるには、毎朝の朝食は欠かせません。もしも寝坊のため家で食べる時間がなかったら、コンビニで買える食物繊維が豊富なシリアルバーと、飲むヨーグルトの組み合わせが最適です。腸に良い朝食なら一石二鳥です。

がつきにくい体になります。

つまり、ゆっくりよく噛むだけで、腸内環境が整って太りにくく疲れにくい体になるのです。さらにストレスからくる暴飲暴食も防げます。食べ物をおいしく食べるだけで、見違えるようにきれいになれるのです。

温かい飲み物を飲むだけで血流が促され副交感神経が活性化

夏に暑い野外から帰宅して、冷たい物を飲むと気持ちがさっぱりするのは、暑さがストレスになっているために交感神経が高ぶっているからなのです。そこに冷たい物を摂ることで、ストレスがやわらぐのです。冷たすぎる物や熱すぎる物は、交感神経が高まるのでひかえめにしたほうが良いでしょう。

冷たい物を多く摂ると胃腸が冷えるので、副交感神経が働きづらくなります。温かいスープを飲むとホッとするのは、副交感神経が働くため。

胃腸の血流を促し、副交感神経を活性化させる効果があります。ストレスでイライラしたときは、夕食に温かい食事を摂るようにすると副交感神経がアップします。乱れた自律神経のバランスも整っていきます。

食事に酢や酸味をプラスすると自律神経のバランスアップ！

腸内環境を整えるためには、ゆっくりよく噛むことと、温かい食事を摂ることが重要だと述べました。では、どうしても冷たい飲み物や食事を摂りたくなったら、どうすれば良いでしょうか。そんなときには、酢の酸味を取り入れてみてください。

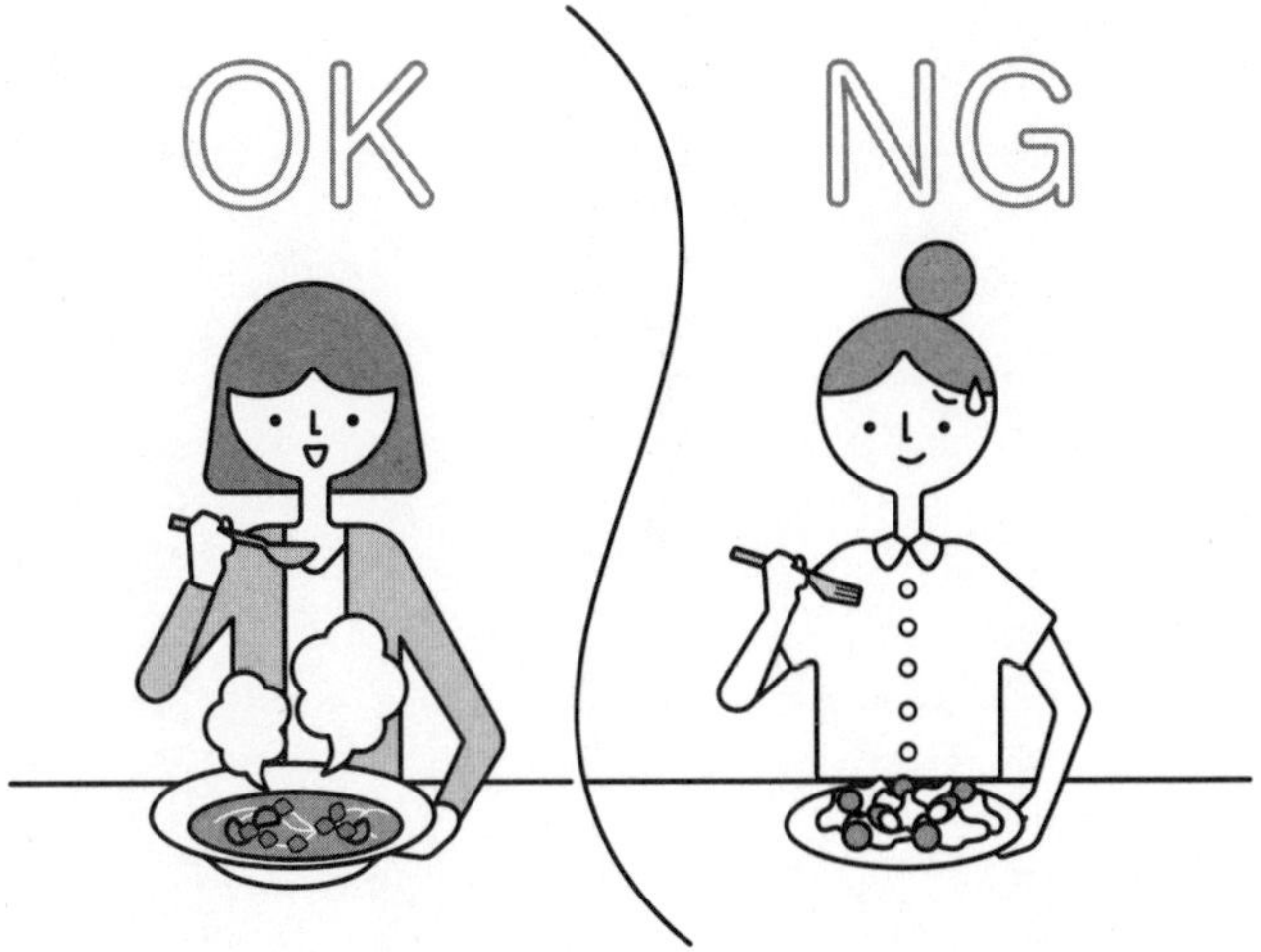

酢やレモン、梅干しなどの酸味は、胃腸が排泄反射を起こすので、副交感神経が活性化します。冷やし中華や冷やしそうめんなどを食べる時には、意識して酢を足してみたり、レモンを絞ってみたりして酸味をプラスするようにしてください。おいしく食事しながら、副交感神経も優位にできる食事術です。

腸活知っ得MEMO

ヨーグルト
朝なら冷えたままで
夜なら温めて食べよう

ヨーグルトのような冷たい食べものは体を冷やしますが、朝は交感神経が高くなる時間帯のため、体温が高くなるので大丈夫です。夜に交感神経が高くなると眠りが浅くなるので、夜食べるのならレンジで温めて食べましょう。

朝に行えば効果的！ 腸の機能を高めるトイレでできる腸活ストレッチ

KEYWORD トイレで腸活

体の外側からアプローチするストレッチで快便生活

これまでは食べ物や生活習慣など、体の内側からの腸活を解説しましたが、次に、体の外側から腸を刺激するストレッチを紹介します。内側と外側の両方から刺激をすることで、便がスムーズに出るようになります。エクササイズの効果をより高めるためには、排泄の時間帯である朝に行うのが最適です。

今日はお通じの調子が良くないな……と思ったら、トイレに入りながらエクササイズを行いましょう。ポイントは、腸と肛門括約筋におだやかな刺激を与えること。たまっていた便がスッと押し出されるはずです。

「足首交互タッチ」では、まず便座に浅く腰かけます。足は肩幅で、両腕を横に開きます。体を右方向にひねり、左手で右足外側のくるぶしを触ります。このとき、反対側の右手は頭上よりも高く引きあげます。その姿勢のま

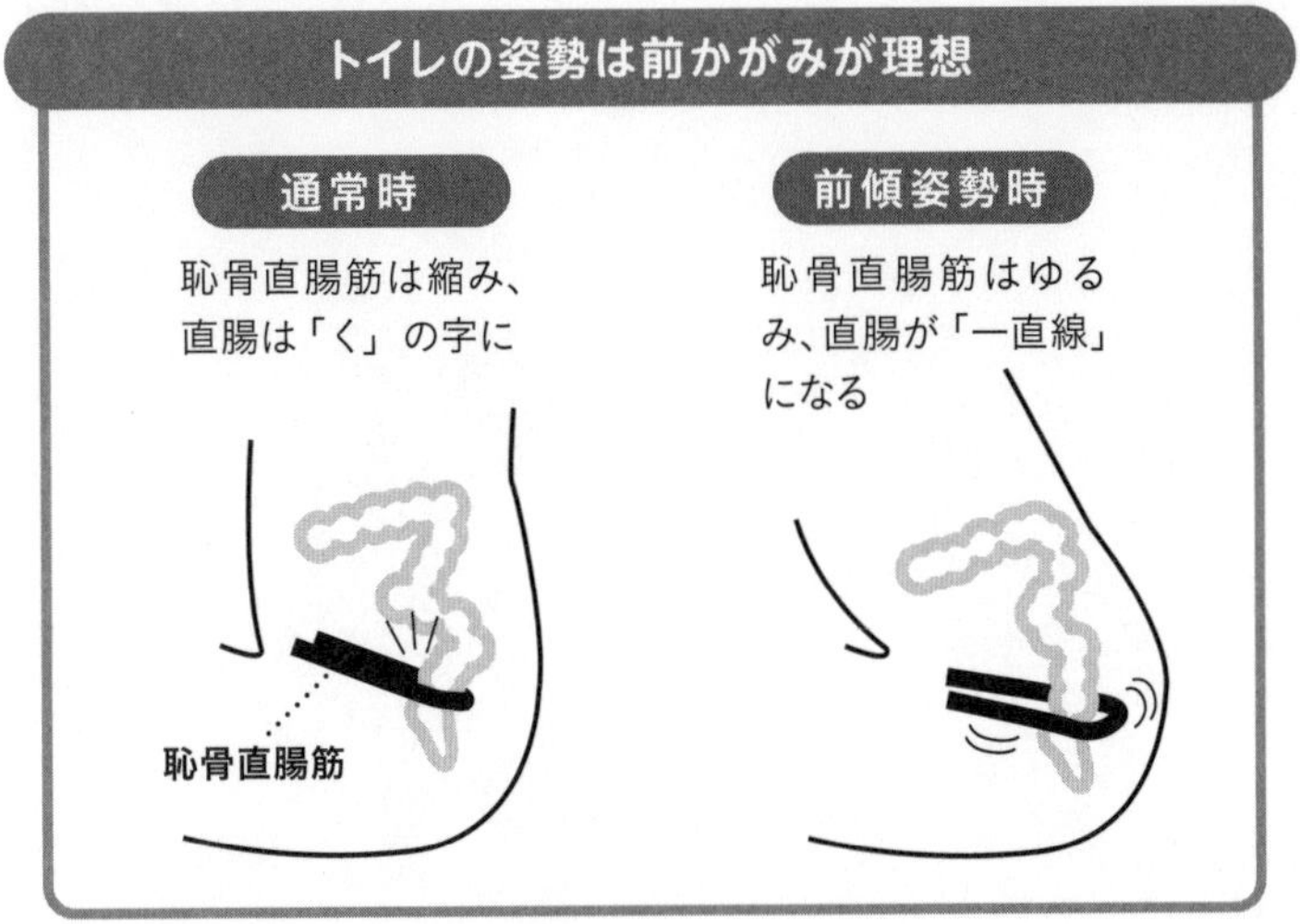

ま10秒キープします。

　次は反対側です。体を大きく左にひねり、右手で左足外側くるぶしを触り、そのまま10秒キープします。体をねじることで腸を刺激し、便が下までおりてきます。左右10回行います。

「お尻スライド」では、お尻を後ろに突き出すように便座に深く腰かけます。便座を手で押さえ、体を安定させます。次に、両手で便座を持った状態で、腰を前に突き出すようにしてお尻を前にスライドさせます。そのまま5〜10秒キープしてください。これを10回繰り返します。直腸の位置を前後に動かすので、腸のぜん動運動が促されます。

　どちらも「あと少しで出そうかも……」というときに効果的なので、ぜひトイレタイムに取り入れてみてください。

毎朝のトイレタイムにやりたい「足首交互タッチ」ストレッチ

1

便座に浅く腰をかけ、肩幅に足を開く。左手で右足のくるぶしにタッチし、右手は頭上に高く引き上げ、体を大きく右側にひねる。その姿勢のまま10秒キープ。

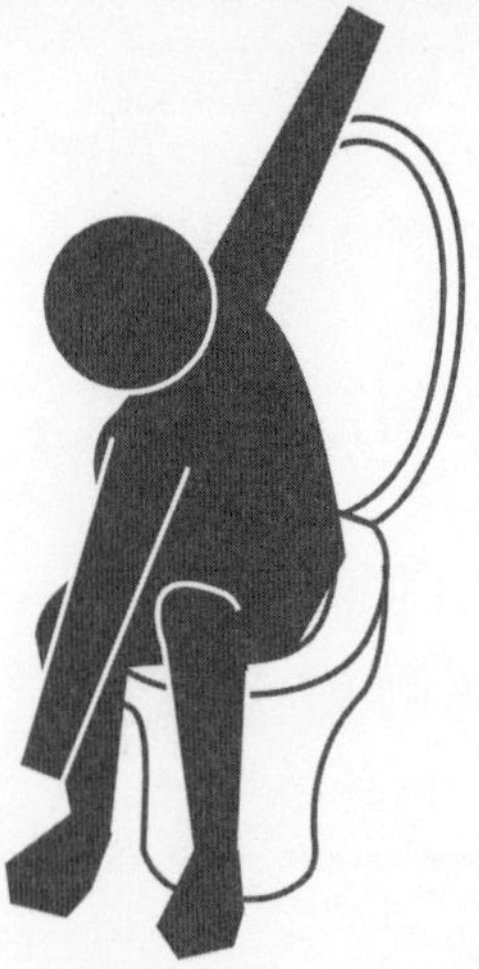

2

右手で右足のくるぶしにタッチし、左手は頭上に高く引き上げ、体を大きく左側にひねる。その姿勢のまま10秒キープ。左右10回ずつ行う。

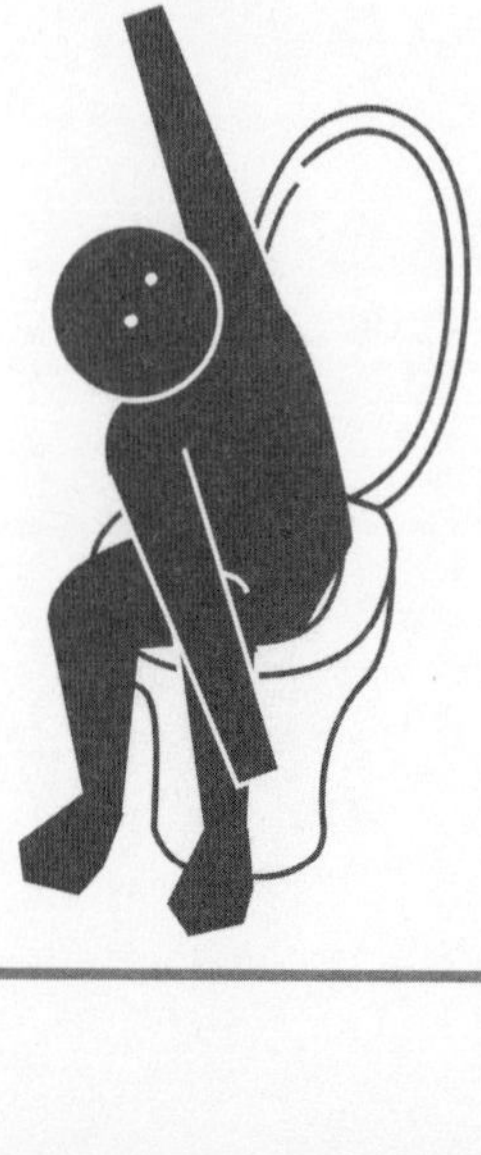

毎朝のトイレタイムにやりたい「お尻スライド」ストレッチ

1

お尻を後ろに突き出すように深く座り、便座を手で押さえる。

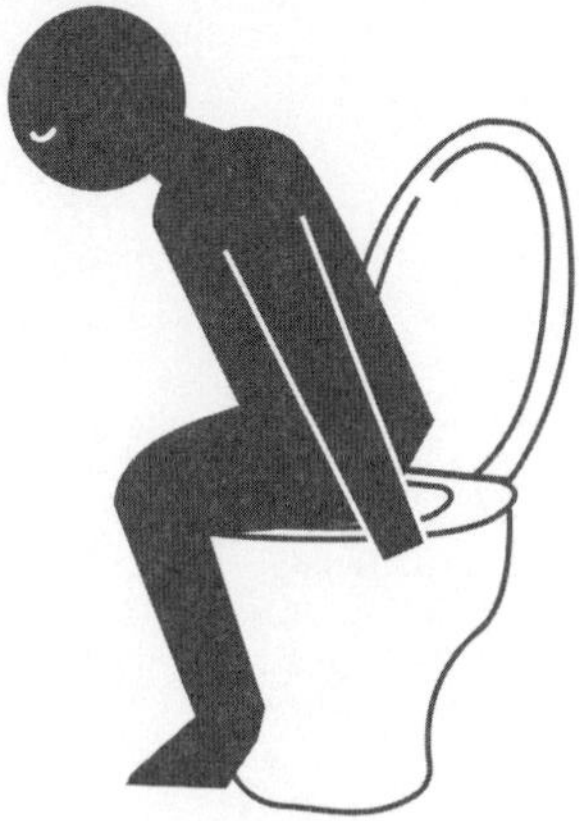

2

その状態のまま、腰を前に突き出すようにお尻を少し浮かせ、そのまま5～10秒キープする。これを10回繰り返す。

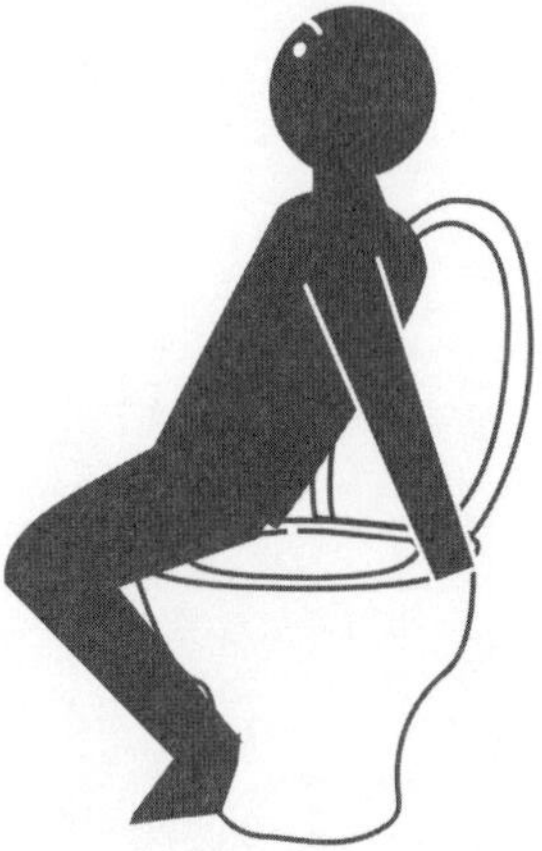

便秘になりやすいのは、まじめなタイプ
ストレスこそが腸活の最大の敵！

KEYWORD　持続こそが重要

腸活ダイエットを続けるコツはがんばらないことがとっても大切

腸活ダイエットの敵ともいえる便秘ですが、便秘の人の多くはまじめで、がんばり屋さんタイプなのです。その几帳面な性格のせいで、ストレスを感じ腸に負担をかけていると言っても過言ではありません。この腸活ダイエットも、「明日からがんばるぞ」と思ったのではないでしょうか。できればどうか、がんばらないでもらいたいのです。

早起きや、規則正しい生活はすぐにはじめられますが、「かならず毎日続けよう」とか、「腸活ダイエットは体に良いので絶対に守ろう」と自分自身にプレッシャーをかけてしまうこと自体が、ストレスになってしまうのです。

腸と自律神経は密接な関係にあります。ストレスが優勢の場合には、副交感神経が弱まるので腸のぜん動運動も弱ります。結果として、腸が収縮し、便秘を招きます。

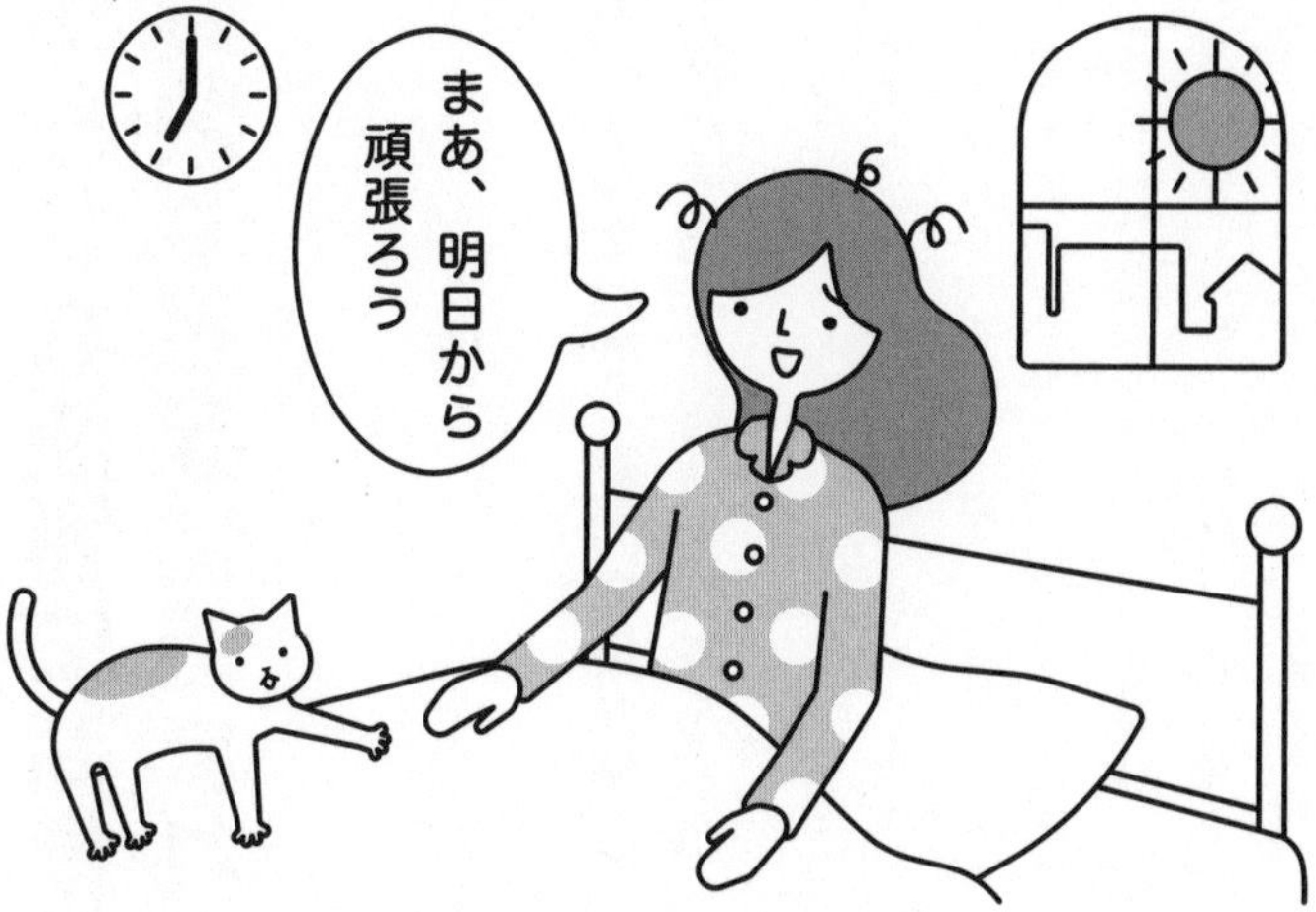

もしも朝寝坊してしまっても、「大丈夫！」と気持ちを切り替えることが大事です。コップ１杯の水を飲むだけでも、腸活につながります。忙しい日はスムージーを飲んだり、ヨーグルトを食べるだけでもＯＫ。その後、ゆっくりと巻き返せば大丈夫なので、続けることが重要です。

腸活知っ得MEMO

便意は追い返さないで！
自宅でトイレに
行く習慣をつけよう

直腸に便がたまった状態になると、次第に便意を感じなくなります。自宅以外のトイレで便意が促されると我慢してしまう生活を続けていると、さらに便秘症状が進行します。必ず自宅でトイレタイムを持つようにしましょう。

がんこな便秘に効果絶大！穀類や豆類に含まれる太らない糖質

KEYWORD
糖質制限は必要なし

摂取するだけで、腸内環境が整う便秘が解消する難消化性でんぷん

パンやご飯という主食を食べないようにする糖質制限ダイエットは、数多くあるダイエット法の中でも定着しています。白米やパンに含まれている糖質は、体内で消化されるとブドウ糖に変わります。ブドウ糖は、肥満ホルモンといわれるインスリンの分泌を促します。糖質を摂りすぎると中性脂肪が増加するために、主食を避けようとします。

しかし、腸内環境を整え、便秘解消に効果がある糖質があるのです。それが「レジスタントスターチ」です。この糖質は、食物繊維と同じような働きをします。レジスタントスターチとは消化されない、でんぷんという意味です。消化されずに大腸まで届きます。「難消化性でんぷん」と呼ばれています。

便秘解消のほか、血糖値の上昇抑制、アンチエイジング効果、肥満防止にも効果があり

100g あたりの「レジスタントスターチ」分量

食品	分量
白米（調理後の温かいもの）	0.1g
食パン	1.2g
ライ麦パン	3.2g
パスタ（調理済）	1.1g
とうもろこし（調理済）	0.3g
じゃがいも（調理済）	1.3g
いんげん豆（調理済）	2.2g

ます。レジスタントスターチは、主に米や大麦などの穀類、小豆や大豆などの豆類、さつまいもなどのいも類に多く含まれています。

レジスタントスターチは、脂肪をため込むのを抑制する短鎖脂肪酸を作り出すのにも影響します。たくさん摂ることで、痩せ形体質になります。

腸活知っ得MEMO

食べるタイミングを意識するだけで痩せ形になる

ダイエット目的なら、食べるタイミングにも気をつけましょう。レジスタントスターチは、加熱すると減り、冷めると大幅に増えるという特徴を持っています。できれば少し冷たいおにぎりや、寿司を食べるようにしましょう。

腸を整えるだけで痩せる以外にも美肌やアンチエイジング効果も期待できる

KEYWORD 美肌効果と腸内細菌

腸内フローラには美肌効果あり サプリメントや大豆で取り入れて

これまで述べてきたように腸内環境が整えば、自律神経のバランスも安定します。腸は食べ物を消化するだけではなく、全身に栄養を送る重要な臓器です。腸活を行うと、ストレスや不眠というような不調にも悩まされなくなります。しかし自律神経が乱れると、色々な症状が起きます。肌荒れも自律神経が深く関わっています。加齢で副交感神経が低下すると、シミが目立つようになります。

腸内に善玉菌と悪玉菌が存在するように、肌にも美肌菌と呼べる善玉菌と、悪玉菌のように悪さをするものがあると考えられています。善玉菌には、悪玉菌を抑える表皮ブドウ球菌や、乾燥から肌を守るサーモフィルス菌があります。悪玉菌には炎症やかゆみの原因になる黄色ブドウ球菌があります。肌も善玉菌のほうが優位であれば、調子が良くなるのです。

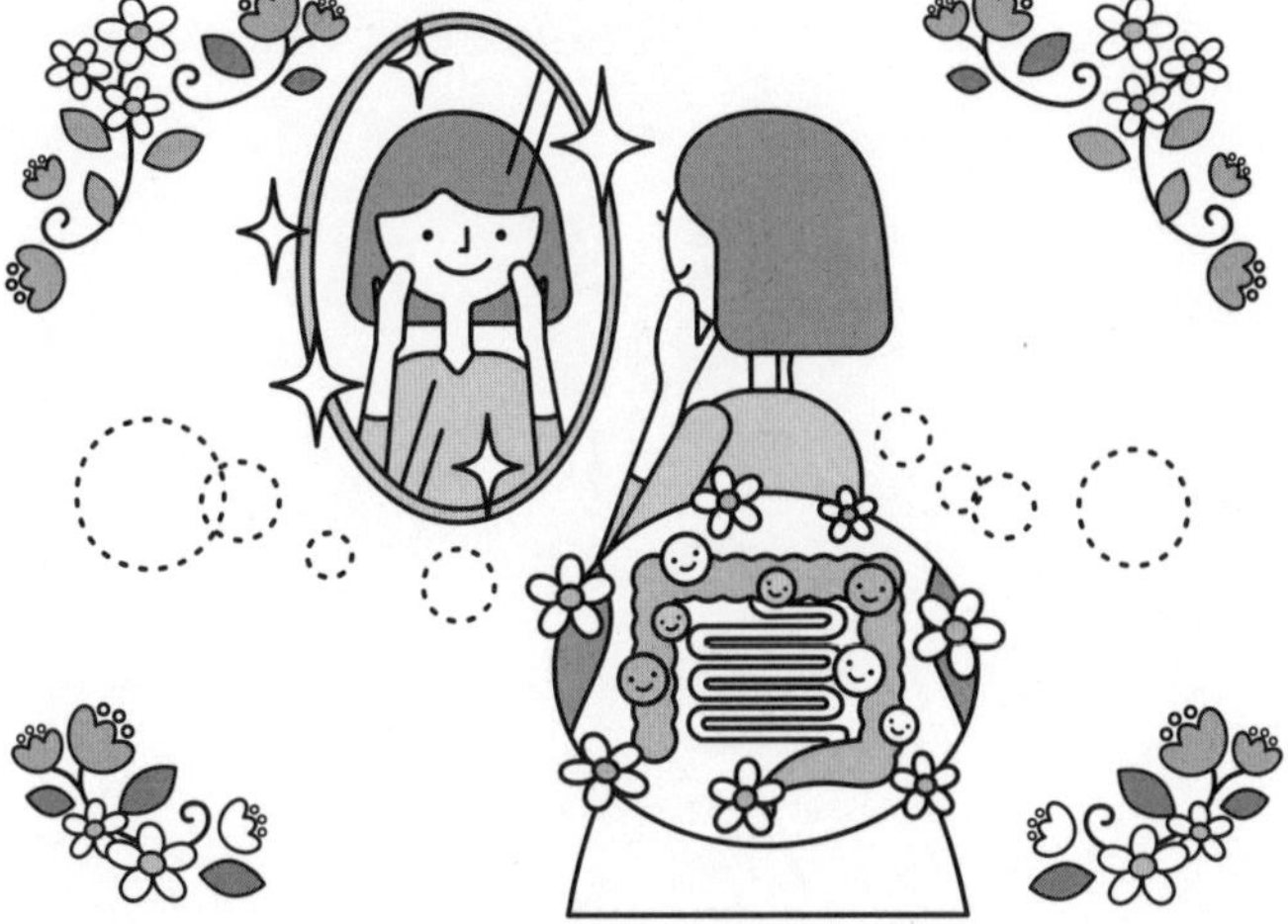

肌をきれいにする腸内細菌には、エクオールという物質があります。大豆に含まれるイソフラボンというある種の成分を腸内細菌がエクオールに変換するのです。

エクオールにはさまざまな美容効果があります。目じりのしわを抑える美肌効果や、女性の更年期障害の症状を抑える効果もあります。腸が健康であると、良い血液が体中に行きわたるので、美肌にもつながります。

アンチエイジング効果が期待できるエクオールですが、誰もが腸内で作れるわけではありません。エクオールを作る腸内細菌を持っていない場合でも大丈夫です。イソフラボンにも同様の効果がありますし、エクオールのサプリメントも開発されています。さまざまな研究がされており、将来的には腸内で増やせるようになるかもしれません。

腸活をサポートしてくれる名言

健康になりたいと願うことは健康になることの一部分です

セネカ

古代ローマ帝国の哲学者

第5章

忙しい人でもすぐできる

毎日コツコツ「腸活習慣」

食事、運動のほかにも、
毎日の習慣で少しずつ腸内環境を改善することができます。
いくつかのポイントを紹介します。

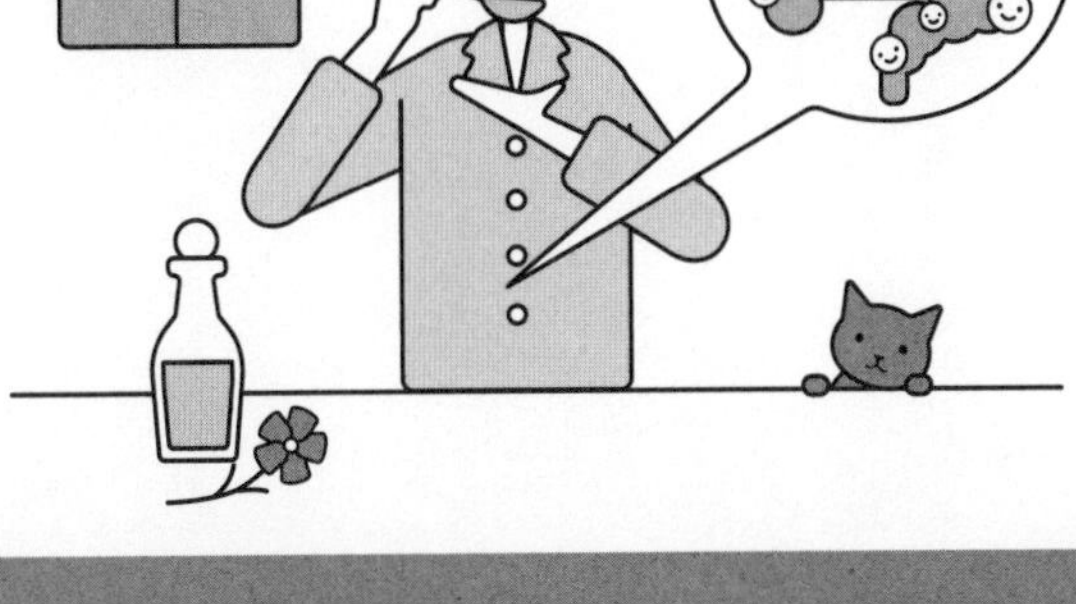

いつもより「1時間早く起きる」だけで乱れた自律神経のバランスが整う

KEYWORD 朝はゆったり&のんびり

体内時計をリセットし新たな1日をスタートさせましょう

「朝を制する者は人生を制する」。大げさに思われるかもしれませんが、1日のスタートである朝をいかに有意義にすごすかで、その日の体調や行動が大きく左右されます。

たとえば、起床が出勤時間ぎりぎりの場合、寝ぼけまなこで朝の支度をすませ、どうにかこうにか出勤。出社しても午前中は頭が回らず、仕事に身が入らないなんてことも少なくありません。

実はこれ、自律神経のバランスの崩れによるもの。本来なら、朝は朝日を浴びることで幸せ物質のセロトニンが分泌され、体内時計がリセットされます。これを合図に、自律神経が副交感神経から交感神経に切り替えることができるのです。

この切り替えを確実に行うためには時間の余裕が必要。そこで、試しにいつもより1時

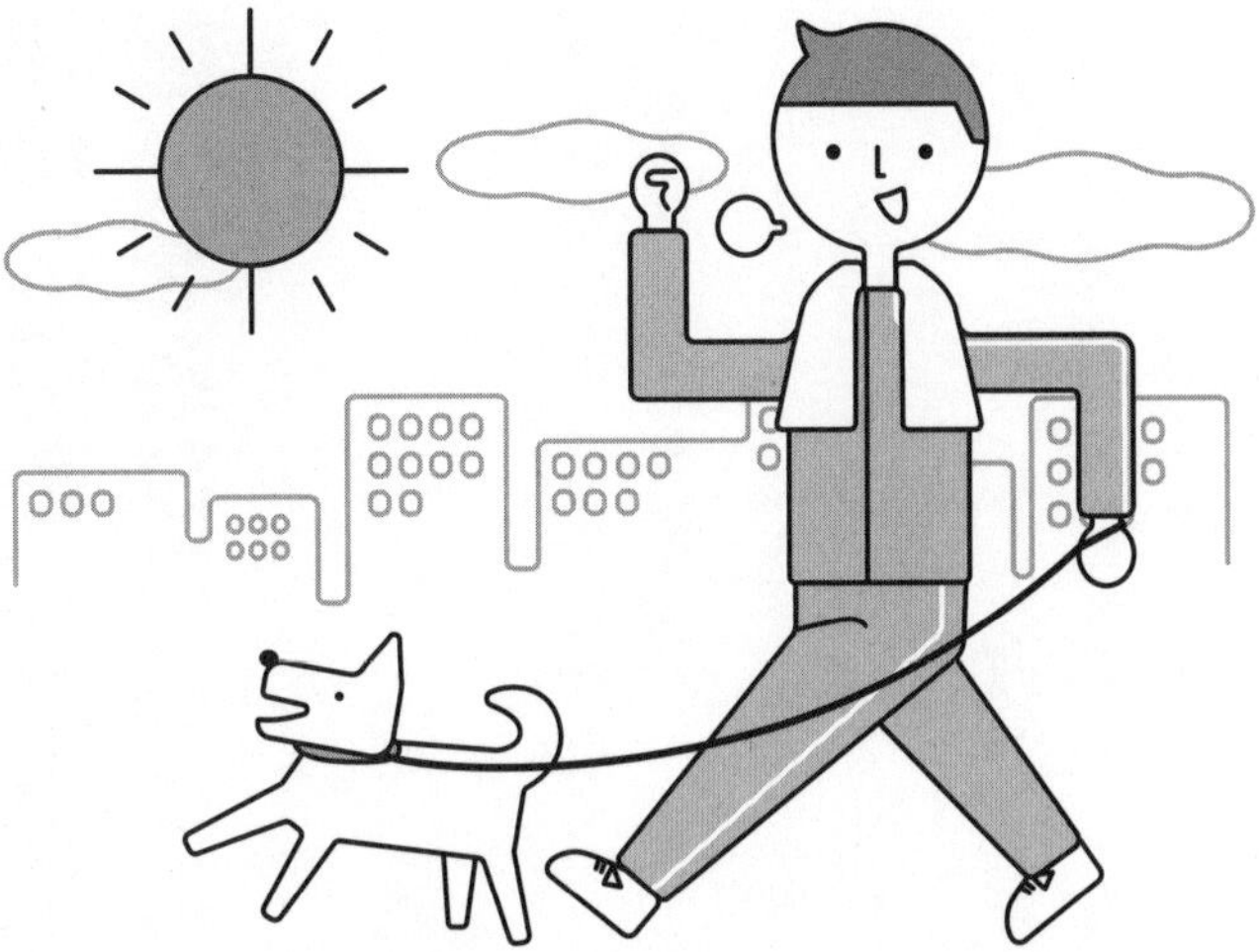

間早く起きてみましょう。カーテンを開けて朝日を浴び、窓を開けて空気を入れ替え。身支度をきちんと整え、余った時間でコーヒーを。

最初は辛いかもしれませんが、２週間ほど続けると習慣になり、朝から交感神経を高めることで、日中の心身のパフォーマンスも驚くほど向上します。

腸活知っ得MEMO

歯磨きタイムで副交感神経の働きをゆっくり高める

自律神経のバランスを整えるためにおすすめなのが歯磨きタイム。鏡に向かってにっこり笑顔のまま、ゆっくり歯を磨いたり、歯を磨きながらその場で軽くストレッチをしてみたりと、１日の心地良い始動のための準備を整えましょう。

日中の活動に必要なメラトニンは朝日を浴びることで分泌が促進される

KEYWORD 朝日浴

夜から朝へと、タイミング良くリセットすることが大切

早起きが苦手という人にとって、克服のキーワードになるのが〝朝日〟。人は潜在意識の中に、「太陽が昇ったら目を覚まし、暗くなると眠くなる」という観念があります。そのため、朝目が覚めたらまず一番にするべきことは、カーテンを開けること。

体いっぱいに朝日を浴びることで、睡眠を促す「メラトニン」というホルモンの分泌がストップし、代わりに〝幸せホルモン〟の「セロトニン」が分泌されます。

そして夜には再びメラトニンが分泌されて睡眠モードに。そのため朝日のパワーを借りて、体内時計を夜から朝にリセットする必要があるというわけです。1日中だるくて眠い、頭が働かないという場合は、このリセットがうまくいっていない可能性があります。

こうして日中は交感神経、夕方以降は副交

太陽の光を浴びる効果

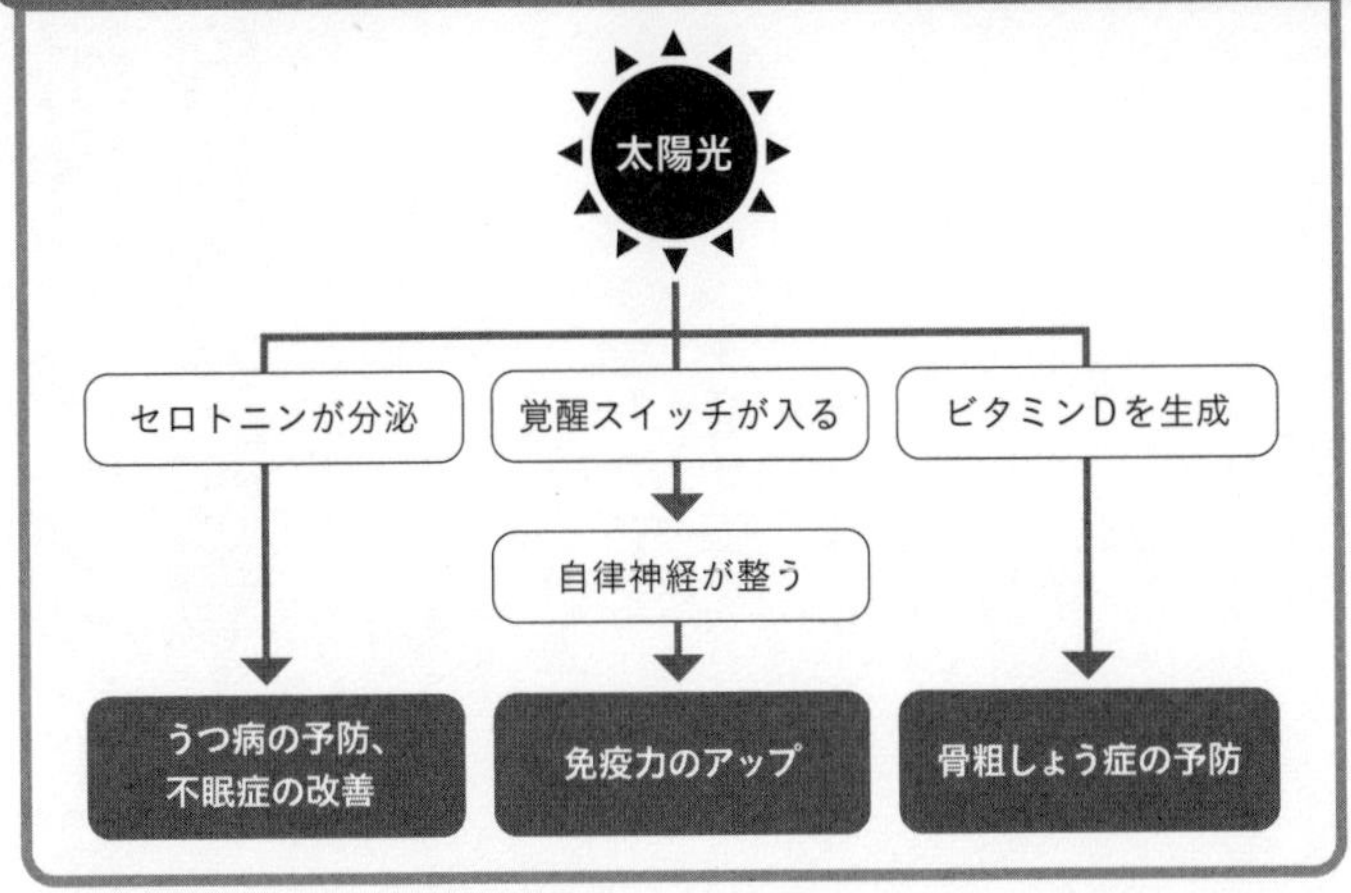

感神経を働かせるというリズムこそ、自律神経のバランスを整えるうえで必要不可欠。

これを習慣化できれば、快適な目覚めと良質な睡眠を得ることができ、メンタルと自律神経も安定します。昔から健康維持のためには「早寝早起き」、また「早起きは三文の徳」などといわれますが、的を射ています。

腸活知っ得MEMO

快適な起床のためには完全に遮光せず光を上手に取り込んで

寝室には、遮光のためにカーテンを引いているというケースが一般的かもしれません。そこで、少しでも効果をアップさせるには、光を通すレースや薄手のものだけにしたり、就寝前にあえてカーテンを開けておくのも手です。

寝起きに「コップ1杯の水」を飲むだけで腸内環境が改善!

KEYWORD 食前の1杯

朝食前にぐいっと1杯で腸の活動スイッチをオンに

早起きで生まれた時間の余裕は、身支度だけでなく、心身を整えるためのメンテナンスにも当てたいもの。たとえば活力源として欠かせない朝食も重要ですが、その前に新たな習慣としておすすめしたいのが「目覚めの水」。空っぽの胃に一気に水を注ぐことで胃腸を目覚めさせ、腸を活性化させるこの習慣は腸活の定番です。

人間の体の50~75%は水分で成り立っていて、汗や尿などで1日約2L分が排出されています。そのため、通常1日数回に分けて、その分の水分を補給する必要があるのです。中でも朝の1杯は特に重要で、睡眠中に消化・吸収を終えて休息している腸に、活動開始を知らせる役割を担います。

この刺激で腸はぜん動運動をスタートさせて排便を促すため、〝朝の1杯〟を習慣化さ

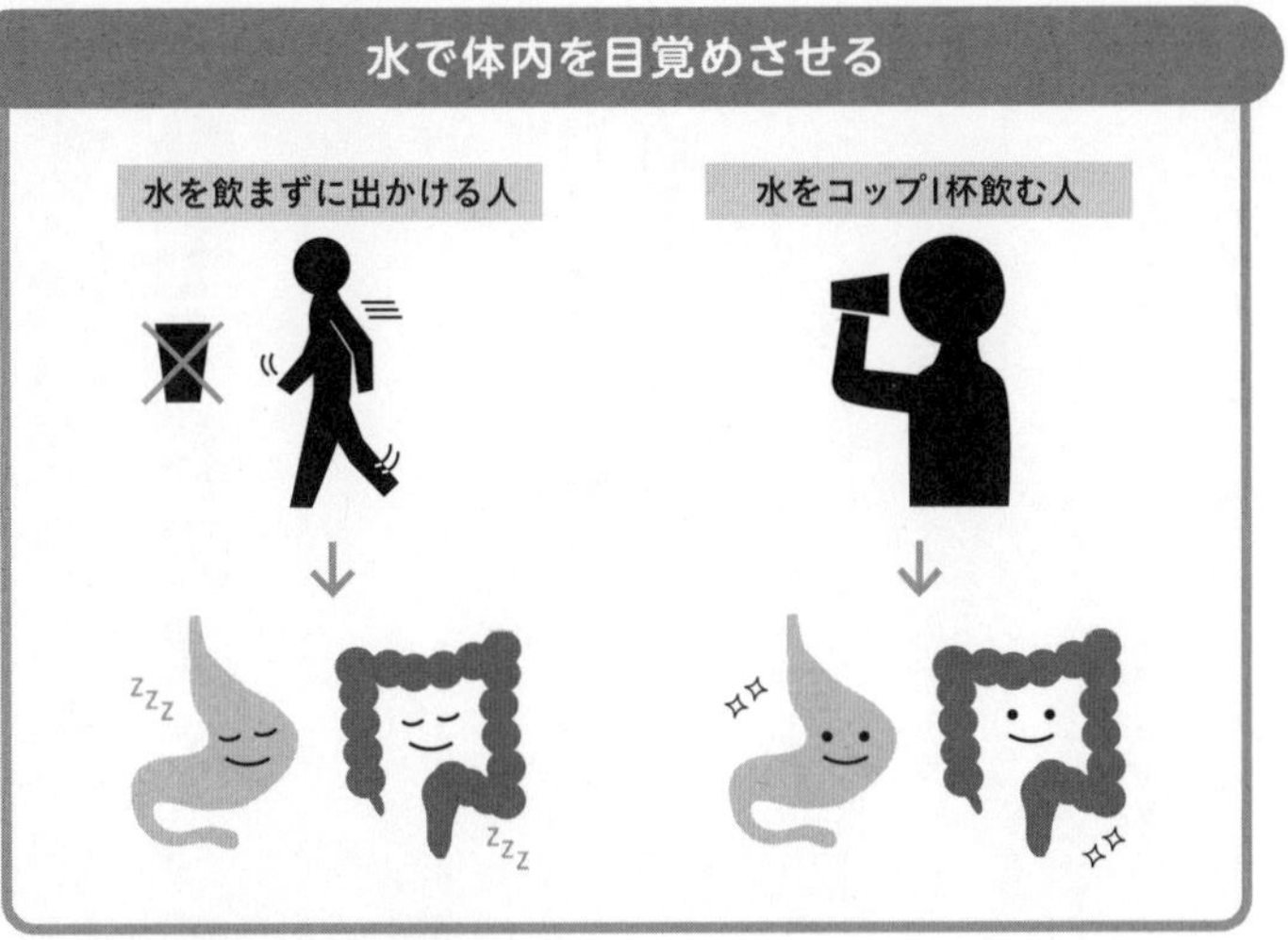

せると、便秘からも解消されるというわけ。
さて、スイッチ代わりとなるこの水、効果的なのは冷たい水。ただし体を冷やしたくない人は、常温か白湯でもＯＫです。ぐいっと一気に飲む（むせない程度に）ことでより強い刺激となり、活性化され腸内環境の改善にも一役買ってくれるはず。

腸活知っ得MEMO

こまめな水分補給は腸内環境の活性化にも効果的

1日約2Lの排出に対して、補給の目安は1～2Lです。朝の寝起きの1杯にはじまり、外出からの帰宅や食事前、喉が渇いたときなど、お茶やコーヒーとは別に、1日かけてこまめに水を補給するのがポイントです。

まずはバナナ1本から。朝食で自律神経の活動モードのスイッチをオンに！

KEYWORD セロトニン倍増

ストレスフリーの朝食は1日を乗り切る力めし

コップ1杯の水で活動のスイッチをオンにしたら、次はエネルギーの補給。となると外せないのが朝食です。しかし朝ギリギリの起床で1日をスタートさせる人の多くは朝食抜きで、心身ともに活動のスイッチはオフのまま。このような状態でランチまで切り抜けるには無理があり、その結果、自律神経のバランスを崩したり、便秘や肥満、糖尿病などの生活習慣病のリスクを高めることになります。

朝食は食べ物が胃に入ることで腸を刺激し、ぜん動運動を活発にします。摂取した栄養は血液から全身に行きわたり、日中の活動エネルギーとなります。そのため、1日を万全のコンディションで乗り切るには、できるだけ朝食を摂るようにしたいところ。

しかし、朝食抜きの生活に慣れてしまった人にとっては、何をどう食べるかを考えるこ

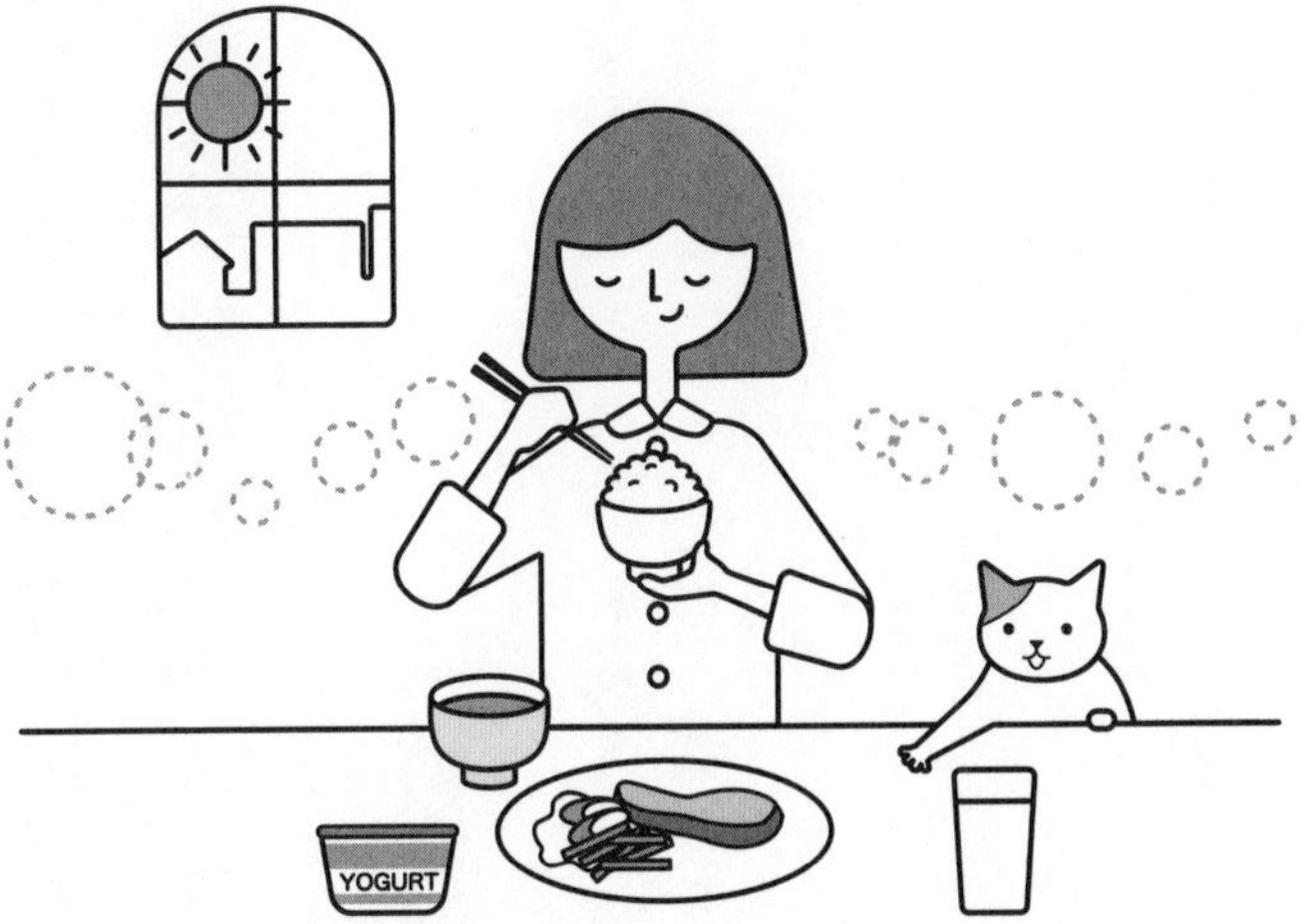

と自体がすでにストレス。そこでまずは、手軽に食べられるバナナからスタートを。バナナ自体はミネラルや食物繊維を豊富に含み、1本でもカロリーは十分です。

慣れてきたらおにぎりとみそ汁、サンドイッチとコーヒーなど、好きなものを楽しんで食べる「ストレスフリーの朝食」を目指して。

腸活知っ得MEMO

ゆとり時間を利用して肌活もスタートさせてみよう！

早起きして生まれたゆとりを、自分磨きに使ってみるのも悪くありません。たとえばおすすめは"ぬるま湯洗顔"。洗顔料は使わずに、こすらずぬるま湯で流すだけ。最後は水で毛穴を締め、タオルはそっとおさえるだけで美肌に。

決まった時間にトイレタイムを設定し自分の排便リズムを体に覚えさせよう

KEYWORD 朝食後は便座に座る

便意があってもなくても必ず決まった時間にトイレに入る習慣を

朝ギリギリに起床する人の中には、長年便秘で悩んでいる人が少なくありません。それもそのはず、就寝中に副交感神経が高まり、腸は活発に消化活動を行います。そして朝には排便の準備が万端となって待機しているのです。ところが朝食による腸の刺激はなく、いつまでたっても活動開始のスイッチは入らないままで、便は排出できずにたまる一方。

便秘を解消するためには、まず排便リズムを作ること。その意味でも、排出を待ち構えている朝は本来絶好のタイミング。早起きして散歩やストレッチをしたり、きちんと朝食を摂ることで腸を刺激し、まずは便意を促してみましょう。それがうまくいかない場合もあせりは禁物。毎日決まった時間にトイレに行き、座って待機。それで決まった時間に排便できればＯＫですし、２〜３日に１回の便

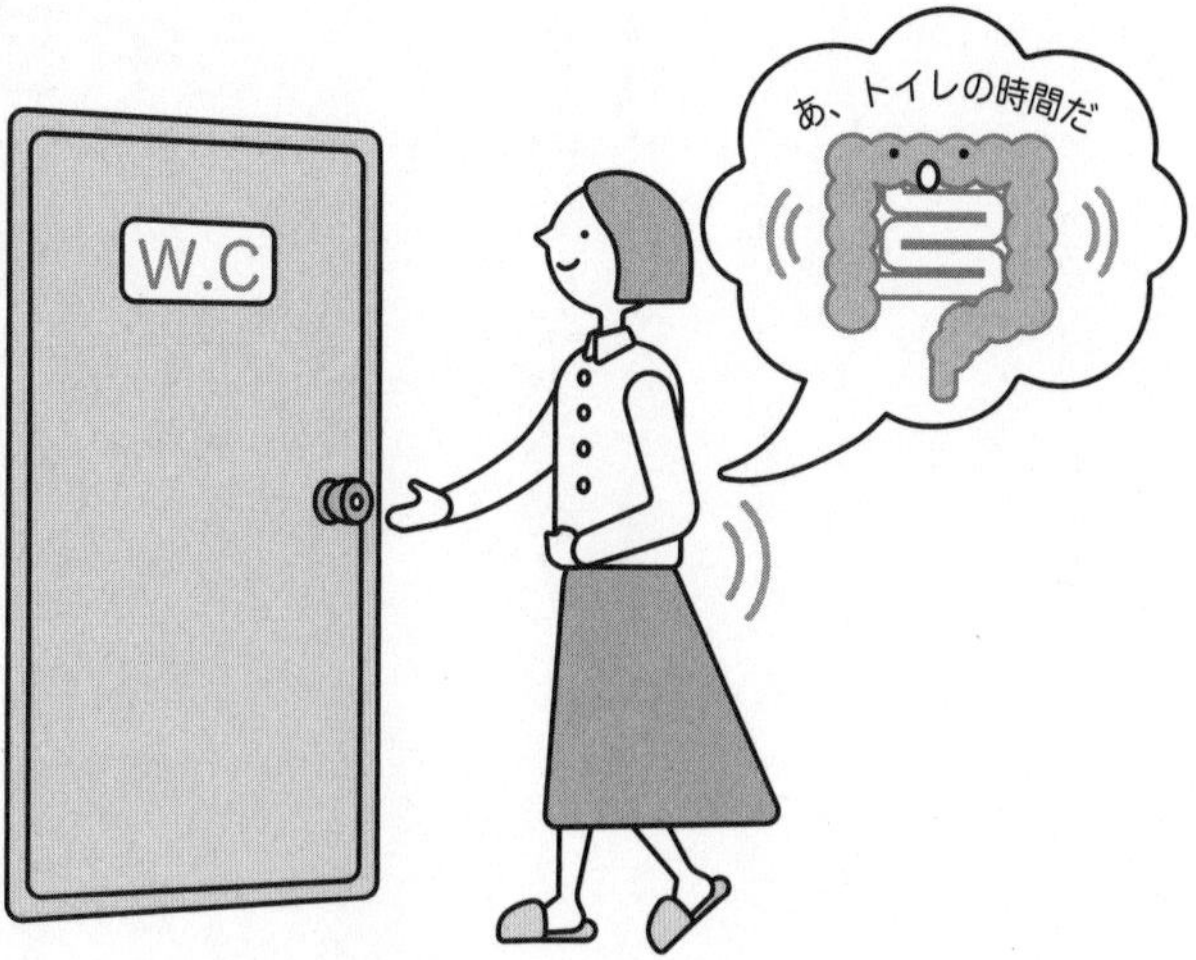

意であっても、お腹がパンパンに張ったり、気分が悪くならないようなら、それがその人のリズムということ。

大切なのはあせらないこと。無理に出そうとせず、リラックスして待ちましょう。また入念なストレッチやラジオ体操で、腸が活発に活動する体作りを心掛けるのも大切です。

腸活知っ得MEMO

５歳若見えの秘密兵器 ぱっちりまつげ 美容テク紹介

洗顔に続けて行いたいのが目元のケア。疲れや年齢が出やすいのは、眼輪筋の衰えによるもの。解消には両方の指先で両目のまつげを持ち、そのまま上にきゅっと持ち上げて瞬きを。これによって眼輪筋が鍛えられ、目元の血行も良くなります。

頭を使う仕事は自律神経が活性化している午前中にこなすのがベスト

KEYWORD 午前中が勝負

午前の部と午後の部はメリハリをつけて働くのが◎

　仕事ができる人は時間の使い方が上手。それというのも、心身ともに自分の体調管理がきちんとできているからです。たとえばスケジュールを調整するとき、あらかじめ午前中と午後の自分の状態を予測します。基本的に午前中は交感神経がパワーアップし、副交感神経もまだ余力を残している状態。集中力が研ぎ澄まされているのは断然、午前中なので、重要な決断をしたり、会議などの頭を使う仕事は、午前中に片付けるようにしたいもの。

　逆にまったりモードに突入する午後は、メールチェックや伝票整理など、いわゆる雑務に当てましょう。特に昼食後2時間程度は、消化吸収にエネルギーを消費されるため、ボーッとしがちな時間帯。あえて体を動かす仕事や部屋の片づけをしてみたり、あまりにも眠いときは、思いきって15～30分程度、昼

午前と午後のタスクを切り替える

午前におすすめの仕事

交感神経が働いている
時間帯

午後におすすめの仕事

副交感神経が働いている
時間帯

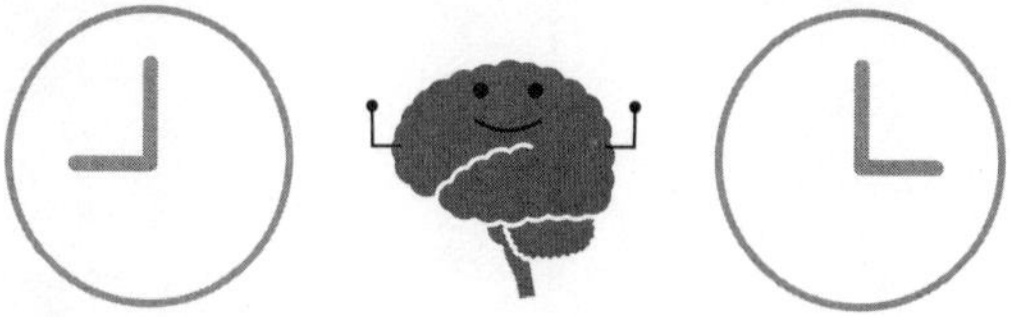

- 書類や企画書の処理
- 重要な商談
- 頭を使う仕事

- メールチェックなど
ルーティンワーク
- 社内での打ち合わせ
- 雑事の処理

寝をしてみるのもおすすめです。
このように、ざっくり午前と午後で仕事配分をしておけば、時間をムダにすることはありません。そして本来なら仕事がはかどる午前中にエンジンがなかなかかからない場合は、交感神経がうまく働いていない証拠。起床時間や時間の使い方について再検討を。

腸活知っ得MEMO

老廃物を押し出すイメージでぐりぐりマッサージ

気になるむくみやたるみ、クマやくすみの解消におすすめは、「ぐりぐりマッサージ」。両手をグーにして関節や頭皮、顔の筋肉を、自分が気持ち良いと感じる強さで、ぐりぐりとマッサージ。メイク前に行えば、10歳若見えも夢ではありません。

イライラやストレスを感じたら まずは深呼吸でリフレッシュ

KEYWORD 1：2の割合

腹式呼吸で副交感神経を活性化させストレス解消

ストレス社会の今、生活の中には交感神経が優位になりがちな場面があふれています。たとえば、仕事での失敗やプレッシャー、家事との両立、対人関係などなど。いずれも自律神経のバランスが突然乱れ、交感神経のレベルが急激に跳ね上がる場合があります。

そんなときは、意識して副交感神経のレベルを上げる必要があります。まずは基本中の基本である呼吸法を試してみましょう。交感神経が優位になっているときは、その目安として呼吸が浅く早い状態になっています。これを解消するには、ゆっくりと深い呼吸で、副交感神経を優位に働かせること。

「腹式呼吸」はそのためのリカバリー法のひとつです。左のイラストの要領で、1日1回、3分を目安に行うと、副交感神経が活性化され、自律神経のバランスが整ってきます。

正しい深呼吸の仕方

1 背筋を伸ばす

背筋を伸ばして立つ。座ったままでも良い。

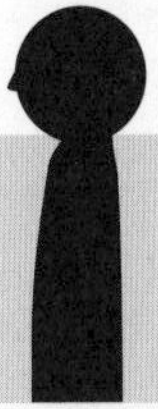

2 鼻から息を吸う

鼻からゆっくりと息を吸い込みながらお腹もゆっくりとふくらませる。お腹の中に空気をゆっくりふくらませるイメージで吸う。

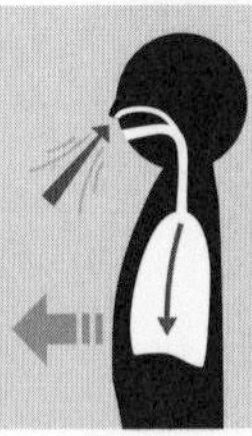

4秒
吸って

3 口から息を吐く

口から細く長く息を吐き、お腹をゆっくりとへこませながら息を吐き切る。お腹の中の空気を抜くイメージで吐く。手のひらをお腹に当ててやるとわかりやすい。

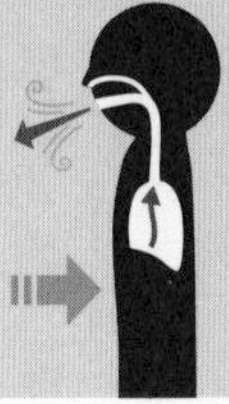

8秒
吐く

心も
落ち着く

イライラが
静まる

集中力
アップ

心を落ち着かせるには深い呼吸を意識して

普段から意識して呼吸している人はそう多くありません。ほとんどの人は無意識のうちに繰り返し繰り返し、1日2万回もの呼吸をしているのです。しかしこの何気ない呼吸にも、重要な役割があります。

車にたとえると、自律神経は車のボディー。人間の生命活動の根幹です。そして交感神経はさしずめ「アクセル」。交感神経が優位になると、血管が収縮して血圧が上昇し、心身ともに最高潮にアクティブな状態に。そしてこの交感神経を刺激するのは、浅くて早い胸式呼吸です。

一方、副交感神経は「ブレーキ」。こちらが優位になると、血管が適度にゆるんで血圧は下がり、冷静で穏やかな状態になります。こちらの副交感神経を刺激するのは、ゆっくり深い呼吸を行う腹式呼吸。

これらを踏まえたうえで、さまざまなシーンや状況で、突発的に自律神経のバランスが崩れたり、状況を変化させたいと思ったら、呼吸法を試してみましょう。すぐに自分自身をリカバリーできる方法です。

副交感神経と交感神経をバランス良く保って

自律神経のバランスを整えるうえでは、副交感神経を優位に働かせると腸内環境を整えることができ、また血管拡張により血流が良くなって免疫力もアップ。心身ともにベストコンディションを維持できるのです。

しかし、大切なのはバランス。心身をもっと

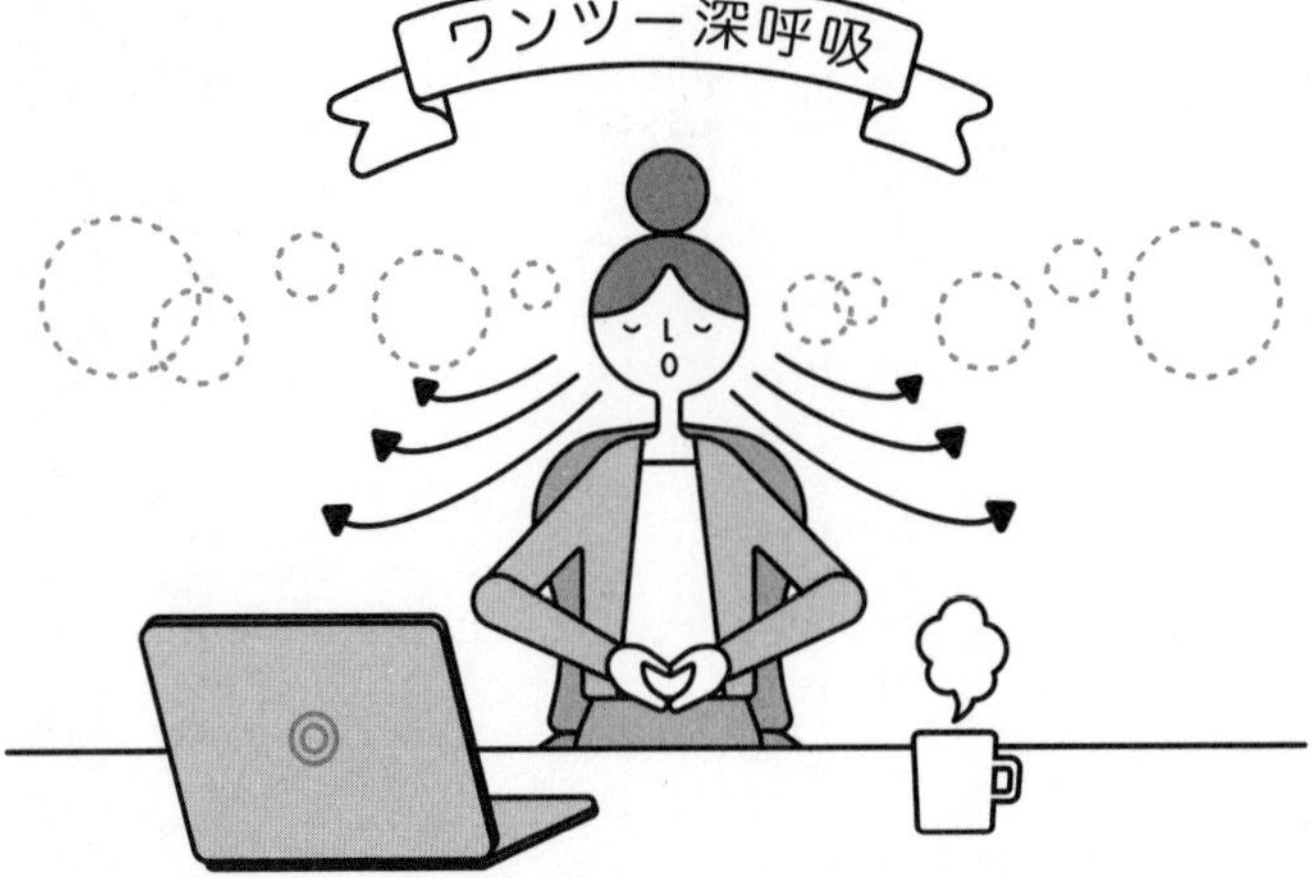

も良い状態でキープするためには、交感神経と副交感神経のどちらかの働きに偏るのではなく、どちらも高いレベルで活動し、両方のバランスが整っている状態であることがベスト。

そのためには呼吸を意識すること。ふとした瞬間でいいのです。少し違和感があれば、1分間の呼吸数をカウントしてみましょう。

腸活知っ得MEMO

前向きな「あきらめ」が新たな可能性を導き出すもの

あきらめろと言われても、そう簡単にあきらめられないのが人間。しかし、自律神経をとことんまで狂わせる物事については、スパッとあきらめ、次のステージに向かうほうが、より可能性があり、狂った自律神経も安定するものです。

緊張状態から解放されたければため息をついてストレスを吐き出す

KEYWORD ため息

肺いっぱいに空気を取り込み交感神経の分泌を抑えます

もし間違えて会議中にため息などつこうものなら、周囲からの冷たい視線に耐えられなくなるでしょう。ため息をつくということには、それほどネガティブなイメージがあるのです。しかし本来、ため息は我慢するものではありません。というのも、ストレスを感じると交感神経が過剰に働き、筋肉も緊張状態に。肺のまわりの呼吸筋や助間筋、横隔膜などの筋肉もしかりで、これらの筋肉がこわばると収縮が滞り、肺に十分な空気を送り込めなくなります。そのため呼吸が浅くなり、息苦しさを感じるのです。

もちろん、時と場所にもよりますが、深くため息をつき、肺に空気を取り込むことは、ストレス状態から脱出するためのリセットボタンをオンにするようなもの。

イライラや緊張感、怒りなどで息苦しさを

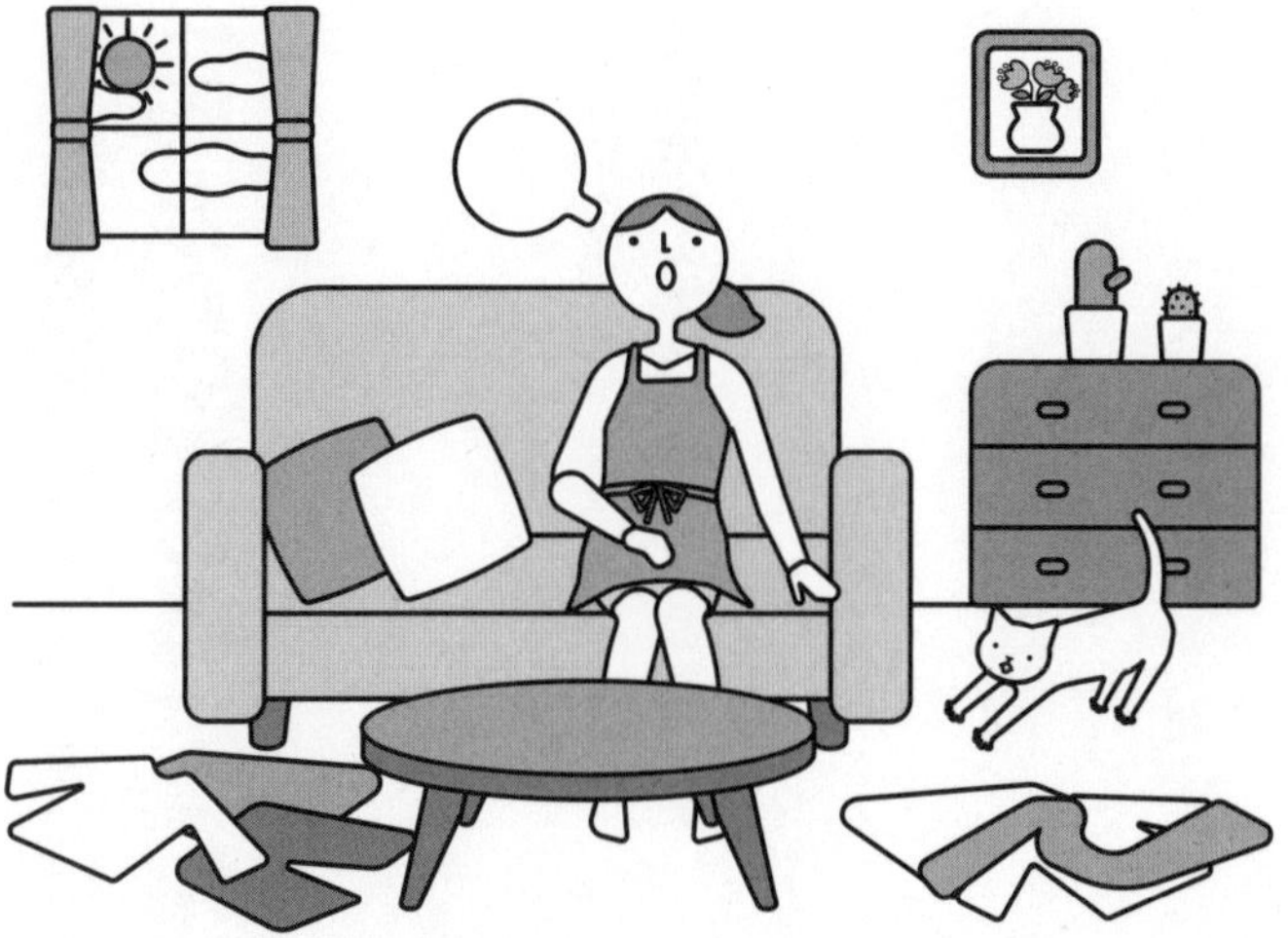

感じたら、一日その場を離れて「ふぅ〜」と声に出すように、大きくため息をついてみましょう。また無意識にため息をついてしまった場合には、今自分が何にストレスを感じているのか、自分自身で検証してみること。ストレス要因を把握しておけば、意識してそれを避けたり、改善したりなどで防御ができます。

腸活知っ得MEMO

あなたの自律神経の不調が、実は周囲にも伝染する!?

何をやってもうまくいかないときに限ってイライラが重なり、場の雰囲気も悪くしてしまう。いわゆる“負の連鎖”は、研究でも明らかにされている事実。しかし、これに気づいて自律神経を整えれば、ポジティブなオーラもまた伝染します。

1年を通して冷えは大敵。「寒かったら着る」「内から温める」と常に腸内環境を整えて

KEYWORD 水分補給は温かい物

温かい飲み物や食べ物で体を冷やさないように心掛けを

　昔から「冷えは万病のもと」といわれますが、最近では女性だけでなく、男性にも冷え性の人が増えています。

　しかも、冷えを感じるのは冬よりも断然夏なのです。冷房の効いた部屋で終日すごせば、体は芯から冷え切り、自律神経の働きが低下。それによって交感神経が優位になり、血管が収縮して血流が滞るというわけ。

　最初は気づかない程度の手足の冷えでも、そのまま放置してすごしていると、深部体温まで下がり、低体温症になる場合もあります。低体温症は頭痛や肩こり、眠りが浅いなどの症状があり、これらは自律神経のバランスを崩す要因でもあります。

　日頃から体の冷えを防ぐためには、体を冷やす目的で冷たい飲み物や食べ物ばかりを摂らないこと。たとえば、氷入りのジュースは

冷えのデメリット

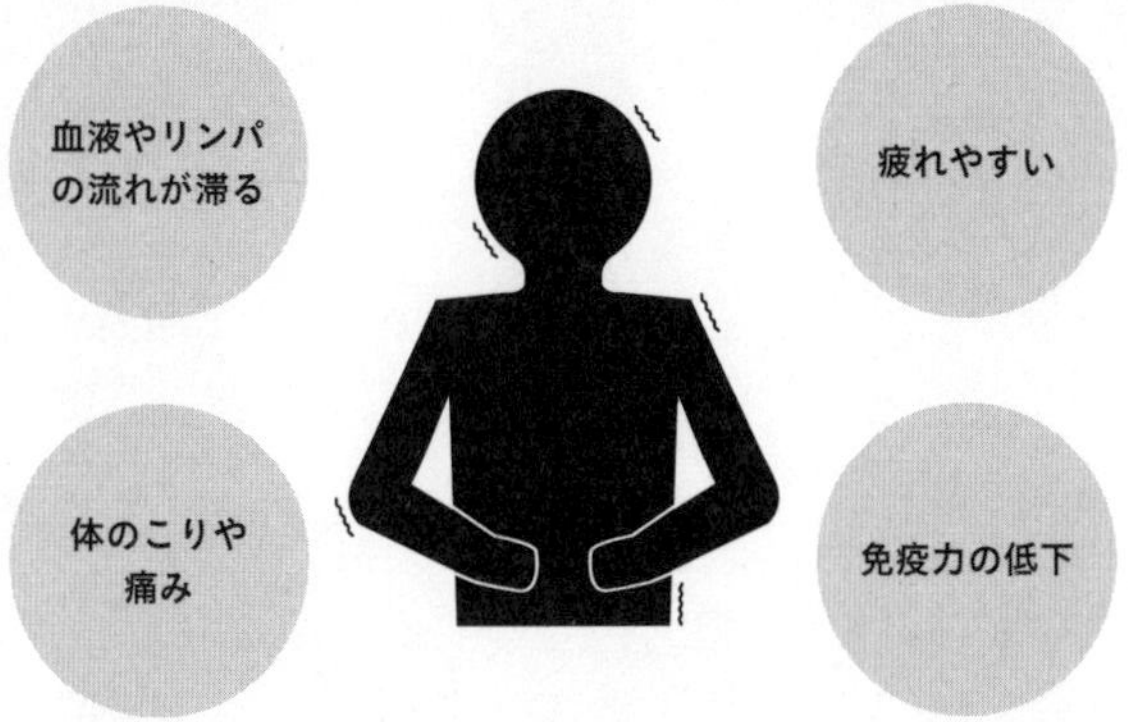

常温で、お茶やコーヒーは温かいものを飲み、食事もサラダ以外は温かいものを摂るように心掛けを。

　このように、1年を通して腸の冷えを解消することで、幸せホルモンの代表であるセロトニンの分泌が促され、心身ともに健康な状態を維持できるのです。

腸活知っ得MEMO

自律神経のバランスの変化に対応するには食事内容にも変化を

自律神経は、気温が上がる夏に副交感神経が優位になり、気温が下がる冬は逆に交感神経が優位になりがち。自律神経のバランスを崩さないよう対応するには、夏には食欲が増進するもの、冬には消化の良いものなど、食生活でも調整が必要。

副交感神経の働きを活性化させるには
ゆっくりしっかり噛むこと

KEYWORD 噛むことは消化活動

ひと口20回の咀嚼を目標に しっかり味わって食べましょう

生きるうえで必要不可欠な食事。だからといって、好きなものを好きなだけ食べる「暴飲暴食」は体に良くありません。若いうちは、活発に働く自律神経のおかげでカバーができますが、男性は30代、女性は40代を境に副交感神経の働きが衰えるため、食べすぎた分はそのまま体脂肪になるのです。

生きるため、健康であるために食べるには、おいしいものをおいしくいただくこと。それには、「ゆっくり噛む」ことで自分が今、何を食べているのか意識し味わうこと。すると唾液から幸せホルモンのひとつであるオキシトシンが分泌され、体内では消化・吸収に必要なアミラーゼも分泌されます。つまり、噛むことで消化・吸収に働きかけることができるのです。

ただし、食べすぎは禁物。血糖値の変動を

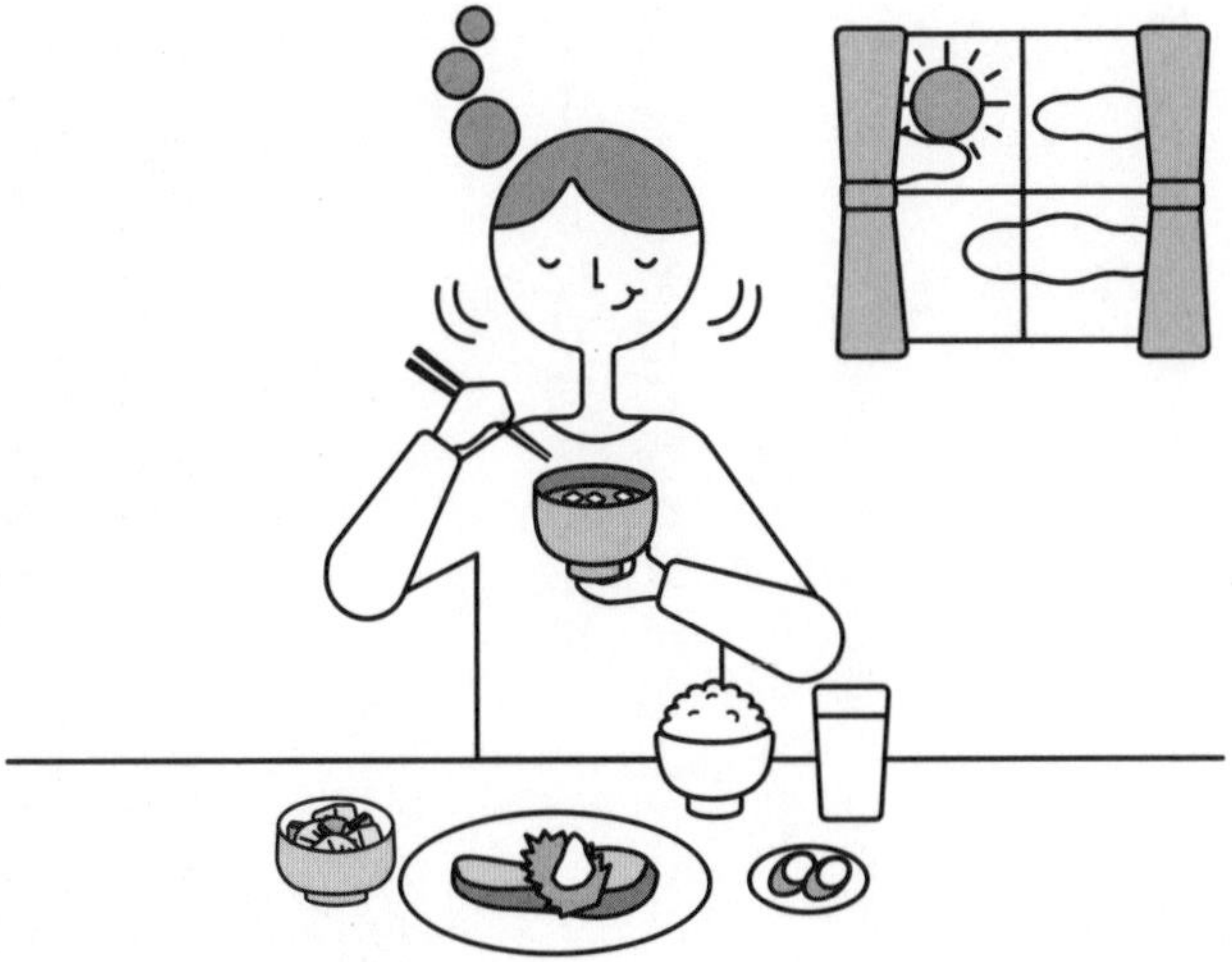

できるだけ抑え、血管に負担をかけないためには、やはり腹八分を目安に。物足りないと感じても、消化が始まるのは胃に食べ物が入って20分程度かかるため、ひと口20回ほどゆっくり噛んで食べれば、八分目でも満腹感を得ることができます。そして食べることだけに集中すれば、心のリフレッシュも可能。

腸活知っ得MEMO

急激な変化が生み出すストレスは、ひとりで抱え込まないように

新しい働き方として注目されているリモートワーク。通勤せず、自分のペースで働くことができ、家族とすごす時間も充実など、利点ばかりのようですが、孤独感との対峙《たいじ》、集中力キープの難しさなど、予期しなかったストレスも生まれました。

ただ無心でガムを噛むと脳を活性化し交感神経が優位になる

KEYWORD アルファ波が増加

ポイントはリズミカルに噛むことだけに集中することです

220ページでご紹介した「咀嚼」は、ゆっくり噛むことで消化・吸収に働きかけるというお話。それに対し、ある研究機関が行った実験で、ただチューインガムを噛むという行為で、脳の血流が一部の箇所で10~40%も増加していることが実証されたのです。この実にシンプルな咀嚼行為が、脳の活性化に影響を与えているというのは驚きです。

また自律神経でも検証をしたところ、チューインガムを噛んでいるとき、深い睡眠時や瞑《めい》想《そう》状態の際に現れる〝脳のアルファ波〟が増加するという結果が出ているとか。

アメリカのメジャーリーガーや一流アスリートたちが、ガムを噛んでいるのをよくTVで見かけますが、彼らは別に格好をつけているわけでなく、脳を活性化して自律神経を整え、持てる力を出してパフォーマンスを最好潮に

噛むと脳が活性化される

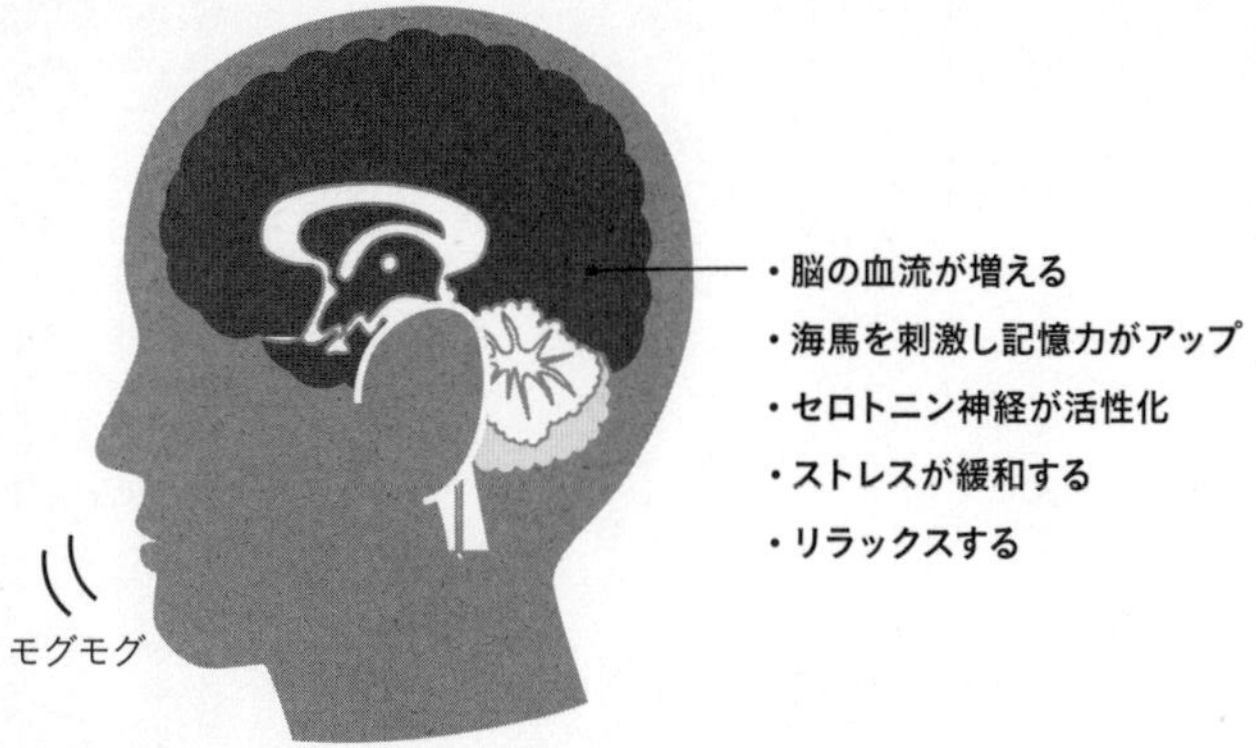

高めるために噛んでいるのです。

　もちろん日常生活の中でも役立つシーンはあります。たとえば会社では、会議や負けられないプレゼンなど、いざというときには事前に水分を摂って深呼吸で息を整え、チューインガムを噛みましょう。副交感神経が活性化し、心身ともにリラックスした状態になれます。

腸活知っ得MEMO

自律神経が整っていればケガも防いで、能力を長期間発揮できる

アスリートやプロスポーツ選手にケガはつきもの。そこで近年、力を入れているのが予防です。個々の疲労度やメンタル面の状況を把握し、ケガや自律神経の乱れを事前に防ぐことで、最高のパフォーマンスを発揮できるようになったのです。

音楽を聴く習慣を利用して乱れがちな自律神経を整えよう

KEYWORD クラシックよりロック

ビートが一定で音域が狭い音楽なら効果テキメン

自律神経を整えるには、五感（視覚・聴覚・触覚・味覚・臭覚）を刺激する方法があります。中でも気軽に習慣化して実践できるもののひとつが、音楽を聴いて聴覚を刺激すること。

ひと口に音楽と言ってもさまざまなジャンルがありますが、最近では波の音や小川のせせらぎ、鳥の声などをまとめた「ヒーリングミュージック」が人気。確かに心が落ち着く感じはするのですが、集中しすぎると呼吸が浅くなり、交感神経が優位になることで血流が悪くなる場合もあります。ただ、睡眠前の導入としてはとても効果的です。

昼間の活動モード中におすすめしたいのは、〝テンポやビートが一定〟で、〝音域が狭い〟曲。つまり一定のリズムで大きな盛り上がりのない曲のほうが、副交感神経が活性化し、リラックスできます。意外ですが、クラシックより

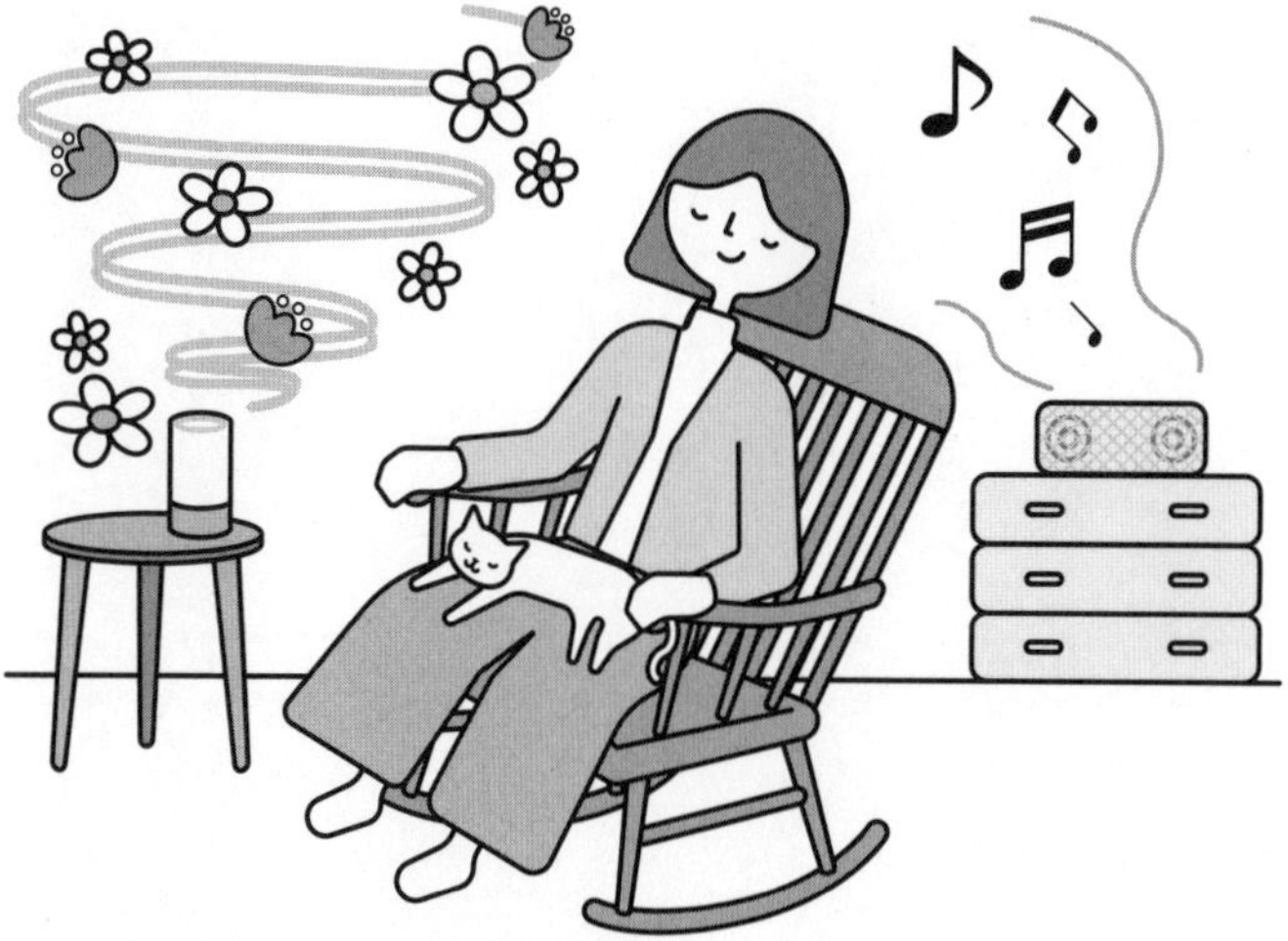

ロックのほうが癒やしには向いているのです。
　また、昔大好きだった流行歌や、楽しい思い出がよみがえる曲もおすすめ。昼間の失敗でネガティブモードになったら、帰宅の移動中に楽しい曲を聴き、乱れた自律神経を整えてポジティブモードに。音楽の持つパワーを味方につけましょう。

腸活知っ得MEMO

柑橘《かんきつ》系の香りは自律神経を整えるのに効果的

人は好みの香りに包まれると、脳からアルファ波が出て、緊張状態から解放されるといいます。身につけるフレグランスのほか、部屋でアロマオイル使って芳香浴をするなど、香りを身近において楽しみながら自律神経を整えましょう。

1杯のホットコーヒーが腸の冷えを取る 心身の不調も改善し幸せな気分になれる

KEYWORD 抗酸化作用

1日2～4杯を目安に飲むと すっきりストレス解消

心身の不調を解消するためには、まず腸内環境を整えてみることです。昨今特に気になるのが冷え。1年を通して冷たい物を食べたり飲んだり、薄着ですごしたりなど、自分でも気づかないうちに腸は冷えているのです。

そこでおすすめしたいのが、「1杯のホットコーヒー」。というのも、コーヒーや紅茶には精神刺激薬としても使用されるカフェインが含まれています。カフェインにはいろいろな作用がありますが、交感神経の働きを活性化し、眠気覚ましとして飲むのがおなじみ。また血管拡張作用や抗酸化作用により、血流を良くしてくれる効果もあるのです。

アメリカ・ハーバード大学の研究によれば、コーヒーには抗うつ効果もあることが判明しています。つまりは1杯のコーヒーは腸を温め、メンタルを整えてもくれるのです。そし

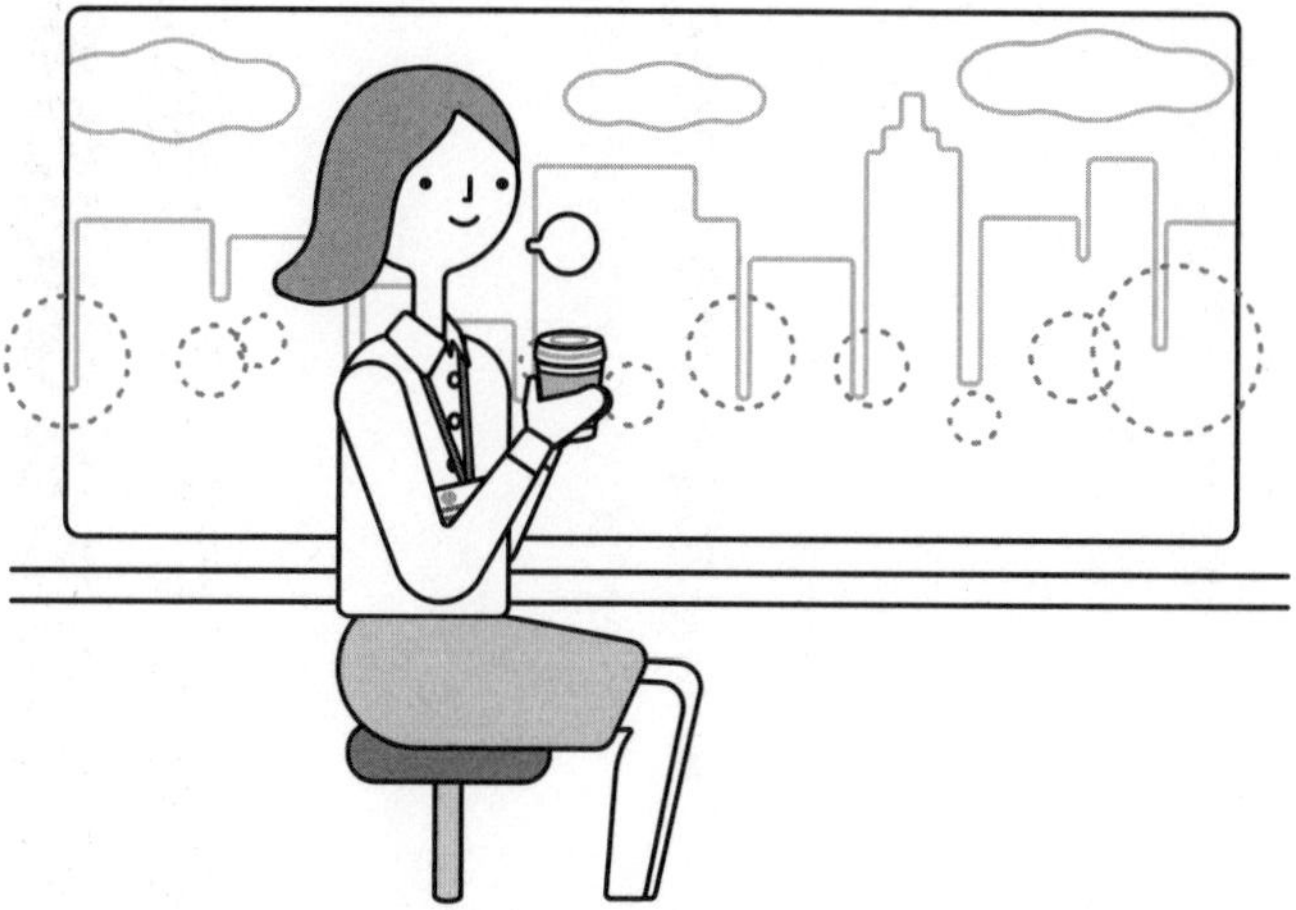

てもうひとつ、大腸のぜん動運動への刺激は、便秘の解消や腸内環境の改善にも期待できることがわかっています。

では、どれくらい飲むのがベストでしょうか。答えは1日2～4杯が目安。そして質の高い睡眠を得るためには、睡眠3時間前までには飲み終えているように心掛けを。

腸活知っ得MEMO

うま味とさまざまな作用を持つ緑茶はぜひ温かい物を

日本を代表する緑茶にも「テアニン」というアミノ酸が含まれ、独特のうま味を引き出しています。テアニンは血流に乗って脳に作用し、自律神経の乱れを整え、更年期障害の症状改善、認知機能の低下を防ぐなど、心身の不調を改善する作用があります。

体の歪《ゆが》みは心身の不調に直結
日頃から正しい姿勢を心掛けてリセット

KEYWORD
壁立ち

正しい姿勢でいることで心身ともに健康を維持できる

腸を元気にするために大切なのは、歪みのない体を作ること。人は日常生活の中で歩き方や立ち方、寝方などのクセから、骨盤がずれたり姿勢が悪かったり、また腸の形が歪んだりなど、気がつかないうちに体や内臓に歪みが生じています。この歪み、実は血行が滞る原因。そして血行が滞ると腸の動きが緩慢になり、便秘症になります。

これを改善するためにおすすめは、柔軟性を保つストレッチと〝壁立ち〟。まずストレッチは、歩きながらや家事をしながらなど、ながら運動がポイント。たとえば歯磨きをしながらウエストをひねったり、テレビを見ながら腹筋をしたり、腸が固まらないようお腹まわりの柔軟性を保つよう心掛けを。

携帯電話の操作やパソコン作業など、日常生活の中には猫背になりがちなシーンが実に

腸を整え全身バランスを良くする姿勢作り

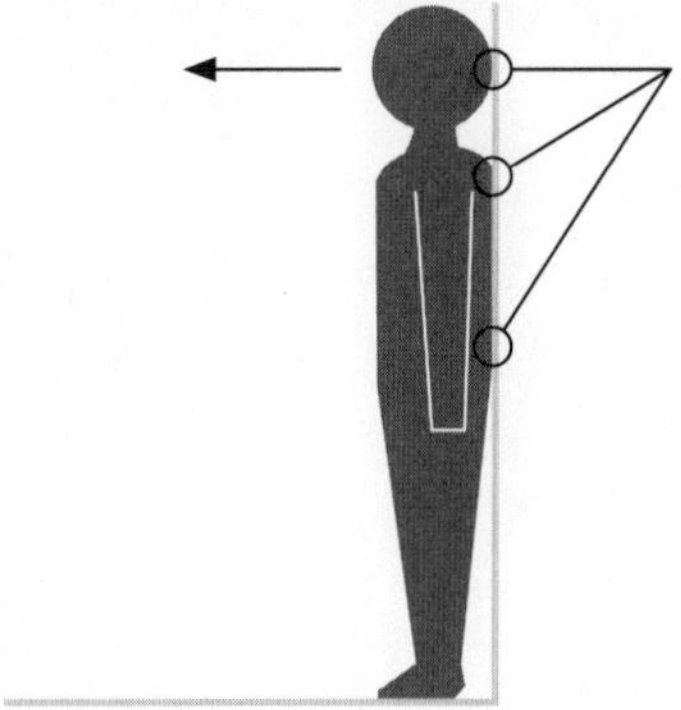

多く、これが続くと腰を痛めたり、血流が滞って胃腸の働きも低下してしまうのです。そこで、時々壁立ちをして正しい姿勢を確認し、意識して猫背にならないように心掛けることがポイント。正しい姿勢が苦にならないように維持できれば、血流の滞りが改善され、腸内活動も活性化されるはずです。

腸活知っ得ＭＥＭＯ

シンプルな生活は自律神経を理想の状態に維持できる

物があふれた生活は、そのあふれた物を見るだけでもストレスになり、その中から物を選ぶこともストレスになります。好きな物も年齢を重ねて変化し、いつしかストレス要因に。そんなことになる前に、使える物は使いきり、不要な物は処分を。

質の良い睡眠を得るためには睡眠の3時間前に夕食を終えること

KEYWORD 勝負は食後3時間

食べてすぐ寝ると必ず太る残念ながらじつはこれ、本当の話

1日の締めくくりは夕食。何をどう食べ、食後をどうすごすかで質の良い睡眠が取れるかどうかが決まるのです。しかし仕事をしていると、基本的に食事は不規則になりがち。当然ながらそんな食事は自律神経のバランスを崩し、腸内環境を悪化させてしまうことに。物を噛む・飲み込むという動作は交感神経がつかさどっているため、食事中は交感神経が優位になります。その後、消化・吸収がはじまり、副交感神経が優位に。通常食べた物が胃で消化されるには、最低3時間かかります。

食事の時間が遅くなると、副交感神経と交感神経のスイッチングがうまくいかず、興奮状態のまま寝ることに。その結果、眠りは浅くなり、翌朝の目覚めも最悪。消化・吸収は不十分で、栄養はそのまま脂肪に変わります。

これを解消するためには、眠る3～5時間

夕食の時間は睡眠時間から逆算する

12時に寝ることに決めていれば、逆算して３時間前には夕食を終えて、消化器官を休め、副交感神経を優位にする。

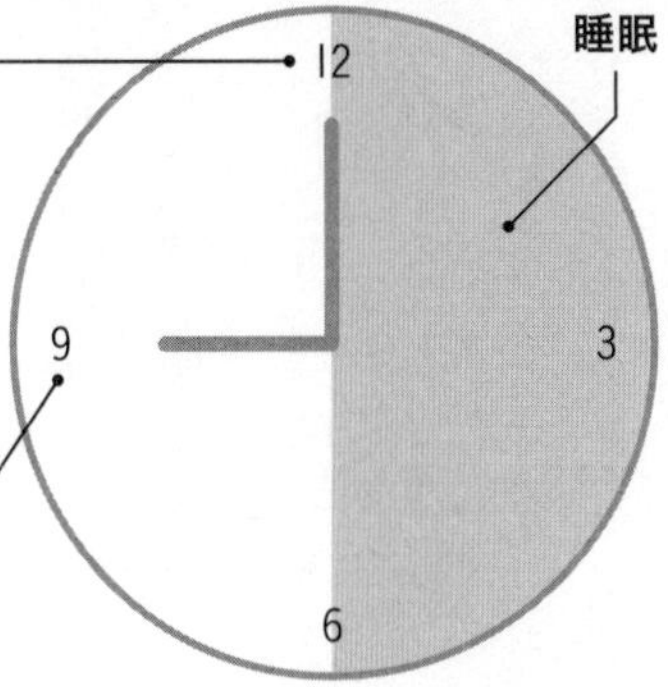

９時までに夕食を終える。食事中は交感神経が優位に働く。

前には食事を終えていること。食事中に活発になる交感神経を、消化・吸収で副交感神経に優位にスイッチするための時間がきちんと考慮されていれば、自律神経のバランスはお休みモードにシフトし、腸内環境も整います。その結果、もたらされるのは質の良い睡眠。食後の3時間を侮るなかれ。

腸活知っ得MEMO

マインドフルネスで
食事は意識を集中させ
ストレスを解消して

自律神経のバランスを整える効果も期待できるとあり、近年注目されているのが「マインドフルネス」。食事で言えば、食べることにひたすら集中すること。食べている物に意識を集中すれば、雑念が消え、心は満足感で満たされます。

食べてすぐ寝ると腸内環境が悪化し自律神経のバランスも乱れがち

KEYWORD ゴールデンタイム

食後の3時間をゆったりリラックスしてすごすこと

疲れを取るためには睡眠時間をたっぷり取るという考え方もありますが、質のいい睡眠となると話は別。大切なのは何時間寝たのかではなく、睡眠の準備ができているかどうか。

夕食の摂り方についても触れましたが、食後3時間はいわば睡眠のための準備時間。まずは副交感神経が活性化して、消化・吸収が盛んに行われます。いわゆる「腸のゴールデンタイム」。もし、この3時間を確保しないですぐ寝てしまうと、副交感神経が十分に活性化できず、交感神経は興奮状態のまま。

しかも消化・吸収が完全でないため、栄養素は細胞レベルまで届かず、脂肪にたまってしまうのです。不眠・肥満・便秘などの不調に加え、最近よく聞く「逆流性食道炎」も、このように食べてすぐ寝ることによるもの。

改善するためには睡眠時間から逆算し、食

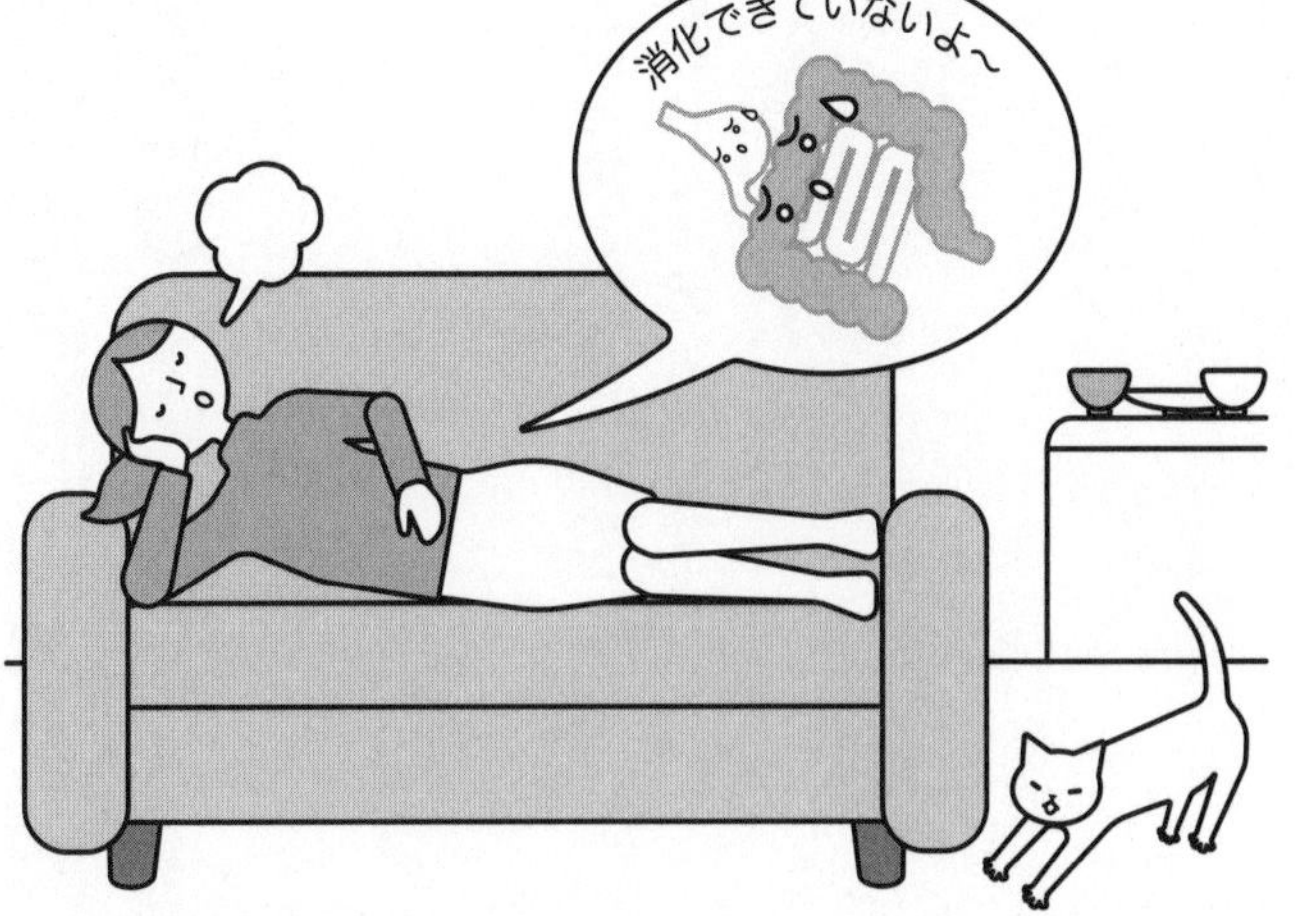

後の3時間をキープする必要があります。食事自体は週末に作り置きしたり、スーパーの総菜やコンビニのお弁当を利用しつつ、バランス良く食べる。そして寝るまでの3時間は、入浴したりお肌のケアをしたり、ストレッチをしたりとゆったりすごせば、自律神経のバランスも整い、上質な眠りが得られます。

腸活知っ得MEMO

腸内環境を整えるには午前0時までに眠りにつくように努力を

副交感神経の活動がもっとも活発になるのは午前０時すぎ。同時に腸の活動もピークに。そのため、午前0時には眠りに入っていることが理想です。夜型の人にはハードルが高めですが、健康のためには思いきって朝方にシフトしてみるのもあり!?

お酒と同量の水を飲むことでアルコールのダメージを最小限に

KEYWORD お酒

お酒と水と交互に飲むことで失われた水分を補給する

コロナ禍で減ったとはいえ、付き合いなどでお酒を飲む機会がある人も多いことでしょう。日本人にはアルコール耐性が低い人が多いですし、赤ワイン以外のお酒を飲む人は、まったく飲まない人にくらべると乳がんになりやすいという調査結果もあります。

その一方で、適量の飲酒には気分をリラックスさせて副交感神経を活発にし、血流を良くするという効果もあります。

つまり、大事なのはお酒との上手な付き合い方ができるかどうかなのです。

そのための原則は、暴飲暴食は避けるということ。お酒と同量の水を飲むことも忘れずに。アルコールの分解時に失われた水分を補給して、脱水症状を防ぐのです。

アルコールは腸壁を攻撃するので、炎症が起きて悪玉菌も増加してしまいます。悪玉

アルコールの種類による効能の違い

焼酎
血栓（脳梗塞、心筋梗塞）の予防

白ワイン
食中毒の原因菌の殺菌

赤ワイン
ポリフェノールが心筋梗塞を防ぐ

りんご酒
カリウムが血圧を下げる

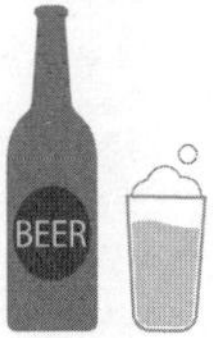

ラガービール
ミネラルとシリコンを含み、骨を強化する

黒ビール
食物繊維を含み、整腸作用がある

ウイスキー
香気により、ストレス緩和やリラックス効果がある

菌で生じた有害物質が血液をドロドロにし、脳梗塞や心筋梗塞のリスクも高まります。

　こうしたダメージを最小限に防ぐ方法は、お酒と同量の水を飲むというものです。1杯のお酒を飲んだら、続けて2杯目のお酒を飲むのではなく、1杯の水を飲むという習慣を身につけましょう。

腸活知っ得MEMO

体にいいおつまみを酒のお供にして胃や腸を保護する

お酒を飲むときは、おつまみも食べましょう。おつまみを食べることで胃や腸を保護できます。つまみは胃腸に負担の少ないものを選んでください。発酵食品、上質なタンパク質の物、食物繊維が豊富な物がいいでしょう。

夕食後に行う夜のウォーキングで快適な睡眠と免疫力アップを

KEYWORD ウォーキング

息が上がらない程度の適度なスピードで歩くようにしよう

運動は苦手という人でも、ウォーキングなら生活に取り入れやすいのではないでしょうか。30分程度のウォーキングを夕食の30分後から、就寝1時間前までの間に行うようにします。この時間帯にウォーキングすることで、眠りの質が向上するというメリットもあります。夕方以降は徐々に副交感神経に切り替わりますが、ウォーキングによって副交感神経の働きがさらに高まって、布団に入るとすぐに深く眠れるのです。

夕食後のウォーキングには免疫力を高める効果もあります。自律神経の交感神経と副交感神経のバランスを保つことで、免疫力は維持されるのです。

ウォーキングのハードすぎない運動量が、自律神経を整えてくれます。会話できるぐらいのペースで歩くようにしましょう。歩いて

就寝1時間前までに30分ほど歩こう

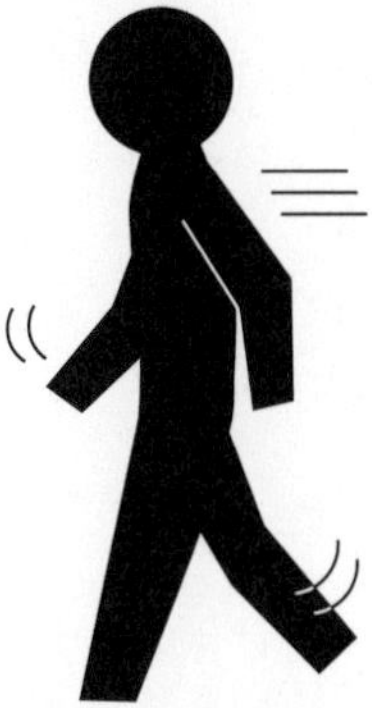

背筋を伸ばして目線を持ち上げて歩く。両手を大きく振ると良い。

早歩きではなく、一定のゆったりとしたリズムで歩く。頭の中はスッキリさせて無心で歩こう。

いて息が乱れるようだとペースが速すぎるので、副交感神経が下がってしまいます。

ここまで紹介したのは夜のウォーキングですが、朝のウォーキングにも健康上のメリットがあります。日光を浴びて体内時計がリセットされることで、自律神経のリズムが整うのです。

腸活知っ得MEMO

自律神経のバランスが崩れる自律神経失調症は誰でもかかる病気

ストレスが原因で交感神経と副交感神経のバランスが崩れることがあります。そのときに出るさまざまな症状を自律神経失調症と呼びます。誰でもかかる可能性がある病気なので、普段から自律神経を整えることを意識しましょう。

寝る前に部屋を片付けて明日の準備をすることでストレスが消える

KEYWORD 片付け

一度に作業するのではなくて毎日少しずつ片付けていく

身につけたい習慣としては、寝る前の部屋や身の回りの片付けというものがあります。「片付けと健康になんの関係があるのか？」と疑問に思うかもしれませんが、雑然でごちゃごちゃとした環境よりもすっきりした環境のほうが副交感神経が働き、自律神経のバランスも良くなります。

ストレスが腸内環境や自律神経に良くないということは、ここまでのページでも解説してきました。寝る前の片付けはストレスが生じることも防ぎます。

寝る前にカバンや財布も含めて身の回りを片付けることで、明日の準備も整うことでしょう。ついでに翌日のスケジュールも確認しておくようにしてください。

前日に準備をすることで、朝に余裕が生まれます。忘れ物などもなくなり、トラブルが

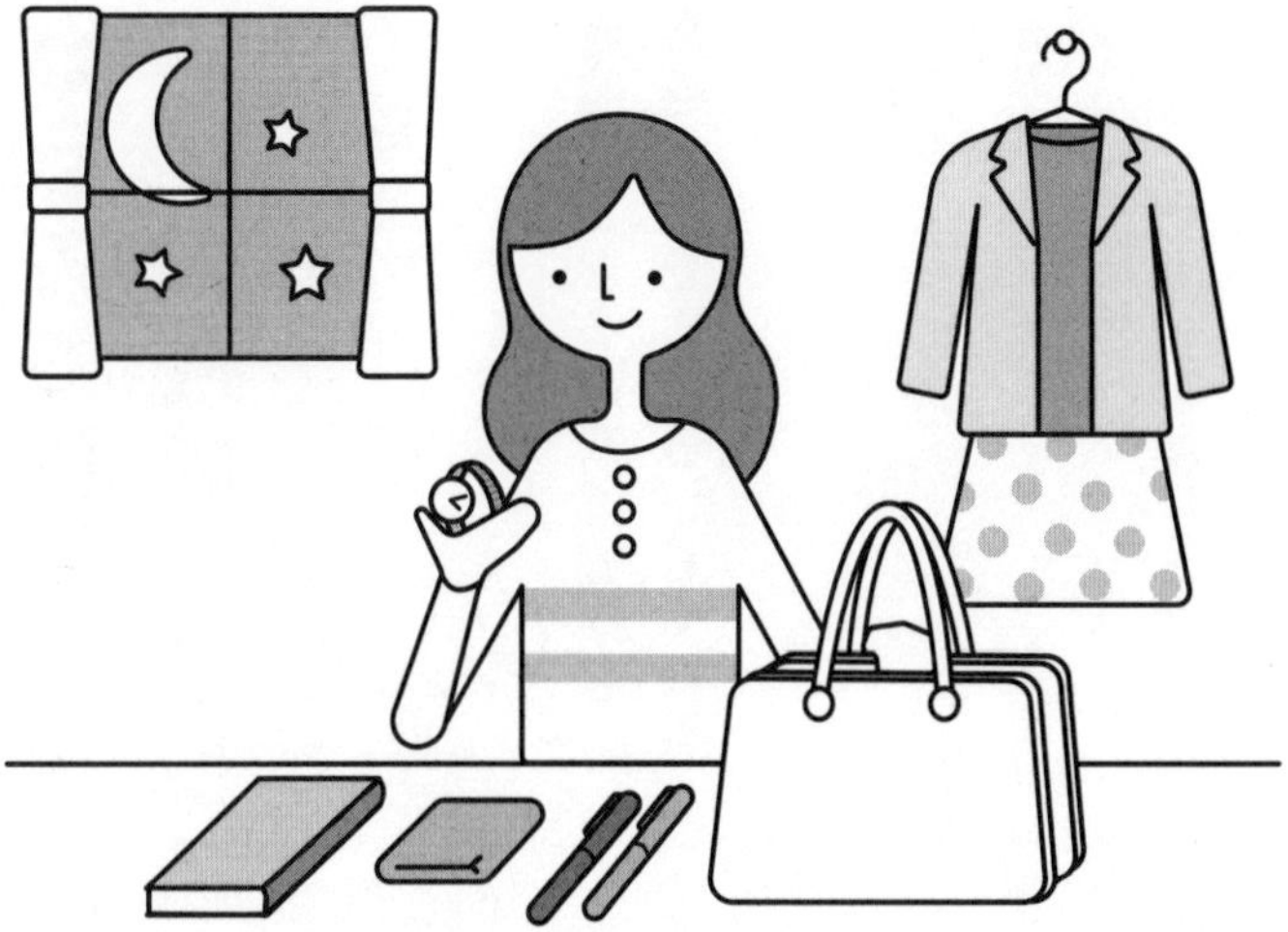

発生しにくくなるので、「○○が必要なのに見当たらない！」「あと10分で家を出るのに用意ができていない！」といったことで焦ってストレスを感じることもなくなります。

　自室の片付けを習慣にするうえで大事なことがあります。それは「一度に片付けをしようとしない」ということです。一気にやってしまおうとすると交感神経の働きが上がってしまうので、自律神経のバランスを整えるうえでは逆効果。

　また、「今日は本棚を整理しよう」「今日はクローゼットを整理しよう」といった具合に毎日少しずつ作業をすることで、寝る前の片付けが習慣として身につきます。

　毎日こつこつ整理するのなら、作業として負担も少ないので、ストレスフリーな形で毎日続けることができます。

ぬるめのお湯に15分程度入ると自律神経のバランスが整えられる

KEYWORD お風呂

湯船につかる習慣は健康な長寿人生をもたらしてくれる

お風呂には心身にとってさまざまなプラスの効果があります。

お湯につかることでリラックスして副交感神経が活性化するのです。眠ったあとの体をシャキッとさせて交感神経を活性化させることもできます。お風呂に入ることで自律神経のバランスを整えられるのです。

入浴によって元気に長生きできることもわかっています。千葉大学が高齢者を対象に調査したところ、毎日入浴する人は週に0～2回しか入浴しない人にくらべて、要介護認定になるリスクが約3割少なかったのです。

入浴することで血流が良くなり、心臓や血管が良い状態で保たれることが、こうした結果につながるのだと思われます。疲労回復効果もあります。

副交感神経が働くようになるので、心地良

お湯につかる３つの効果

温熱効果

湯につかることで血管が広がり、血流が良くなって体が温まる。

静水圧効果

適度な水圧で血管が圧迫され、血液やリンパの循環が良くなる。

浮力効果

浮力によって体にかかる負荷が軽減され、筋肉をほぐす。

い睡眠も得られます。

面倒くさいから湯船には入らずシャワーですませている人も多いかもしれませんが、シャワーのみだと結果的に体を冷やしてしまうことが多いのです。冷えた体では血流が悪くなり、腸もきちんと働きません。夏でも湯船にゆったりと入ったほうがいいでしょう。

腸活知っ得MEMO

お風呂に入ったら浮力と水圧を使って緩やかエクササイズ

お風呂の中でできるエクササイズとしては、バスタブを両手でつかんでウエストを左右にひねってそれぞれ20秒間ずつキープするものや、立てた両膝を左右に倒してそれぞれ10秒間ずつキープするものがあります。

3分間首までぬるめのお湯につかるのが入浴の基本

理想的な入浴方法は、ぬるめのお湯に15分ほど入るというものです。お湯の温度は40度前後にします。体の深部体温が39〜39・5度に温まると血流が良くなり、それから深部体温が下がっていくことでスムーズに眠れるのです。

入浴時間の15分のうち、最初の3分は首までつかります。首までつかる時間が短いと深部体温が上昇しません。3分がここですすめる入浴方法の基本なのです。

首までつかったあとは、10分ほどの半身浴というパターンが理想ですが、先ほどの「3分間、首まで」という基本を守れば、ここは自分の心地良さを優先して構いません。

「42〜43度ぐらいの熱い温度のほうが好きだ」という人もいるかもしれませんが、熱いお湯だと交感神経が急激に上昇して血管が収縮してしまいます。自律神経のバランスが崩れるので、熱すぎるお湯は避けてください。

ぬるめのお湯が苦手という人は、入浴している間の最後のほうでお湯の温度を少し上げるといいでしょう。

お風呂あがりにはコップ1杯の常温、または温かめの水を飲んで水分を補給しましょう。

スーパー銭湯や温泉の入浴でも自律神経は整えられる

自宅のお風呂以外でスーパー銭湯や温泉でお風呂に入る際にも気をつけてほしいポイントがあります。

近年、流行しているサウナには自律神経を

温度ごとに変わる入浴の効果

温度		効果
42度	高温浴（熱いと感じる温度）	交感神経が優位になる（朝など目覚めたいときに最適）
39度	温浴・微温浴（体温より少し高め）	副交感神経が優位になる（リラックスしたい、体の疲れを取りたいときに最適）
37度	不感温度浴（体温と同じくらい）	
34度	低温浴（冷たいと感じる温度）	交感神経が優位になる
24度	冷水浴	

整える効果があります。サウナのような高温の場所にいると、交感神経と副交感神経が連携して体温調節を行います。体温調節機能は自律神経のものですから、自律神経がしっかり働くようになるのです。

血流を良くする効果を得るには、ジェットバスがおすすめです。勢いよく出てくる気泡が破裂するときに超音波が発生。そのマッサージ効果で血流が良くなります。

スーパー銭湯や温泉にはさまざまなタイプのお風呂が用意されていますが、一番リラックスできるのは露天風呂では？　周囲の景色をながめながらの入浴にリラックスすることで自律神経が整います。

温泉地には足湯もありますが、足湯にも入りましょう。足湯で20～30分ほど足を温めると全身浴と同じ効果が得られるのです。

夕食前や寝る前のスプーン1杯のオイルが翌朝の快便につながる

KEYWORD オイル

水分がなくなって固くなった便をオイルがやわらかくしてくれる

朝にお通じがいいと、快適な1日のスタートを切ることができます。便秘がちな人は前日から快便のための準備をする習慣を身につけましょう。

その準備とは、夕食前や就寝前にスプーン1杯のオイルを口に入れるということ。体内に入ったオイルが大腸まで届くと、腸内で潤滑油の役割を果たしてくれて、コーティングされた便が出やすくなるのです。

大腸に長時間留まった便は、水分を過剰に吸い取られて固くなってしまい、出にくくなっています。オイルはそんな便をやわらかくしてくれるのです。

オイルは上質なものを選びます。オリーブオイルやアマニ油がいいでしょう。これらのオイルに含まれるオレイン酸は胃や腸で消化されず大腸まで届きます。

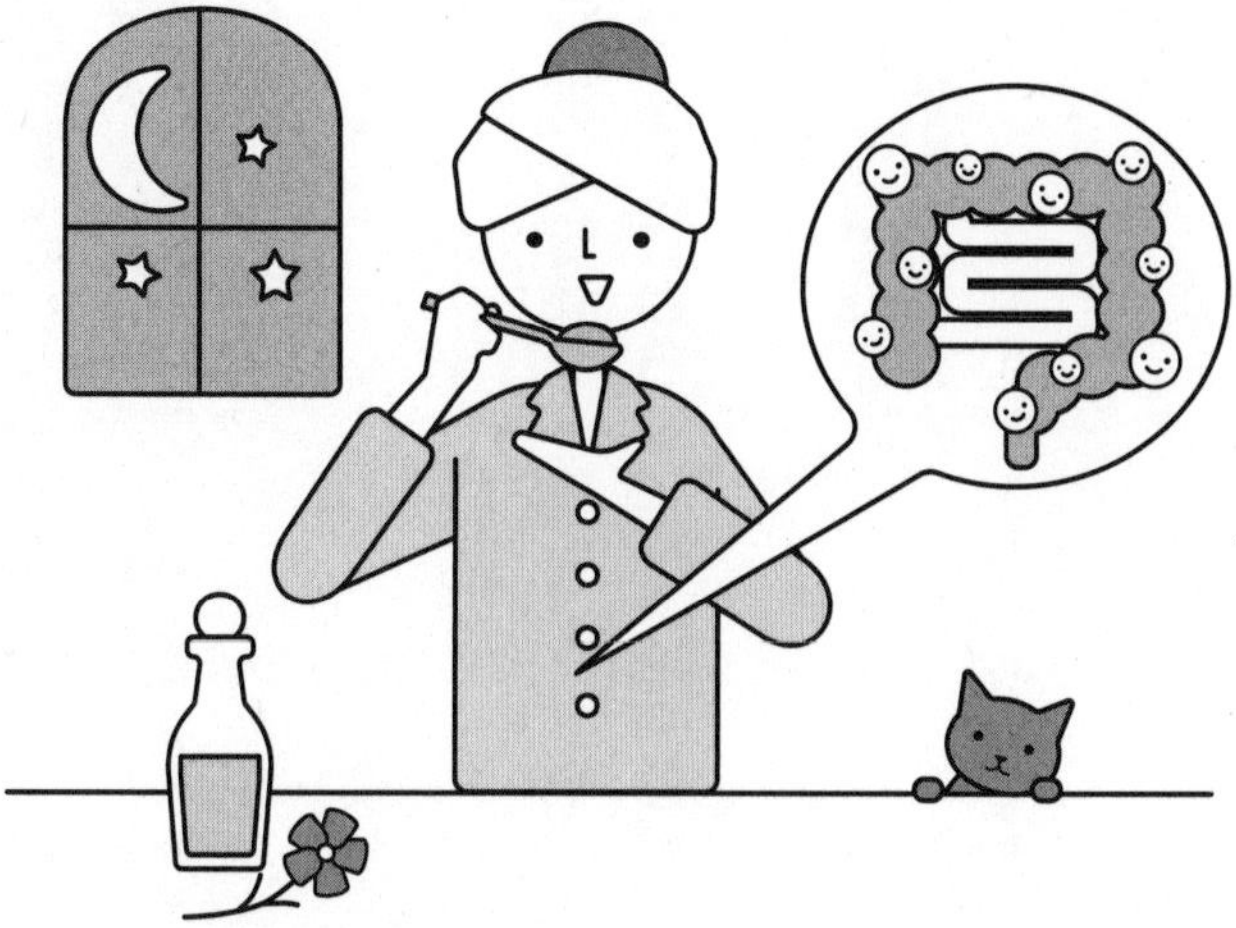

また、抗酸化作用、動脈硬化予防、ボケ防止、がん予防といった幅広い健康効果も期待できるのです。

オイルを直接飲むのに抵抗があるなら、野菜にかけましょう。なお、アマニ油は加熱すると酸化しやすくなるので、常温のまま摂ってください。

腸活知っ得MEMO

衝動買いでのストレス解消は血流や胃腸に良くない

たまったストレスを衝動買いで解消している人もいます。ですが、衝動買いはお財布だけでなく健康にも良くありません。衝動買いで気持ちが高ぶって交感神経が過剰に優位になると、血流や胃腸の働きが低下するのです。

快眠とリラックスした生活のために時にはスマホ&パソコンを遠ざける

KEYWORD ブルーライト、SNS

就寝の1時間前にはパソコンやスマホをさわらないようにする

スマートフォン、パソコンは現代の生活にはなくてはならないものです。リモートワークが普及した今、自宅でパソコンを使う時間が長くなったという人もたくさんいます。

ですが、寝る直前までスマートフォンやパソコンを使うのは避けたほうがいいでしょう。液晶のディスプレイから出るブルーライトという明かりは、目の疲労の原因になります。

ブルーライトが体に与える影響はそれだけではありません。ブルーライトが交感神経を優位にするので、快適な睡眠に入りにくくなってしまうのです。ベッドに入る直前までスマートフォンやパソコンを扱っていると、質の高い睡眠ができなくなるのだと考えてください。

夜間は本来であれば、副交感神経が優位になる時間帯。リラックスしてすごすことで、

スマホやパソコンのライトは睡眠には良くない

オックスフォード大学の研究チームは、人工照明の明かりが入眠時間や睡眠継続時間にどのような影響を与えるか実験を行った。マウスに緑、紫、青の3色をそれぞれ与えたところ以下の結果が得られた。

緑の明かり………睡眠開始時間が1〜3分早まった

紫の明かり………睡眠開始時間が5〜10分遅れた

青の明かり………睡眠開始時間が16〜19分遅れた

デジタル機器のブルーライトは目にダメージ

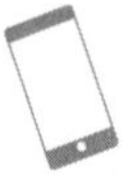

人工照明光の中でも特に青色の明かりが睡眠に悪影響を及ぼすことがわかる

寝室はやわらかい光を放つ照明がおすすめ

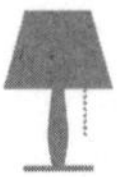

快適な睡眠が得られるのです。スマートフォンやパソコンを通じて脳にさまざまな情報が入ってくると交感神経が興奮して、眠りに入る妨げになります。

就寝の少なくとも1時間前には、スマートフォンやパソコンを手の届くところには置かないようにしましょう。

腸活知っ得MEMO

ストレスの9割を占める人間関係は思い切って整理しよう

我々のストレスの約９割は、人間関係が原因だと言えます。人間関係を良好にすればストレスを大幅に減らせるのです。自分にとってその人間関係にどういう意味があるのかを考えて、思い切って整理してもいいでしょう。

ＳＮＳ疲れによるストレスは心身にダメージを与える

スマートフォンやパソコンでＳＮＳを利用している人も多いことでしょう。ＳＮＳは簡単に人とコミュニケーションが取れる便利なものですが、その反面、ストレスの原因にもなってしまいます。

「ＳＮＳ疲れ」という言葉があります。ＳＮＳで人の言動を見たり、人と交流することで、イライラやモヤモヤ、苦痛や疲労などを感じることがＳＮＳ疲れです。

その原因や症状はさまざまですが、ＳＮＳによってストレスを感じるので腸内環境に悪影響を与えるのは間違いありません。

ＳＮＳには「どうしても見続けてしまう」「チェックを止められない」という中毒性もあるので、依存しすぎないことを強く意識する必要があります。

「休みます」と宣言することでＳＮＳ疲れから解放される

ＳＮＳ疲れを避けるためには、適度な距離感でＳＮＳを利用しなければいけません。

ＳＮＳを使ううえで避けたほうがいいのは、フォロワーや「いいね！」の数にこだわることです。他人とくらべるのは止めましょう。

落ち込んでいるときは、ＳＮＳで発信したり、他人の書き込みを見ることは避けます。ネガティブなことばかり発信している人の書き込みも見ないようにしてください。

時には思い切ってＳＮＳから離れることも大事です。「しばらくお休みします」と宣言すると、「知り合いの書き込みに『いいね！』

SNS疲れから逃れるアイデア

〇やるといいこと

- 「SNSお休み」期間を宣言して、「四六時中見ないといけない」から離れる
- 落ち込む人のSNSは見ないことにして、フォローからも思い切って外す
- SNS上の付き合いだけがすべてと思わない。SNS以外での人間関係も築く

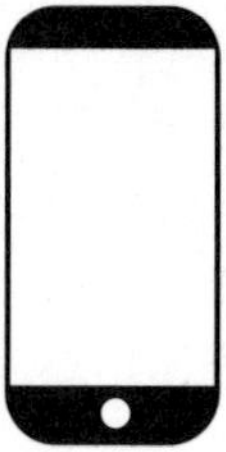

×やらないほうがいいこと

- 忙しかったり落ち込んでいたりと、マイナスな感情にあるときに、SNSを見てしまう
- 友達やフォロワー数、「いいね！」を増やすことに執着する
- 批判やグチ、自慢の吐き出し場にする

をしたり、返事をしないといけない」というプレッシャーから解放されます。

ＳＮＳ上の人間関係がすべてではありませんから、そのコミュニケーションから離れても問題はないのです。時にはＳＮＳをシャットアウトしましょう。リラックスして心身に良い生活が送れるようになります。

腸活知っ得MEMO

単純作業にひたすら没頭できる塗り絵が自律神経を整える

自律神経を整えるうえでおすすめしたい習慣が塗り絵です。「規則正しい行動に集中する」などの要素が自律神経に良い影響を与えます。塗る色の違いで、赤は交感神経を、青と紫は副交感神経を刺激するといった効果もあります。

心身のメンテナンスをするためには質の良い睡眠をとらないといけない

KEYWORD 睡眠負債

食後眠くなってすぐに寝ると質の良い睡眠は得られない

睡眠には脳の疲労を回復させるという意味があると考えられています。また、記憶を整理・定着させる働きもあります。細胞の修復や神経の調節なども行われます。

睡眠時間は心身のメンテナンスタイムで、睡眠によって心と体のパフォーマンスが支えられているのです。

ですが、ただ眠ればいいというものではありません。寝つきが悪く、途中で目覚めたりする質の悪い睡眠だと、メンテナンスがしっかりと行われません。腸内環境や自律神経が乱れ、免疫力が低下します。

睡眠不足が積み重なる「睡眠負債」が、重大な病気のリスクを高めてしまうこともわかっています。

質の良い睡眠のためには、夕食後3時間が鍵になります。食後は胃腸を働かせるスイッ

適性睡眠時間を睡眠の仕組みから知る

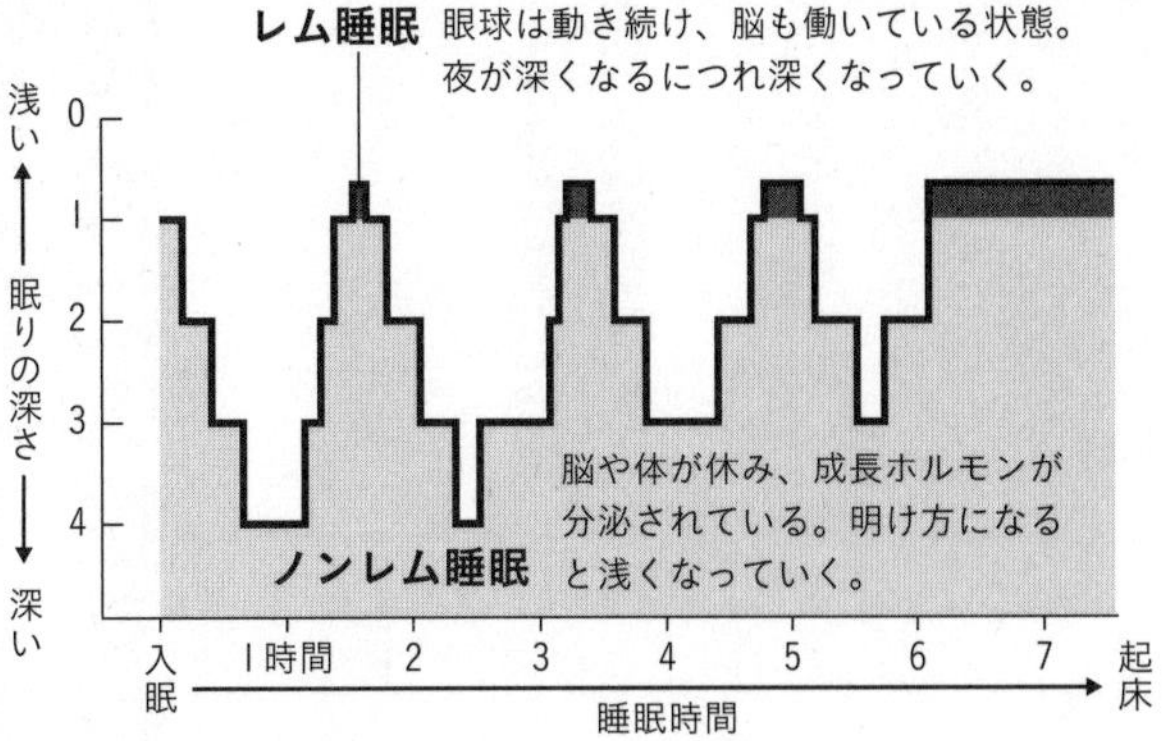

チが入って副交感神経の働きが上がります。体がリラックスしていき、眠さを感じます。

ですが、夕食後すぐだと、質の良い睡眠を取れるほど副交感神経の働きは上がっていません。３時間ほど待つことで副交感神経の働きが十分に上がり、質の良い睡眠を取れるようになるのです。

腸活知っ得MEMO

徹夜でがんばると自律神経が乱れて仕事にも悪影響が出る

徹夜仕事は健康に良くありません。「朝までに仕事を終わらせないといけない」というあせりで交感神経が過剰に優位になってしまうのです。「残りは明日」と切り替えて寝るほうが、結果的には仕事にもプラスになります。

質の良い睡眠を得るためには光と体温にも気を配らないとダメ

KEYWORD 光、体温

寝る1~2時間前には暗くして睡眠直前には風呂に入らない

250~251ページでは、夕食後3時間で質の良い睡眠が得られると解説しました。十分に副交感神経が上がったタイミングで眠ることが大事なのです。

こうしたタイミング以外では、光と体温という要素もおろそかにしてはいけません。

人間は原則的に暗くなると眠り、明るくなると目を覚ますものです。目が明るさを感じ取り、自律神経を通じて眠りと目覚めの指令を体に出すのです。

この指令を出させるために、寝るときは光をさえぎりましょう。就寝の1~2時間前には照明を暗くします。スマートフォンやパソコンにも触らないようにしましょう。

体温は高くなると交感神経が活性化し、低くなると副交感神経が活性化します。

したがって、寝る直前に風呂に入って体温

睡眠時間と自律神経の関係

6時間以下

交感神経の緊張状態が続き、免疫力が下がる

7〜9時間以下

自律神経のバランスが整い、免疫力が上がる

9時間以上

副交感神経が働きすぎて活気が出ず、免疫力が下がる

を上げるのは良くありません。就寝の2時間くらい前までにぬるめのお湯に15分ぐらい入るようにします。

こうすることで、入浴で上昇した体温が少しずつ低下していき、副交感神経が働くようになって、スムーズに心地良い眠りの世界に入っていけるのです。

腸活知っ得MEMO

「休日を無駄にした」と後悔しないための習慣を作ろう

休日なのに無駄にすごして後悔したことは誰にでもあるはずです。そうした精神状態は質の良くない睡眠の原因になります。「休日の終わりには○○をする」という習慣を身につけて実践することで、こうした後悔を防げます。

規則正しい睡眠時間がとれないなら週に1度だけ睡眠にこだわろう

KEYWORD 睡眠のための日

昼間には適度な運動をしてリラックスできる環境も準備する

質の良い眠りのためには、十分な睡眠時間を確保して「午後○時に寝て、午前×時には起きる」と規則正しく寝て起きることが大事。

しかし、忙しい毎日を送っていると、さまざまな事情から就寝時間や睡眠時間が不規則になってしまうこともあります。

毎日、規則正しく寝ることが難しいのであれば、週に1日「睡眠のための日」を作るようにしましょう。

その1日は睡眠を最優先にして、ここまでのページで紹介してきた、質の良い睡眠のための習慣を実践するのです。

睡眠のための日、昼間には適度な運動をします。運動をすることでセロトニンというホルモンが体内で作られます。「幸せホルモン」とも呼ばれるセロトニンは、睡眠のためのホルモンであるメラトニンの材料にもなるので、

質の良い睡眠を取るための正しい寝方

寝る前にしてはいけない８つの行動

1 熱い風呂に入る
脳に刺激を与える

2 コーヒー、紅茶を飲む
カフェインが脳を覚醒させる

3 テレビゲーム、パソコンをする
交感神経が刺激される

4 何かを食べる
消化活動を高める

5 寝酒を飲む
アルコールは眠りを浅くし、途中で目が覚める

6 タバコを吸う
刺激物で目が覚める

7 明るい照明
強い視覚刺激は脳の活動を高める

8 勉強や激しい運動
眠りに就くまで時間がかかる

眠りに良い効果をもたらすことでしょう。
副交感神経を上げるためのリラックスにつながる音楽や香りなどを寝室に用意しておくのもいいと思います。温めたタオルを首に巻いて首を温めるのもおすすめ。首には血管と神経が集まっているので、副交感神経が活性化されるのです。

腸活知っ得ＭＥＭＯ

１〜２週間に１度は好きな物を食べていい機会を作ろう

ダイエットでは「チートデイ」という好きな物を食べていい日があるほうが、効率良く痩せられます。腸活や自律神経でも１〜２週間に１度、好きな物を食べてもOKな日を作ることは、ストレス解消になるので良いことです。

腸活をサポートしてくれる名言

薬を10錠飲むよりも心から笑ったほうがずっと効果がある

アンネ・フランク

『アンネの日記』の著者

第6章

イライラ、モヤモヤが解消

腸活すると 脳の働きも活発に

実は、腸と脳は密接な関係があるのです。
美腸になれば、集中力が上がったり、
心から落ち着いたりと、精神的にもメリットがあります。

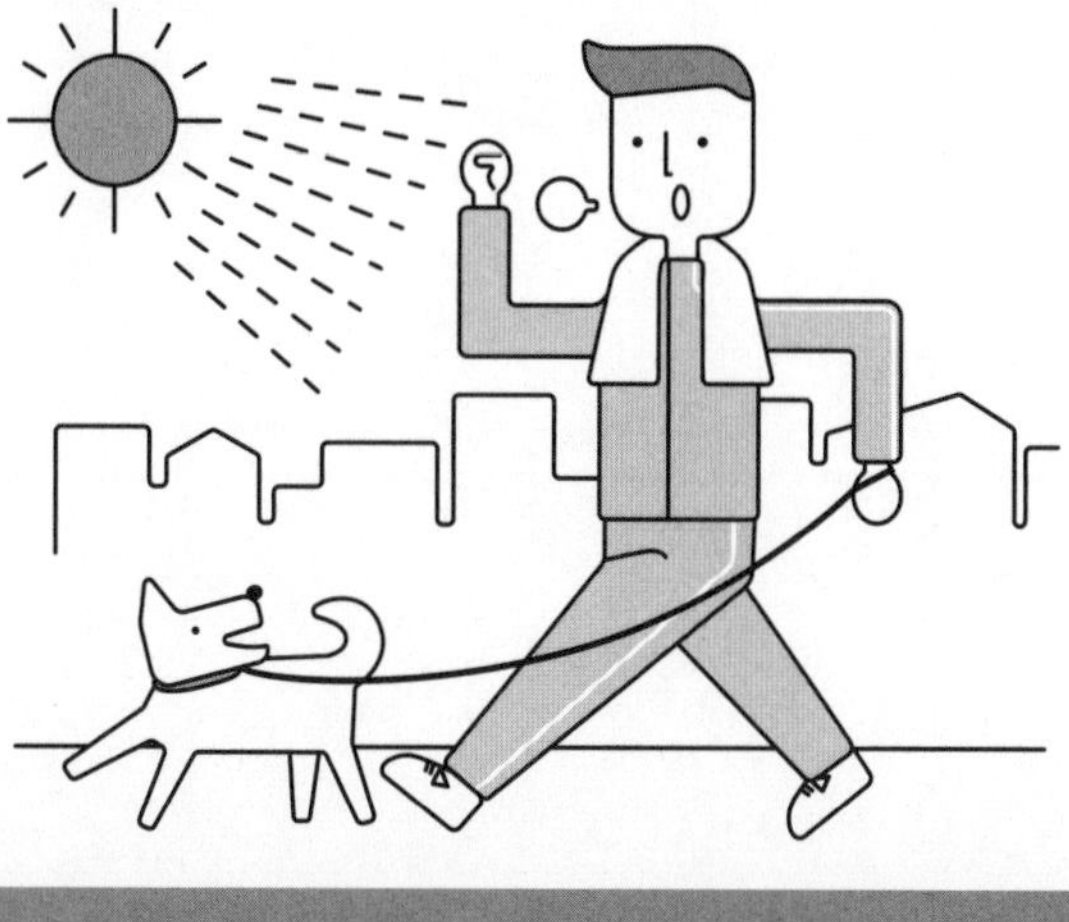

脳と腸は深い関係にあって腸が体をコントロールしている

KEYWORD 腸脳相関

脳がストレスを感じると腸にもその刺激が伝わる

重要なプレゼン、たくさんの人の前での発表会、重要な試験や試合、面接……。そういった機会にプレッシャーを感じたとき、お腹が痛くなった経験はないでしょうか？

これは脳が感じたストレスが腸に影響を与えたことで生じる現象です。脳が感じたストレスで副交感神経が弱まり、腸の働きが急に悪くなってしまったのです。

腸と脳の関係のことを腸脳相関と呼びます。先ほどの脳がストレスを感じるケースでは、自律神経を通じて脳から腸にストレスの刺激が伝えられているのです。

この腸脳相関は人間だけでなく、多くの動物で起こる現象です。ネズミを使った実験で、乳酸菌を飲ませたネズミと飲ませなかったネズミにストレスを与えたところ、乳酸菌を飲ませたネズミのほうがストレスに強かったと

脳と腸は対等な関係にある「腸脳相関」

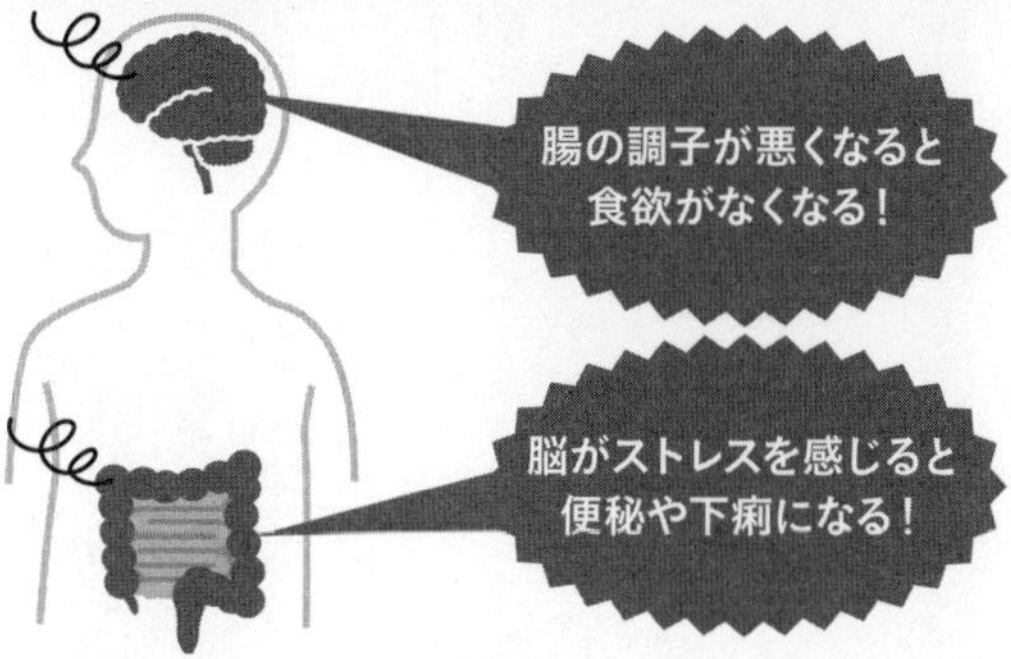

脳と腸は脊髄を介することなく、直接つながっているため、情報が常に共有されている。そのため、お互いの影響を強く受け合ってしまう。

いう結果になったそうです。

つまり、脳が腸に影響を与えるだけでなく、腸も脳に影響を与えるのです。

幸せホルモンのセロトニンは約90%が腸で作られている

脳がストレスを感じて腸の働きが悪くなる

腸活知っ得MEMO

脳や心臓よりも体の中で先に作られるのは腸

生物が原始的なものから高度なものに進化していく過程で、最初に作られたのは腸だと言われています。クラゲやイソギンチャクなどは脳は持たないけれど、腸は持っています。生物にとって腸はなくてはならないものなのです。

例を挙げましたが、腸脳相関ではその反対の場合もあります。

脳が感じる「幸せだ」「充実している」という気持ちには腸脳相関が関係しています。実は「幸せホルモン」と呼ばれるセロトニンの約90％は腸で作られているのです（セロトニンについては、２６４～２６７ページで詳しく紹介します）。

腸内環境が良いと、セロトニンによって幸せを感じやすくなるのです。腸活をすることで、体は健康になり、心は幸せになるのだから、腸活は充実した人生をもたらしてくれるものだと言えます。

約1億個の神経細胞がある腸は「第二の脳」として活動している

脳と深く関わっている腸は、「第二の脳」とも呼ばれています。腸には約1億個もの神経細胞が存在するから、第二の脳なのです。この1億個という数は、犬の脳と同じぐらいの数値です（人間の脳の場合は、約１０００億個の神経細胞が存在しています）。

それだけの数の神経細胞が、腸管神経系というネットワークを作り上げています。腸には消化、吸収、排泄、免疫など生きていくうえで重要な機能があるので、腸管神経系によって脳の指示を待つことなく自分の判断で活動できる仕組みが作られたのです。

２５９ページの「腸活知っ得ＭＥＭＯ」で、脳はないけれど腸を持っているクラゲなどの生物のことにも触れました。腸は単なる消化器官ではなくて第二の脳だから、クラゲたちは脳がなくても活動できるのです。

我々は脳が体全体をコントロールしている

腸は「第二の脳」と呼ばれるスーパー臓器

腸

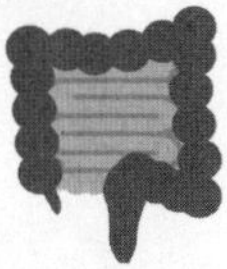

神経細胞の数 ▶ 約 1 億 個！

腸には犬の脳と同じ程度、約１億個の神経細胞があり、腸管のまわりをおおうように「腸管神経系」が張り巡らされています。この腸独自にネットワークにより、脳の指令を待たずに腸自身の判断で活動しています。

脳

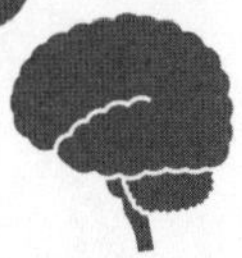

神経細胞の数 ▶ 約 1000 億 個！

人間の脳には約1000億個の神経細胞があります。直接や脊髄を通して全身とネットワークをつなぎ、臓器や五感からの情報をもとに命令をくだすなどの判断が行われています。

と考えがちですが、第二の脳である腸と脳は互いに影響を与え合う関係だと考えたほうがいいでしょう。

脳と腸は迷走神経というネットワークでつながっています。迷走神経はさまざまな末梢神経に広がっていて、複雑な神経経路を形成していることから「迷走」という名前がつきました。

この迷走神経を通じて、脳と腸は情報を共有しています。お互いの影響を強く受け合う関係ですから、脳がストレスを感じれば腸に悪い影響が出ますし、腸内環境が健康に保たれれば、脳に良い影響が与えられるのです。

また、「はじめに」でも触れたオキシトシンも幸せホルモンのひとつです。社交性を高め、幸福感を与えてくれます。こちらについても後のページで詳しく紹介します。

腸と脳の間で何度も良い影響を与え合う好循環のスパイラルを目指そう

KEYWORD 好循環のスパイラル

腸は脳と密接につながっていて悪い影響も受けやすい

前項で解説したとおり、腸は脳と密接な関係にあります。また、腸は脳に次ぐ数の神経細胞を持っていることから「第二の脳」と呼ばれています。

腸はこうした優れた特性を持った器官なのですが、その特徴は裏を返すと腸の弱点にもなります。脳と密接に結びついているので、腸はストレスに弱いのです。

脳がストレスを感じて自律神経が乱れると、自律神経にコントロールされた臓器も不調に陥ります。

このとき、他の臓器と違って腸は脳に不快感を送り返します。不快感を送られた脳は、さらに自律神経を乱すことになります。不快感が脳と腸の間で何度もやり取りされる悪循環のスパイラルです。

悪循環のスパイラルが起きるということは、

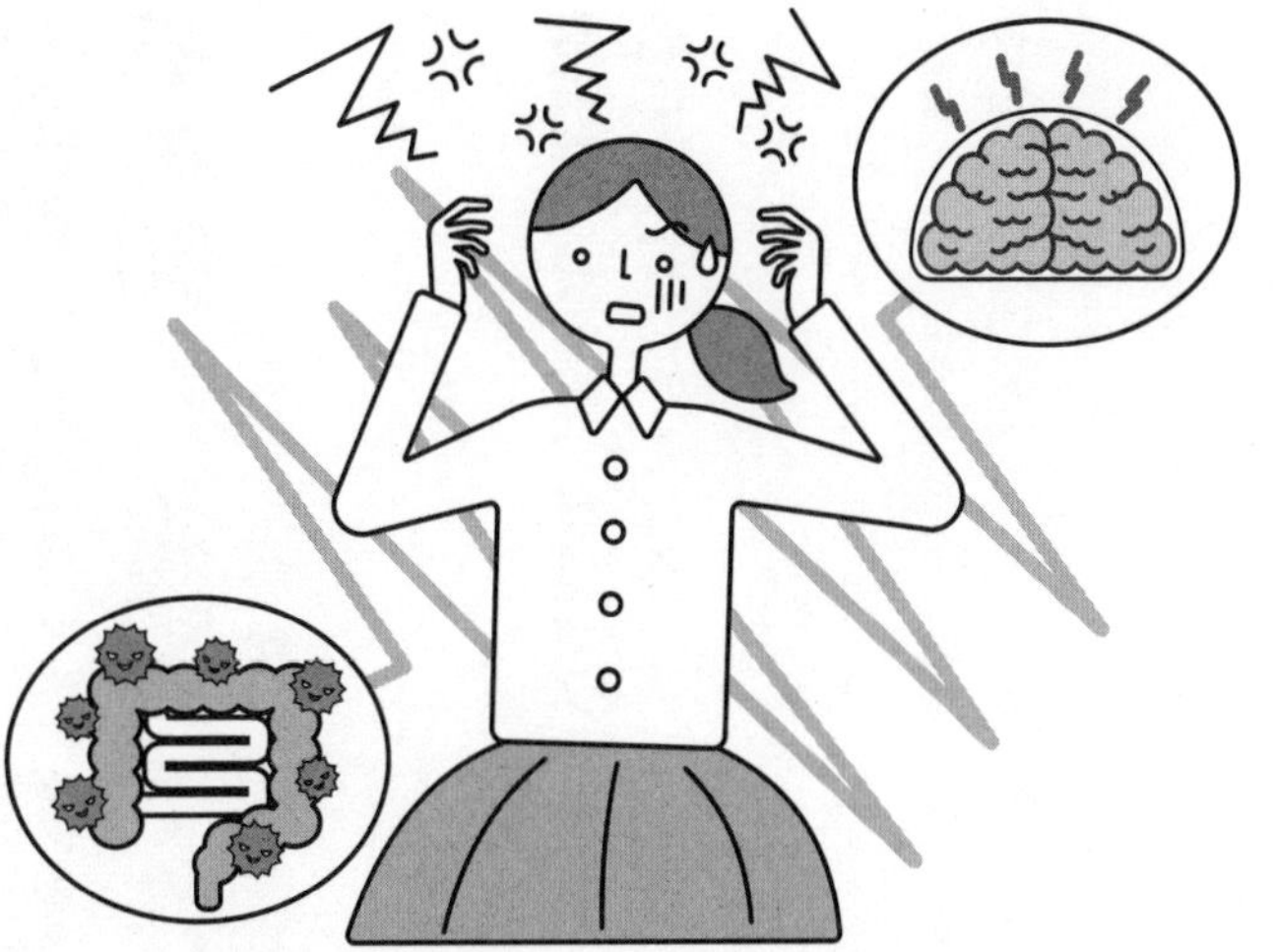

好循環のスパイラルも生み出せます。

腸内環境を改善すれば、密接につながった脳にも好影響を与えます。体は活動的になってストレスに強くなります。自律神経のバランスが改善されることで、さらに腸内環境が良くなります。こうした好循環のスパイラルを目指してください。

腸活知っ得MEMO

腸内環境を改善することで性格も前向きに

これまで紹介してきたとおり、脳と腸は密接な関係にあるので、腸内環境が改善されるとストレスを減らすことができます。「便秘が治ったら、ポジティブな性格になった」と感じる人がいますが、それは実は根拠があることなのです。

〝幸せホルモン〟のセロトニンは その90%が腸内で作られる

KEYWORD セロトニン

幸福感、安心感、リラックスを心にもたらしてくれる

神経伝達物質のひとつとしてセロトニンというものがあります。

セロトニンは心の安定や、平常心などに関わりがあるだけでなく、頭を活発に働かせるための鍵にもなります。

幸福感、リラックス、安心感などをもたらすので「幸せホルモン」という別名も持っています。

セロトニンはストレスに対して効能があり、減少するとうつ病などのメンタルヘルスの不調につながる危険性があるのです。

我々の心に大きな影響を与えるセロトニンは、腸と深い関係があります。作られている場所が、実は腸なのです。セロトニンの約90%が腸で作られます（残りは脳や血液で生成されます）。

セロトニンの原料はタンパク質です。食事

幸せホルモンのセロトニンは腸で90%作られる！

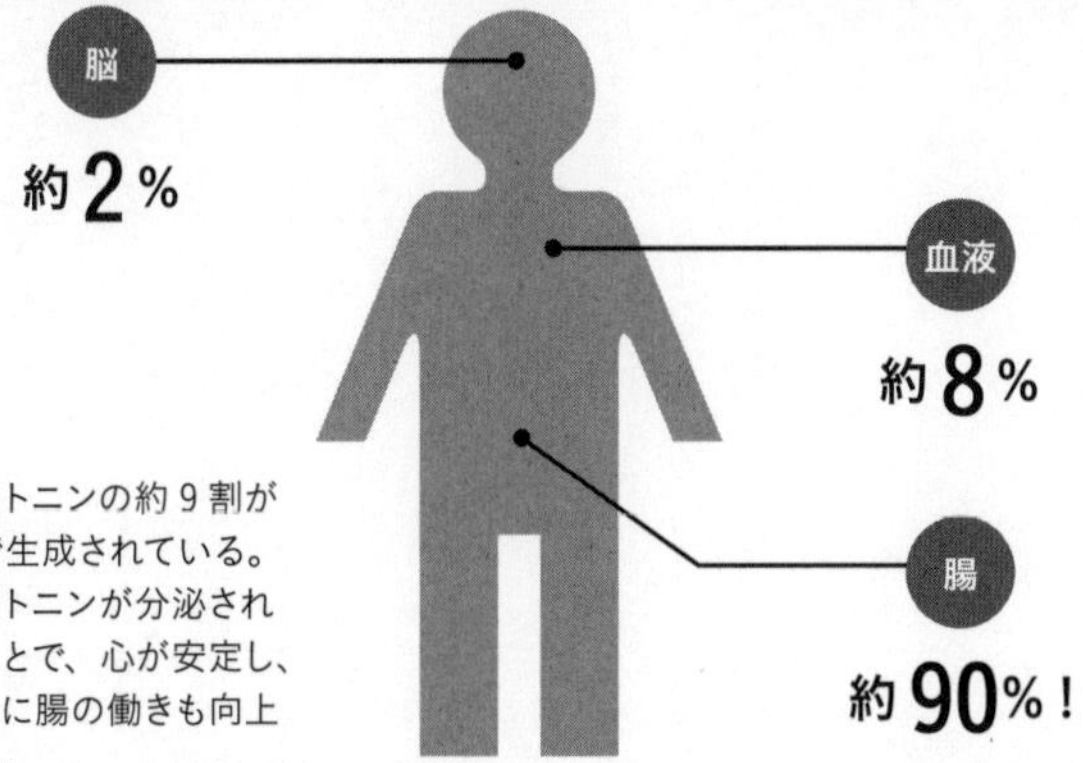

セロトニンの約９割が腸で生成されている。セロトニンが分泌されることで、心が安定し、さらに腸の働きも向上する。

をして体内に摂取したタンパク質が分解される過程でアミノ酸（トリプトファン）が発生します。そのアミノ酸から腸内でセロトニンが合成されるのです。

作られる場所が腸内ですから、便秘が続いたりして腸内環境が悪化すると、セロトニンがうまく作られなくなります。

腸活知っ得ＭＥＭＯ

セロトニンには心身のバランスを保つ働きもある

セロトニンは神経伝達物質のノルアドレナリンとドーパミンを制御します。ノルアドレナリンは集中力や積極性、ドーパミンはやる気や快感に関わるもので、セロトニンはこれらを制御して心身のバランスを保つのです。

セロトニンが不足すると鬱病や睡眠障害になる危険性が

セロトニンは心に安定をもたらす物質なので、セロトニンが不足すると心が落ち着かずイライラしたり、不安を感じる状態になります。うつ病の原因のひとつはセロトニンの不足とも考えられていますし、セロトニンが少なくなることで心のバランスを崩してしまう危険性があります。

セロトニンは日光を浴びることで合成が活発に行われるようになります。そのため、日照時間が短くなると人々の体内のセロトニンが減り、「冬季うつ病」と呼ばれるうつ病患者が増えます。

また、セロトニン不足は睡眠障害にもつながります。人を睡眠に導くメラトニンというホルモンがありますが、メラトニンはセロトニンから作られるのです。そのため、セロトニンが不足するとメラトニンも同時に不足して、不眠症になる危険性が高まるのです。

日光浴、リズミカルな運動 そして食事でセロトニンを増やす

セロトニンを増やすための方法としては、食事、日光浴、運動などがあります。

先ほども書いたとおり、セロトニンはトリプトファンというアミノ酸から作られるので、トリプトファンが入った食品を食べるといいでしょう。トリプトファンを多く含んでいる食品は、豆腐、納豆、みそ、チーズ、ヨーグルト、バナナ、ナッツなどです。赤身の魚やバナナなどが含むビタミンB6、大豆やひじきなどが含むマグネシウムもセロトニン生

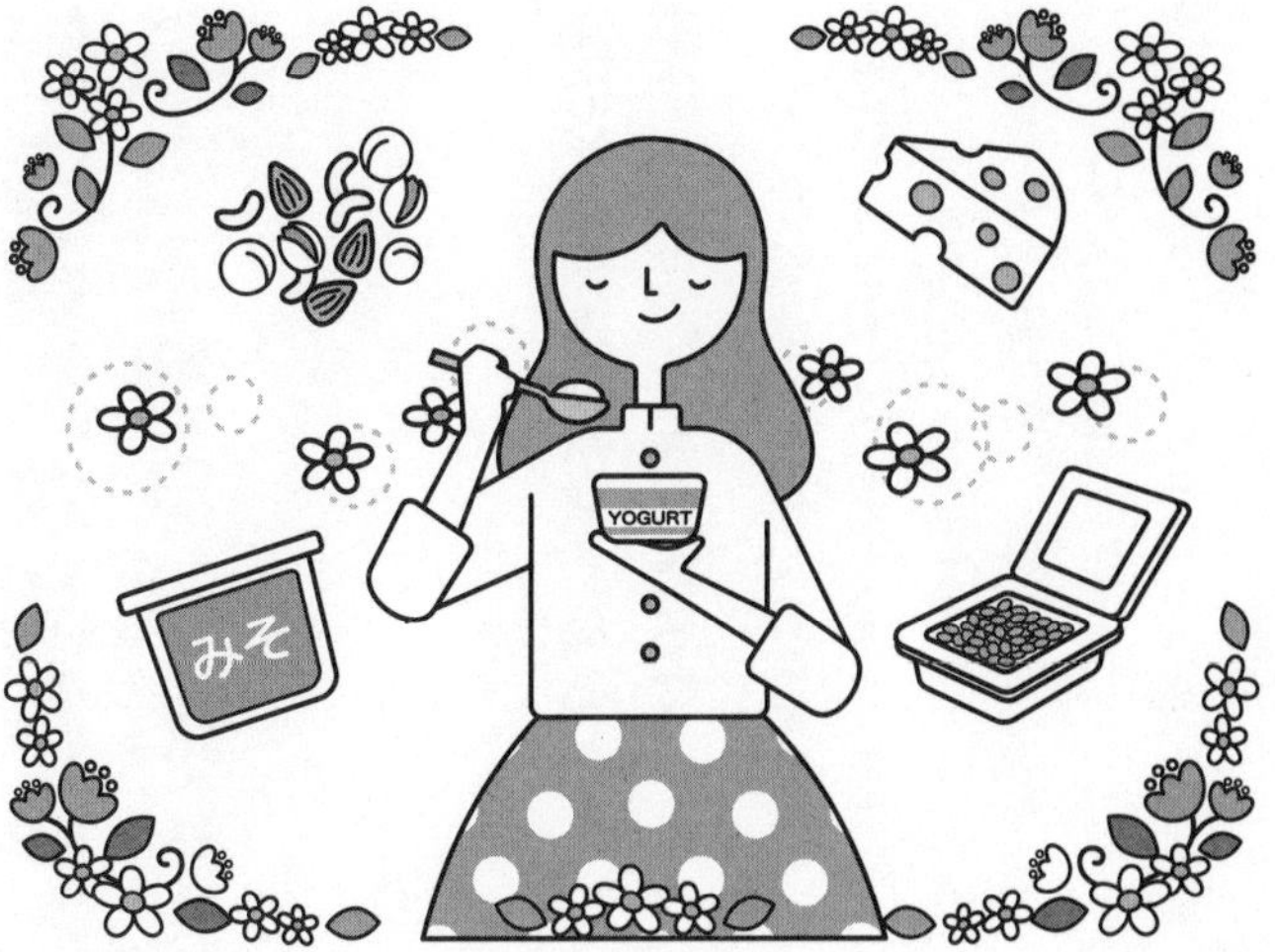

成に関わるので、これらが豊富な食品もおすすめです。

　朝日を浴びると、脳内でセロトニン合成が活発に行われるようになるので、朝日を浴びることも意識しましょう。日光浴の時間の目安は１日20～30分程度です。

　セロトニンはリズミカルな運動で活性化します。ウォーキング、ランニング、サイクリングなど一定のリズムで行う運動をしましょう。深呼吸にもセロトニンの分泌がアップする効果があります。

　そして、何よりも腸内環境を整える必要があります。ここまで解説してきたように、セロトニンの大部分は腸で作られます。腸内環境が悪ければセロトニンがうまく作られなくなるので、腸内環境をしっかりと整えておくようにしましょう。

腸内環境が乱れるとメンタルに悪影響
心も不調な状態になる

KEYWORD メンタルヘルス

腸のぜん動運動が悪くなると脳にも酸素が行きわたらない

心を安定させるために重要なセロトニンは腸で作られます。「幸せホルモン」のセロトニンだけでなく、「やる気ホルモン」と呼ばれるドーパミンも腸と深い関係があります。ドーパミンは約50%が腸内で作られるのです。

腸内環境が乱れるとドーパミンが不足して、日常生活のさまざまな場面でやる気が出なくなってしまいます。

神経伝達物質であるセロトニンとドーパミン以外にも、腸内環境とメンタルヘルスを結びつける要因があります。

私たちの体を動かすうえで重要なのが血液です。栄養豊かな血液は腸で作られます。腸の血管で吸収した栄養分は血液として肝臓、そして心臓に行き、そこから全身の細胞へと送られるのです。

このメカニズムの大本には腸のぜん動運動

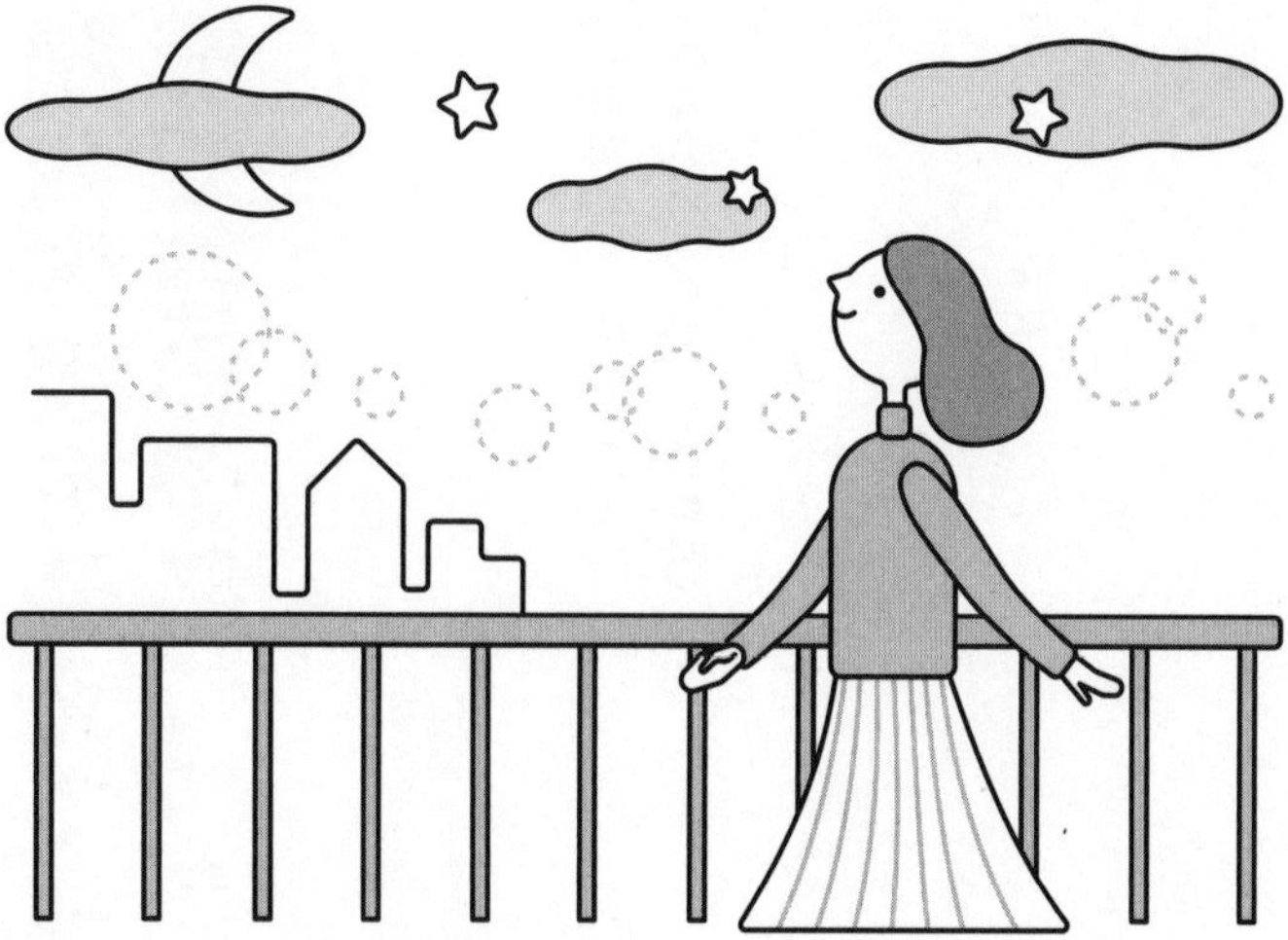

があります。ぜん動運動がしっかり働かないと、「うっ滞」と呼ばれる腸の中の流れが滞った状態になります。こうなると腸で悪玉菌が増加し、血液も腐敗物質や毒素が入ったものになるのです。心身は活力不足になって、脳にも酸素が行きわたらず、マイナス思考になってしまうことでしょう。

腸活知っ得MEMO

気圧が下がると交感神経が影響を受けて体調を崩してしまう

自律神経は気圧の変化の影響を受けると考えられています。気圧が高いと交感神経が上昇し、気圧が低いと交感神経が活性化しにくくなる傾向があります。気圧が下がると気分が落ち込んだり、体調を崩したりする人もいるのです。

腸内環境を整えて血流を良くすることが認知症の予防につながる

KEYWORD 認知症

自律神経を働かせて免疫力をアップさせる

前から指摘のあるとおり、日本は超高齢化社会を迎えています。高齢者の中には認知症の人も多く、介護の問題と併せて社会全体で考えなければなりません。

認知症は薬で進行を遅らせたり、症状を軽くしたりできるケースはあるものの、残念ながら今のところ根本的な治療法は見つかっていません。

そういう意味でも、認知症にならないための早期の予防が重要だと言えます。

認知症の予防としては、血流を良くすることが重要です。そのためにも腸内環境は良くしておきましょう。

良好な腸内環境によって腸がきちんと働いていれば、血流は問題ありません。

また、血管の収縮と拡張をつかさどっている自律神経を整えることも重要です。自律神

腸活をすれば認知症も予防できる！

腸活で腸の動きがアップ！

↓

自律神経が整う！

↓

血流が良くなる！

↓

全身に血液が巡る！

↓

認知症が予防できる！

血液が巡り、脳や筋肉の細胞が活発なら、脳細胞の死滅や衰えも予防できる。

経の衰えによって老化や、それに伴う病気も近づいてくるのですから。

自律神経を整えると免疫力もアップできます。感染症やがんなどの重大な病気を防げるのも免疫力のおかげ。免疫力を低下させないために自律神経に気を配ってください。

腸活知っ得MEMO

日本全国の中で自律神経が一番乱れやすいエリアは？

都道府県を８つの地域に分けて、自律神経の“総合力”が高いエリアを調査したところ、一番高かったのは四国でした。反対に一番低かったのは関東でした。大都市圏という環境は自律神経が乱されやすいものなのかもしれません。

腸内環境に悪影響を与えるストレスは真正面から受け止めずにうまく受け流す

KEYWORD ストレスとの付き合い方

過度なストレスがかかると心や体のバランスが崩れる

強いストレスがかかると、人は不安定な状態になります。ストレスとは簡単に言えば、負荷がかかった状態のことです。過度なストレスが加えられると、心や体にさまざまな不調が生じます。

代表的なところでは、急性胃腸炎、じんましん、うつ病、認知症、自律神経失調症、突発性難聴などが、ストレスが原因の病気です。

腸内環境にとってもストレスは良くありません。腸と脳には密接な関係があるので、脳がストレスを感じると腸内環境も悪い影響を受けてしまうのです。

ストレスの初期症状としては、「胃がもたれる」「頭が重い」「目が疲れる」などがあります。慢性的な症状になると、「疲れやすい」「食欲不振、過食、拒食」「抑うつ気分」「不眠、眠りすぎ」などがあります。

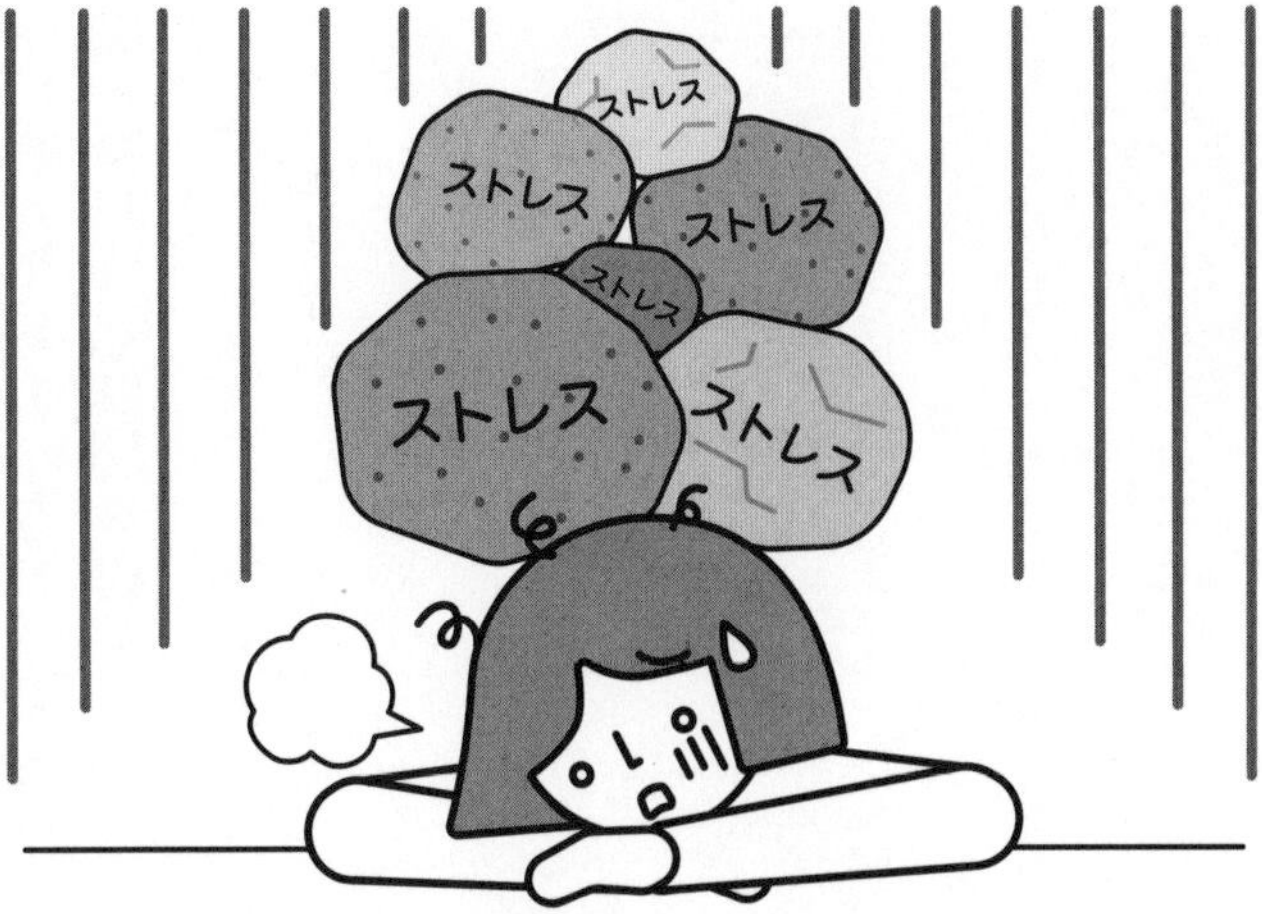

ストレスがない日常を送るのが理想ですが、社会の中で生活する以上、多かれ少なかれストレスはつきものになります。

ストレスには自分がコントロールして解消できるものもありますが、それが不可能なものもあります。これを見極めるだけでも、つまらないストレスから逃れることができます。

腸活知っ得MEMO

自然の中で周囲の風景や音を五感を使って感じる

ストレスをうまく受け流す方法として、自然の中などの良い環境に浸るというものがあります。リラックスしながら五感で周囲の風景や音を感じるのです。そうすることで副交感神経が緩やかに働き、ストレスから解放されます。

1日の中で無心になれる時間やぼんやりする時間を作る

では、コントロールできないストレスには、どう対応すればいいのでしょうか？　大事なのはそのストレスの原因に心をとらわれないようにすることです。

ストレスを真正面から受け止めてしまっては、心身が押しつぶされてしまいます。上手に受け流すことを意識しましょう。

そのための方法としては、1日のどこかで「無心になれる時間」を作るというものがあります。眼の前の問題から離れて無心になれる時間を作ることで、悩みや不安にとらわれるのを防ぐのです。

また、「ぼんやりする時間」も重要です。何も考えずにぶらぶらと散歩し、目の前の光景をながめます。実は、これは脳がデフォルト・モード・ネットワークという脳内システムに移行している状態で、次の行動のための準備をしているのです。

ぼんやりした無意識の時間は、次に行動を起こすための大事な準備期間なのです。

寝る前に書く「3行日記」で前向きな気持ちに切り替える

寝る前に「3行日記」をつけて、ストレスをデトックスするというテクニックもあります。

3行日記とはその名前のとおり、3行だけ書く日記です。1行目に「今日失敗したこと」、2行目に「今日、一番感動したこと」、3行目に「明日の目標」を書きます。

1行目の失敗したことでは、ストレスの原因に客観的に向かい合います。

ストレスがデトックスできる「3 行日記」

書くのはたった 3 行だけ！　1 日の終わりに手帳やノートに手書きで心のありようを書き記し、心の中を整理できる。

1 行目に書くこと	2 行目に書くこと	3 行目に書くこと
今日失敗したこと	**今日、一番感動したこと**	**明日の目標**
ストレスに向き合うための 1 行。書き出すことで客観視でき、原因や対策を具体的に検証できる。	小さな感動を見つけられる感性を磨く 1 行。感動やうれしかったことを書くと、イヤなことばかりではなかったと気づける。	未来に向け、モチベーションを高めるための 1 行。失敗したことを克服するための目標や、些《さ》細《さい》なことでも OK！

2行目の感動したことでは、その日がイヤなことばかりでなかったことに気づき、常に小さな感動を見つけられるようになります。

3行目の明日の目標で、気持ちを未来に向けてモチベーションを高めます。

この3行日記によって自分の内面を整理して、ネガティブな気持ちを切り替えるのです。

腸活知っ得MEMO

スマホで1日1枚写真を撮る習慣を身につけよう

スマホで 1 日 1 枚の写真を撮る習慣を身につけます。きれいな風景を撮影すると心が落ち着きます。特に空の写真は、撮影のために上を向く姿勢によって気道がまっすぐになり、酸素量が増えるので、心身がスッキリします。

「笑う門には福来たる」ということわざにはしっかりとした医学的な裏付けがあった

KEYWORD 笑顔

笑顔を作ることでがん細胞を攻撃するＮＫ細胞が活性化する

「笑う門には福来たる」という言葉がありますが、実際に笑顔にはさまざまな健康効果があることがわかっています。

口角を上げて笑う表情の動きは、脳の視床下部に刺激を与えて副交感神経を活発にします。その結果、リラックスできるのです。

笑いは「幸せホルモン」と呼ばれるセロトニンの分泌も促します。セロトニンにはストレスをやわらげる効果があり、減ると不安やうつなどが引き起こされます。

ＮＫ細胞やリンパ球などの免疫細胞の働きも、笑顔によって活性化されます。ＮＫ細胞のＮＫとは「ナチュラルキラー」の略です。ＮＫ細胞は全身をパトロールしてがん細胞やウイルスなどを見つけたら、その名前のとおり殺し屋のように攻撃してくれる存在です。

笑顔になると大脳の前頭葉が興奮し、間脳

脳内ホルモンは笑うことで分泌される

β-エンドルフィン

“脳内モルヒネ”とも呼ばれ、モルヒネの6.5倍の鎮痛作用がある。多幸感を与え、免疫力や抵抗力を高める作用もある。

セロトニン

三大神経伝達物質のひとつで、精神の安定に大きく影響を与える働きをする。セロトニンが不足すると精神のバランスが崩れ、うつ病を発症する原因ともなる。

↓

この脳内ホルモンがNK細胞を活性化させる

から免疫活性ホルモンが分泌されて、ＮＫ細胞の働きが良いものになるのです。

また、大きく笑うと呼吸量が増えて、血液の老廃物が排泄されて、血流が良くなるといった効果もあります。

最初は作り笑顔で構いませんので、まずは口角を上げるところからはじめましょう。

腸活知っ得ＭＥＭＯ

怒りの感情は階段の上り下りで解消しよう

怒りは自律神経に悪影響を与え、健康や免疫力を損ないます。収まらない怒りがある場合は、階段の上り下りなどの運動で解消しましょう。リズミカルな動作が、副交感神経を働かせてリラックスモードにしてくれます。

大切なパートナーとストレスフリーですごすための重要なテクニック

KEYWORD　オキシトシン

スキンシップで幸せホルモンのオキシトシンが分泌される

夫、妻や恋人といったパートナーと幸せにすごすためには、スキンシップを行うことが重要です。

スキンシップには、オキシトシンの分泌を増やす効果があります。オキシトシンはセロトニンやドーパミンと同じく「幸せホルモン」とも呼ばれているホルモンです。ストレスや不安、恐怖心を減少させたり、他者への信頼を増やす効果などがあります。

オキシトシンは前述のとおりスキンシップで増やすことができるので、「抱擁ホルモン」とも呼ばれています。

スキンシップと聞くと、ベタベタした触れ合いを連想するかもしれません。ですが、ちょっとしたことで構わないのです。

パートナーと手をつないだり、見つめ合うだけでもオキシトシンは分泌されます。話し

周囲に対して声に出したい・心の中でつぶやきたい言葉

ありがとう

お先にどうぞ

お幸せに

あのカップルが
うまくいくと
いいな

あの家族が
幸せに
なりますように

商談が
うまくいきます
ように

ているときに、さりげなく相手の肩やひざ、腕に触れるというのもいいでしょう。

　ふたりの関係を良くするためには、「ありがとう」などといった言葉を口にすることも重要です。そうした感謝の言葉を口にしたり、周囲の人々の幸せを願うことができるような精神状態だと副交感神経も安定します。

腸活知っ得MEMO

1日の中で30分間自分だけの自由な時間を作る

パートナーとの関係を良いものにするために、それぞれが自分ひとりの時間を作りましょう。1日に30分程度、自分だけの時間を作ります。ダラダラすごすのではなく、「これは自分にとって重要な時間だ」と意識してください。

自律神経を整えることで相手へのイライラを爆発させない

どんなに仲が良くても、夫婦間や恋人間でケンカしてしまうことがあります。

ケンカが多かれ少なかれ起こるとしても、そのことによるストレスで心身にダメージを受けてはいけません。

最近では夫に対するストレスで頭痛やうつなどの不調を感じる「夫源病」、その逆の「妻源病」が話題になっていますが、そうした事態は避けなければいけません。

相手にイライラをぶつけないようにするためにも、単純なパターンの行動をとることで自律神経を整えるテクニックを覚えておきましょう。

「食器を洗う」「階段をひたすら上り下りする」などといった単純なパターンの行動をすることで、イライラが抑えられるのです。

もしパートナーとのケンカで感情が爆発しそうになったら、気持ちを落ち着けるために皿洗いなどの単純なパターンの行為をするようにしましょう。

独身で恋人がいなくてもオキシトシンは分泌させられる

結婚していなくて、恋人もいないという場合でも前述のオキシトシンを分泌させることは可能です。

親しい友人とおしゃべりしたり、家族との団らんを楽しんだりとコミュニケーションをとることでオキシトシンは分泌されます。

動物と触れ合うのもいいでしょう。犬や猫と触れ合ったときもオキシトシンは分泌され

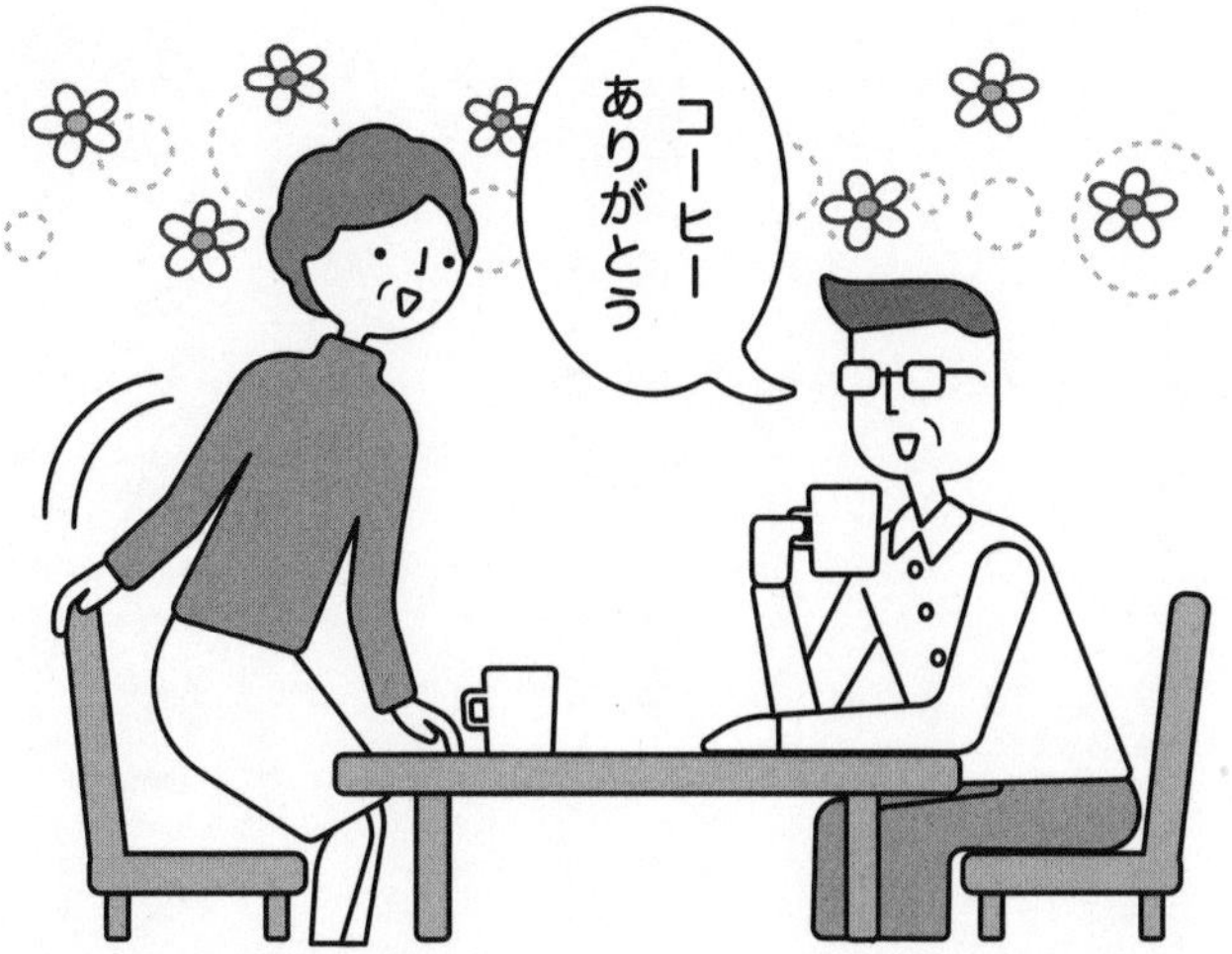

ます。犬の場合、人間だけでなく、犬の側でもオキシトシンが分泌されることがわかっています。

動物がそばにいない場合は、ぬいぐるみを抱きしめるだけでも効果がありますので、さまざまな方法を活用して精神を安定させるようにしましょう。

腸活知っ得MEMO

愛くるしい
動物と触れ合うと
自律神経が整う

動物と触れ合うアニマルセラピーにも、自律神経を整える効果があります。動物と触れ合うことでセロトニンが出るだけでなく、副交感神経をアップさせる「ホワイトの刺激」と呼ばれる効果があり、血流も良くなります。

失敗してパニックになりそうな事態を避ける方法はゆっくり行動するだけ

KEYWORD ゆっくり

日常的にほんの少しゆっくりの行動をとるように心掛ける

自律神経が乱れやすくなるシチュエーションとして、「余裕がないとき」「想定外のことが起きたとき」「自信がないとき」というものが挙げられます。

こういった状況では、不安や緊張が高まって、人はパニックになってしまい、普段どおりの力を発揮できなくなるものです。

対応策は実は簡単。普段から行動をほんの少しゆっくりしたものにすればいいのです。

ゆっくりした行動によって呼吸が安定して、副交感神経もよく働くようになります。

日常のいつもの行動をゆっくりにする中で、失敗しそうなときや失敗したときは、特に行動をゆっくりにしましょう。

ゆっくり行動のやりかたは以下のようなものです。歯磨きならいつもの倍ぐらいの時間をかけて丁寧に。出勤ならいつもより早めに

心のうるおいになる日常のゆっくり例

- 海や空を感じるブルーや、植物を思わせるグリーンを見る
- 小川のせせらぎや波といった自然の音を聞く
- ハーブなどから抽出した精油などの香りをかぐ
- 気にいった花を買って、部屋に飾ってみる
- 山や海、森など自然があふれる場所でのんびりすごす

家を出て、急ぐ人には道をゆずる。行動していてあせりや不安を感じたときは、視線を上に向けて背筋を伸ばして深呼吸しましょう。

ゆっくりが難しいと感じるなら、まずはゆっくり話すことに挑戦してください。ゆっくり話すと自分の考えを整理できるので、自分の行動に自信が持てます。

腸活知っ得ＭＥＭＯ

１週間において我々の自律神経が乱れやすいのはいつ？

月～日曜日の中で、自律神経が乱れやすいのはいつだと思いますか？　月曜日だという答えが多そうですが、実験データの分析では木曜日という結果が出ました。疲労が蓄積して自律神経が乱れるのだと推測できます。

「絶対こうしなければいけない」と自分自身を縛ってはならない

KEYWORD ルールに縛られない

サボることがあってもいいので腸活を自分の習慣にしよう

本書ではストレスフリーで腸に良い生活を送るための食事方法や習慣などを紹介してきました。

大いに参考にしていただきたいのですが、ひとつ重要なこともお伝えします。

「絶対にこうしなければいけない」というルールで自分を縛らないようにしてください。そうした四角四面のルールは、ストレスフリーとは正反対のものです。

腸活は習慣にして長く続けることが重要です。「絶対にこうしなければいけない」という余裕のないルールだと、長く続けることはできません。

本書で紹介した食事方法や習慣は、絶対に取り入れないといけないというものではありません。

取り入れやすいものから実行していただい

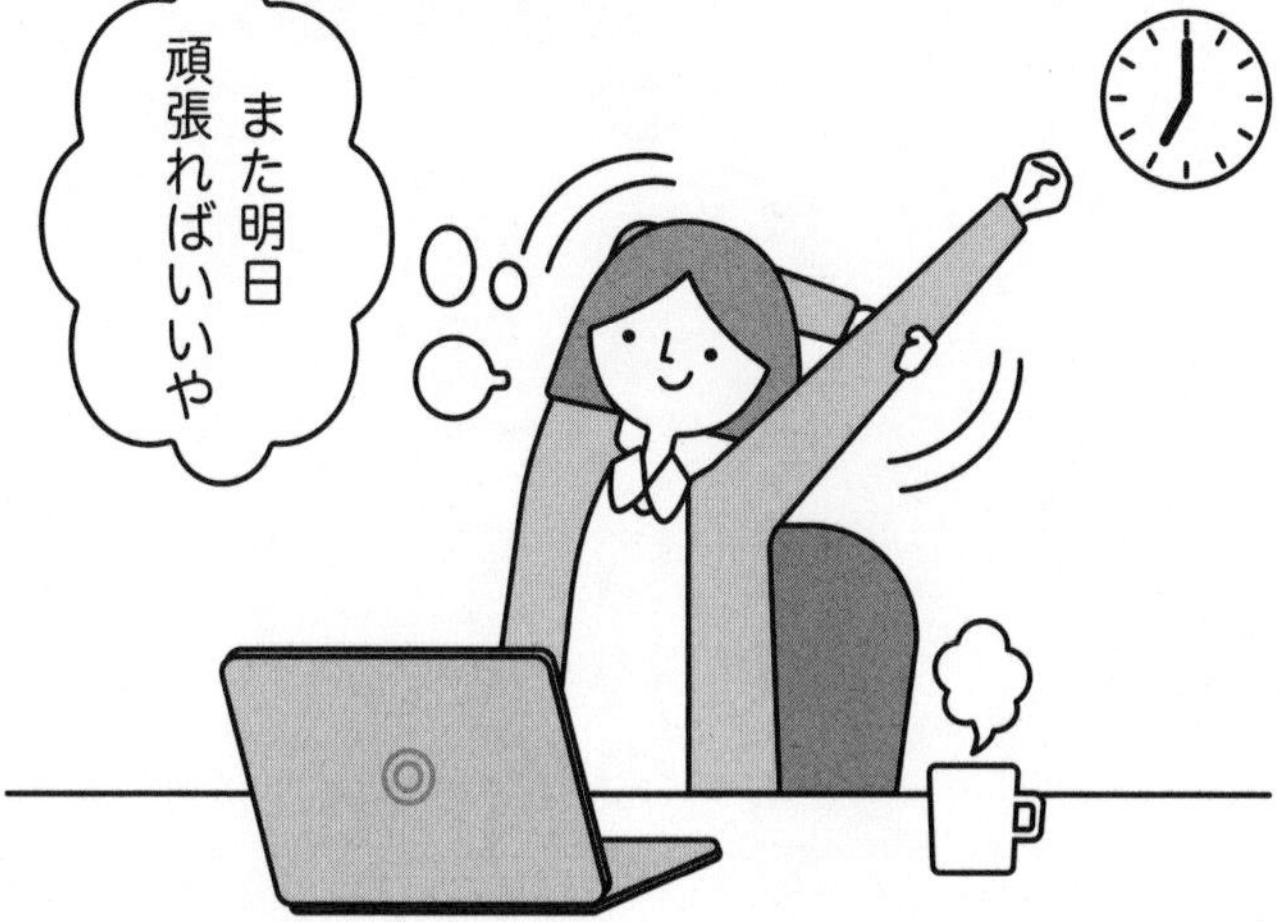

て、内容によっては自分なりのアレンジを加えてもいいと思います。

サボってしまっても、罪悪感を覚えたりする必要はありません。サボることがあっても、続ければいいのです。

自分なりの腸活を楽しむのが腸活を成功させるコツなのですよ。

腸活知っ得ＭＥＭＯ

生活を見直すなら新しいことをはじめて人生を新鮮なものに！

腸や自律神経を改善するために、生活を見直そう。そう考えたのなら、せっかくですから何か新しいことに挑戦してみませんか？　小さいことで構いません。そうすることで新たな刺激が得られて、人生が新鮮なものになります！

腸活をサポートしてくれる名言

陽気でいることが肉体と精神の最上の健康法である

ジョルジュ・サンド

小説家

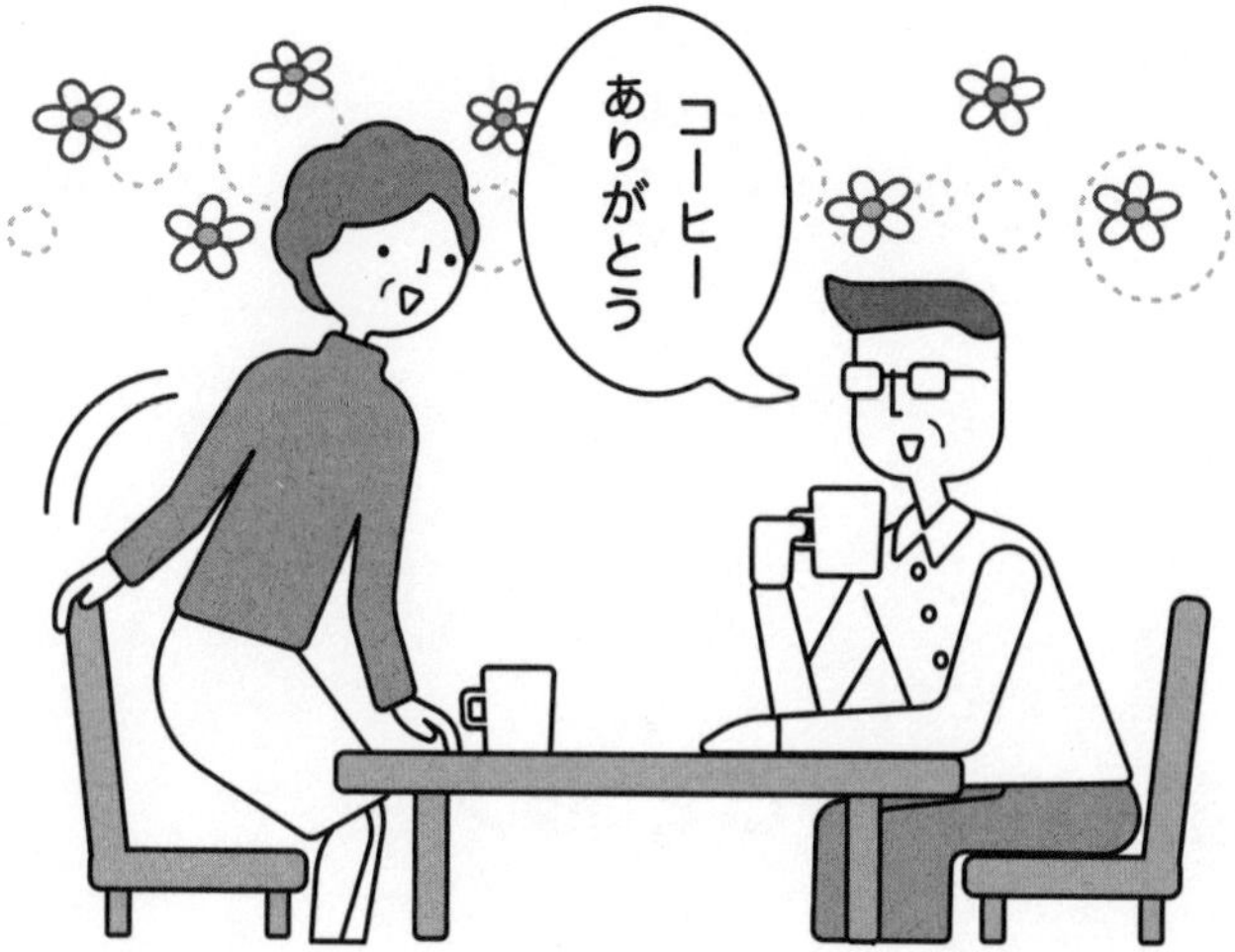

STAFF

編集	森本順子、中尾祐子（株式会社G.B.）
デザイン	森田千秋（Q.design）
本文DTP	G.B. Design House
イラスト	刈屋さちよ
執筆協力	池守りぜね、野田慎一、龍田昇、玉木成子、土屋みき子、陽月よつか

小林弘幸
Hiroyuki Kobayashi

1960年、埼玉県生まれ。順天堂大学医学部教授。自律神経研究の第一人者として、プロスポーツ選手、アーティスト、文化人のコンディショニング、パフォーマンス向上の指導に関わる。おもな著書に『なぜ、「これ」は健康にいいのか?』(サンマーク出版)、『自律神経を整えるぬり絵』『聞くだけで自律神経が整うCDブック』『医者が考案した「長生きみそ汁」』(すべてアスコム)、『自律神経にいいこと超大全』(宝島社)など。

腸活にいいこと超大全

2021年12月28日　第1刷発行

著　者　　小林弘幸
発行人　　蓮見清一
発行所　　株式会社宝島社
〒102-8388
東京都千代田区一番町25番地
電話・営業　03-3234-4621
　　　編集　03-3239-0928
https://tkj.jp

印刷・製本　サンケイ総合印刷株式会社

Printed in Japan
ISBN 978-4-299-02404-6